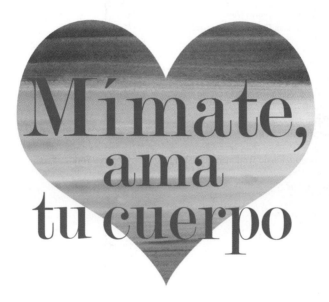

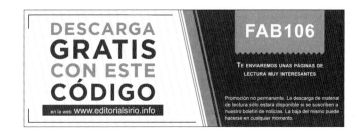

Título original: BODY KINDNESS: Transform Your Health From
            the Inside Out –and Never Say Diet Again
Traducido del inglés por Elsa Gómez Belastegui
Diseño de portada: Editorial Sirio, S.A.
Maquetación: Toñi F. Castellón
Diseño de interior: Jean-Marc Troadec
Infografía: Jean-Marc Troadec, Vaughn Andrews y James Williamson

©   de la edición original
    2016 by Rebecca Scritchfield

    Publicado con autorización de Workman Publishing Company, Nueva York.

©   de la presente edición
    editorial sirio, s.a.
    C/ Rosa de los Vientos, 64
    Pol. Ind. El Viso
    29006-Málaga
    España

www.editorialsirio.com
sirio@editorialsirio.com

I.S.B.N.: 978-84-17030-78-0
Depósito Legal: MA-629-2018

Impreso en Imagraf Impresores, S. A.
c/ Nabucco, 14 D - Pol. Alameda
29006 - Málaga

Impreso en España

Puedes seguirnos en Facebook, Twitter, YouTube e Instagram.

REBECCA SCRITCHFIELD

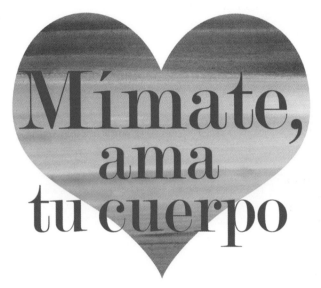

Mímate, ama tu cuerpo

Cuídate desde el interior

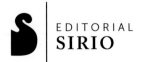

EDITORIAL
SIRIO

Para Audrey e Isla;
ojalá sepáis apreciar la belleza de
trataros con amor

Índice

Introducción

La filosofía de amar tu cuerpo

¿Qué harías si amaras tu cuerpo? Es una pregunta que les hago a mis clientes, colegas, amigos, familiares y cualquiera que esté dispuesto a reflexionar sobre ella. De sus respuestas, he deducido dos cosas interesantes: **todo el mundo sabe instintivamente cómo tratar bien a su cuerpo** (nadie ha contestado todavía que castigarse con ejercicios hasta el agotamiento para aliviar la culpa por la tarta de queso del día anterior sea un buen ejemplo de mimarse como merece) y, prácticamente en todos los casos, sus respuestas reflejan un profundo deseo de ser felices y disfrutar de una buena salud, a pesar de que antes hayan admitido que la razón principal por la que se alimentan a base de verdura y van al gimnasio es tener un físico atractivo.

La mayoría de la gente piensa equivocadamente que su aspecto físico es prueba visible de su salud (o su no-salud), pero lo cierto es que nuestro físico dice poco de ello. La salud no depende de tu figura. Se puede estar sana y tener celulitis, unos muslos gruesos o un abundante trasero. La salud no puede medirse solo con una báscula o una cinta métrica. El bienestar emocional es un elemento igual de importante de la ecuación. Lo que la gente intenta decir en realidad cuando responde que en su vida desea «salud y felicidad» es que desea *estar bien*. Y el secreto para *estar bien* es tratarnos bien y establecer unos hábitos saludables de los que podamos sentirnos satisfechos.

Adoptar unos hábitos de salud beneficiosos no debería desquiciarnos. Sin embargo, me acuerdo de lo demencial que puede llegar a ser el mundo de la salud y el «bienestar» cada vez que una cliente, desconcertada, me envía por correo electrónico un artículo titulado «¿Son igual de perjudiciales los huevos que el tabaco?» o una amiga me cuenta que ha empezado una nueva dieta depurativa, que va a dejar de comer gluten durante la Cuaresma o que está experimentando con la dieta paleolítica y quiere que la aconseje sobre cómo evitar los alimentos prohibidos sin dar una imagen demasiado ridícula. En realidad, ¡todo este esfuerzo por atenerse a las normas es agotador e impracticable! Mis amigas no necesitan tácticas disimuladas para evitar ciertos alimentos; lo que de verdad necesitan es un ansiolítico, o mejor aún, una clase de yoga o hacer unas cuantas respiraciones profundas.

La verdad es así de sencilla: *no te hace falta irte a los extremos para estar sana*. De hecho, los extremos pueden hacerte enfermar y ser infeliz. No tienes por qué privarte de lo que te gusta sometiéndote a dietas o a planes para cambiar de vida «comiendo limpio» (lo que se denomina «comer limpio» no es más que una dieta encubierta). No tienes por qué hacer cambios drásticos en tu vida para gozar en el futuro de mejor salud y felicidad. Puedes tener todo eso ahora mismo. Lo único que necesitas hacer es *amar tu cuerpo*.

Tratar a tu cuerpo con amor no consiste en cumplir una serie de reglas; consiste en mimarte porque entiendes que la salud empieza por tratarte a ti misma con cariño. Amar tu cuerpo te dará una brújula interior para tomar decisiones basadas en lo que de verdad te beneficia (y no en lo que es «bueno» o «malo»), en lo que más te importa y en la clase de vida que quieres tener. La pregunta universal de amor al cuerpo es: ¿me ayuda esto a crearme una vida mejor? Los tres pilares del amor al cuerpo pueden ayudarte a responder a esta pregunta y servirte de indicadores en el viaje hacia la buena salud y la felicidad:

AMA. La salud nace del amor. La raíz del amor por el cuerpo es el deseo de quererte a ti misma. Incluso aunque sientas que ojalá tuvieras un físico diferente, incluso aunque tengas uno de esos días en que solo te dices «detesto estos brazos, este estómago, estos pechos, estos muslos, este trasero, esta nariz [inserta aquí la parte del cuerpo que corresponda]», eso no impide que te expreses amor a ti misma de un modo elocuente con cada elección que haces.

CONECTA. Para que ese amor florezca, necesitas sentir que existe una alianza basada en la confianza y la conexión. Como harías con un amigo, ese vínculo contigo misma lo creas estando abierta a observar lo que tu cuerpo necesita y dejándolo que guíe cada elección que haces.

MÍMATE. Para crear confianza, hazle entender a tu cuerpo que te importa, eligiendo aquello que lo beneficia. Le expresas tu amor y conexión prestándole atención. Es como decirle: «Estamos en esto juntos. Soy tu amiga, no tu enemiga».

Suele ser embarazoso el momento en que un cliente descubre que no trata a su cuerpo con amor. La expresión de su rostro refleja lo mismo que si estuviera viendo a alguien burlarse de su hijo en el patio del colegio. Oigo su tristeza, su repulsa y su rabia según le sale de los labios una u otra versión de «¡maldita sea, no hay derecho!». Por ejemplo, tengo una clienta que está tan obsesionada con las normas de alimentación que le resulta impensable disfrutar comiéndose una galleta de verdad, hecha con mantequilla y azúcar. Tiene que arreglárselas para que sus postres sean «sanos» y por tanto «legales» y le esté permitido comérselos. En el fondo, sabe que el placer que siente comiéndose uno de esos postres secos e insípidos es prácticamente nulo.

O aquella otra cuyo impulso inmediato después de un vuelo nocturno fue irse derecha al gimnasio. Daba igual que tuviera la mente nublada por la falta de sueño, o que en el trabajo le hubieran dado el día libre para que se recuperara. A cualquier precio, estaba decidida a quemar calorías después de las comilonas de los días anteriores, y luego pensaba ponerse al día con los correos de trabajo antes de volver a la oficina, aunque muriera en el intento.

Otra cliente juró que hasta que recuperara un peso «aceptable» nunca volvería a ser de verdad feliz, a pesar de tener un marido estupendo, unos hijos sanos y buenos amigos, que la querían tal como era. Aunque ya había tomado medidas, y había empezado a comer bien y a hacer ejercicio con regularidad, no era suficiente. Lo cierto es que a menudo se saltaba lo uno y lo otro y dejaba de cuidarse si los resultados no la acercaban a su ideal de perfección. La primera vez que vino a verme, me dijo, medio en broma, que no se sentía «lo bastante sexi para el sexo» porque tenía unos muslos y un estómago que la angustiaban en los momentos íntimos. Lo dijo riéndose, pero las dos sabíamos que detrás de aquel tono jocoso había dolor.

Todas estas mujeres, y muchas otras con las que he trabajado a lo largo de los años, viven atormentadas por uno de los más arraigados mitos culturales de nuestro tiempo: «Seré más feliz y estaré más sana cuando me guste lo que veo en el espejo». Para la gran mayoría de la gente, esto significa hacer dietas de adelgazamiento, pero también puede significar vivir siempre con miedo a engordar, o sentir la necesidad de modificar alguna zona de su cuerpo, por ejemplo deshacerse de un michelín, reducirse los muslos o recuperar la figura de antes del embarazo.

Antes de echar completamente por tierra este mito tan triste, veamos en un momento lo que ganarás tratando a tu cuerpo con amor:

LIBERTAD. Eres libre de elegir lo que quieras, en lugar de obedecer reglas absurdas. Puedes dejar de obsesionarte y dedicar la energía a cosas más interesantes que una serie de ideas preconcebidas sobre la salud y el físico.

PAZ. Pon fin a la guerra contra tu cuerpo aceptándolo y emprende acciones responsables para empezar a vivir una vida más auténtica.

CONFIANZA en ti misma. Cuanto más mimas tu cuerpo, más te das cuenta de que estás haciendo lo que debes. Como artífice de tu salud y tu felicidad, tienes derecho a ponerte objetivos que tengan sentido para ti, aunque no coincidan con las tendencias del momento.

Por qué amar tu cuerpo es el método definitivo

Amar tu cuerpo te ofrece la base para cultivar hábitos que mejoren tu salud sin que el objetivo sea perder peso. En vez de medir el éxito en kilos y centímetros, amar tu cuerpo es una transformación desde dentro. La esencia del amor por el cuerpo es el arte de vivir conscientemente, que yo defino como estar presente en tu vida, prestar plena atención a lo que sucede en el momento y tomar decisiones que den prioridad a lo que es importante para ti. La ecuación para un cambio de comportamiento es: cabeza + corazón = hábito. Esa es la verdadera conexión mente-cuerpo. Tus nuevos hábitos son el resultado de tratarte a ti misma de una manera que honre tu cuerpo, y no castigándolo.

A medida que vayas progresando en este sentido aprenderás a integrar la compasión, la aceptación, la gratitud, la empatía y la autoestima en la vida cotidiana. No son objetivos precisamente fáciles de lograr, ni siquiera para mí, pero son esenciales para amar de verdad tu cuerpo. Tenerlos como punto de referencia en el momento de tomar decisiones te ayudará a abrirte paso a través de todos los maravillosos retos que la vida te pondrá en el camino mientras intentas cambiar de hábitos. Gracias a ellos, puedes salir de los altibajos normales que acompañan a los cambios de comportamiento con la convicción de que eres más fuerte de lo que creías, puedes tolerar la incertidumbre y eres capaz de conseguir tus metas.

A diferencia de las dietas o los planes de vida saludable, practicar el amor al cuerpo no es solo para gente de una determinada talla o peso. **A cualquiera le puede costar amar su cuerpo, y todo el mundo puede practicarlo.** Las que hablan a continuación son un puñado de mujeres valientes, representativas de una diversidad de pesos, figuras, edades y estilos de vida, que se han ofrecido a contar la transformación que han vivido a raíz de empezar a tratar a su cuerpo con amor.

Heather

Aunque adelgacé cuando empecé a tratar a mi cuerpo con amor, la verdad es que perdí menos kilos de lo que esperaba; pero eso ya no me importa lo más mínimo. Vi que las expectativas que había tenido casi toda mi vida de que sería verdaderamente feliz si adelgazaba no eran realistas, ni mental ni físicamente. Ahora me siento sana, y me trato muchísimo mejor que antes. Cuando veo a mujeres que se castigan, sufro por ellas porque me acuerdo de lo horrible que fue para mí. Jamás volveré a ponerme a dieta.

Samantha

Me interesó la propuesta de tratar a mi cuerpo con amor porque era el único programa que afirmaba que no era imprescindible adelgazar para mejorar mi salud, y ya no tenía que oír a todos esos supuestos expertos dar por hecho que porque estoy gorda tengo que estar impaciente por bajar de peso. Hice las paces con mi físico ya hace mucho, y tratando a mi cuerpo con amor pude consolidar hábitos sanos que me encantan.

Anna

A simple vista, nadie imaginaría que sufrí un trastorno alimentario. Tengo un aspecto sano. He hecho maratones y triatlones. Soy entrenadora personal. La gente que se sienta a comer conmigo da por hecho que como de todo. Pero la verdad es que he luchado en silencio durante décadas. Tratar a mi cuerpo con amor me dio una base que me ayudó a salvar la vida y a convertirme en la persona que siempre había querido ser.

Para muchos hombres y mujeres que han acabado traumatizados por las dietas o por problemas de imagen, yo entre ellos, aprender a tratar a su cuerpo con amor es la salida definitiva al interminable ciclo dietético de quita y pon. Cuando tomas la determinación de aprender a tratar a tu cuerpo con amor, desechas al momento cualquier cosa que suene a dieta, porque no puedes amar tu cuerpo y estar a dieta a la vez. Tampoco puedes castigarte con ejercicios agotadores, machacar tu cuerpo, utilizar argucias para quitarte horas de sueño, atiborrarte de comida para ahogar las emociones, beber en exceso, dejar que los sentimientos te destrocen la salud ni hacer ninguna otra cosa que no esté en consonancia con lo que tú entiendas que es amar tu cuerpo. En vez de eso, puedes transformar tu salud *ascendiendo en espiral*: eligiendo aquello que te da energía y te hace abrirte, igual que una espiral en expansión, y que te genera emociones positivas y una perspectiva firme, decisión a decisión.

Al cerebro le encanta ascender en espiral porque cada logro le da en recompensa una pequeña descarga de las hormonas de la felicidad, la dopamina y la oxitocina, una especie de «choca esos cinco», para estimularlo. La mente, el cuerpo y el corazón se dan cuenta de que eso les sienta bien, así que te incitan a repetirlo. Poco a poco, el cerebro aprende de esas actividades y madura gracias a ellas, y va creando las vías para que puedas hacer elecciones sanas y viables prácticamente sin ningún esfuerzo. Tendrás más energía, te sentirás mejor y adoptarás hábitos nuevos que te cambiarán la vida para siempre.

La gente no siempre me cree cuando digo que el camino más corto para estar sanos comienza con algún gesto de amor hacia nuestro cuerpo. Pide un postre cuando de verdad te apetezca, y no te disculpes. Date permiso para disfrutar de lo que comes, con calma, con sensatez, para evitar atiborrarte de comida un rato más tarde intentando ahogar en ella tus emociones. Vete a la cama a la hora, aunque tuvieras pensado terminar más tareas pendientes ese día. Después de haber dormido bien, tendrás más energía y la mente despierta, y podrás finalizarlas al día siguiente. Queda con tus amigos y pártete de risa con ellos, en lugar de quedarte en casa para hacer balance de gastos e ingresos o ponerte al día con la correspondencia. Las relaciones sociales y la risa elevan increíblemente el ánimo, una subida que puede durar horas y hacerte más creativa y productiva. Mírate al espejo y dile a tu cuerpo «gracias», por los millones de cosas que hace por ti a diario sin que se lo pidas. Aceptarte a ti misma es una base fundamental para liberar la mente y cambiar los hábitos que no te benefician. Quizá en algunas de vosotras cree cierta suspicacia lo que digo, porque suena sorprendente, maravilloso, y contradice en buena medida lo que siempre os han contado sobre la superación personal (a quien algo quiere, algo le cuesta, ¿no?). Pero es un hecho respaldado por estudios de psicología positiva y salud conductual.

Este libro te dirá cómo empezar a tratar a tu cuerpo con amor centrándose en cuatro aspectos:

LO QUE HACES. Hábitos como el comer y elecciones respecto al ejercicio y las horas de sueño.

CÓMO TE SIENTES. Los pensamientos y emociones que condicionan cada elección que haces en el día a día y la satisfacción general con tu vida.

QUIÉN ERES. Tus convicciones y valores, que te ayudan a centrarte en lo que es de verdad importante para ti y en por qué.

EL SITIO AL QUE PERTENECES. Las relaciones que todos necesitamos y que nos dan la oportunidad de formar parte de algo más trascendental.

Estas cuatro partes del libro son partes de ti, y todas son aspectos importantes de la transformación desde dentro.

Aprendiendo a amar tu cuerpo, entenderás por fin que la cabeza y el corazón pueden trabajar juntos para ayudarte a vivir con un sentimiento de satisfacción más hondo de lo que nunca hubieras creído posible. La verdadera magia de aprender a amar tu cuerpo es que se trata de un trabajo exclusivamente tuyo, que llevas a cabo contigo misma y no necesitas atenerte a las reglas de ningún experto para alcanzar tus objetivos. Si decides contar con ayuda profesional, escoge a alguien respetuoso que entienda que su papel es apoyarte y orientarte para que consigas el bienestar que deseas. El amor a tu cuerpo es algo que nadie puede juzgar desde fuera. Solo *tú* sabes de verdad si estás tratándolo con amor en cualquier situación. Solo *tú* darás con las respuestas que necesitas para avanzar en la dirección que quieres. Y eres *tú* quien recogerá los deliciosos frutos de crearte una vida mejor.

Por qué las dietas no funcionan

«¿Qué te parece si antes me pongo a dieta y luego, cuando haya adelgazado, hago todo esto contigo?» ¡Me encanta cuando un cliente tiene la osadía de preguntarme esto a la cara! Pero tras una breve carcajada, la respuesta es siempre un rotundo «no».

Antes de seguir adelante, vamos a dejar claro ahora mismo el tema de las dietas, porque te seguirán bombardeando por todas partes y quizá necesites algo que te haga recordar que el «programa de abdominales» es igual de útil, más o menos, que un calefactor en el infierno. Una dieta es cualquier plan que promete como resultado una pérdida de peso, normalmente a base de controlar el comportamiento, recortar calorías y restringir alimentos.

¿Te tomarías un medicamento que se hubiera demostrado que es ineficaz el 95 % de las veces? Ese es el índice de fracaso de la mayoría de las dietas tradicionales. Una dieta es como un mal novio. Te dice: «Cuánto te quiero, bomboncito» y te promete el oro y el moro, para a continuación romperte el corazón. La ironía es que cuando se apodera de ti la frustración porque no ves ningún resultado, dejas la dieta, crees que la culpa es tuya y es muy posible que abandones por completo cualquier medida para mejorar tu salud. Hasta que asoma la siguiente dieta y te susurra sus promesas vanas al oído. Una diminuta parte de ti se ilumina, confiando en que «quizá esta sea *la definitiva*». Y es que a nivel psicológico, las dietas pueden tener propiedades adictivas. El cerebro se entusiasma con solo imaginar que conseguirás el peso soñado, y para cuando quieres darte cuenta estás enganchada. ¿Cómo explicar, si no, nuestra afición sadomasoquista a ponernos a dieta? Por término medio, una mujer prueba a hacer siete dietas en su vida (yo había alcanzado esa cifra ya a los quince años). ¿Quieres adelgazar? ¡Aliméntate con un tubo! ¡No te hará falta comer nada, bastará con el preparado químico que te metas por la nariz! O todavía mejor, haz que te operen y te implanten en el estómago un artilugio que te hará evacuar directamente al inodoro todo lo que acabas de comer. ¡Prueba la dieta del aire! Basta con que te lleves el tenedor vacío a la boca y *hagas como que* comes. Ojalá estuviera tomándote el pelo, pero estos son ejemplos reales de las ideas ridículas y peligrosas que nos vende la industria dietética. Incluso aquellas dietas que puedan parecerte razonables son solo un engaño, una decepcionante ilusión que perjudica a la mente y al cuerpo.

De hecho, tanto daría que empezaras a llamar a las dietas lo que son: ciclos de peso. Porque en todos los casos, el peso baja y luego vuelve a subir. Un estudio reciente de casi nueve mil personas que estaban a dieta reveló que cuantas más dietas se hacen, más altos son el índice de masa corporal (IMC) y el peso corporal. Te pones a dieta una sola vez, y las probabilidades que tienes de engordar después casi se duplican; ponte a dieta dos veces, y casi se triplican; **la gente que recurre a dietas con regularidad tiene más del triple de probabilidades de ser obesa que alguien que no haga dietas.** Esto por no hablar de otros secretos muy bien guardados: más de treinta estudios han revelado que las dietas están directamente relacionadas con el aumento de peso, con el comer compulsivamente y con el desarrollo de los trastornos alimentarios. Hacer dietas se ha relacionado también con un aumento del estrés, la ansiedad, la obsesión con la comida, problemas de imagen y depresión, etc., que no son precisamente componentes de la salud y la felicidad.

Además de su historial de sabotajes a la mente y el cuerpo, las dietas son tristes e impersonales. Cuando nos sometemos a ellas, nos adherimos a las normas creadas por otros en lugar de pensar en lo que nos interesa a nosotras, lo que nos despierta la curiosidad y nos da placer. Y estos son justamente los ingredientes que necesitamos para crear hábitos realistas y sostenibles con los que podamos vivir... o, me atrevería a decir, ¡hábitos que *amemos*!

LAS DIETAS CAUSAN MÁS DAÑOS QUE BENEFICIOS

EL EFECTO DESTRUCTIVO DE LAS DIETAS PARA LA MENTE Y EL CUERPO

"Aj... Detesto este cuerpo. Tengo que hacer algo".

1.
Empiezas una dieta, una cura depurativa, un reto, o te sometes a otro tipo de reglas alimentarias, modos de eliminar lo que ingieres y una forma de comer restringida y restrictiva.

7. El hambre crece a la par que la frustracion. Tomas entonces alimentos más sustanciosos y pesados, con mayor contenido en grasas y azúcares, y comes en exceso como reacción a haberte negado la nutrición necesaria.

6. Produces más cantidad de grelina, la hormona que estimula el apetito.

8. Te sientes culpabe por haber comido tanto. Te avergüenzas de tu cuerpo. Te culpas. Sigues sintiéndote estresada.

2. Empiezas a ignorar las señales de hambre. Bebes agua, comes zanahorias o encuentras otras maneras de llenarte sin comer de verdad.

3. Comienzas a pensar en la comida más a menudo: "¿Cuándo vuelve a ser hora de comer? ¿Qué puedo comer? ¿Qué no puedo comer?

5. Produces cortisol (la hormna del estrés) e insulina al entrar en modalidad de "escasez de comida", lo cual le indica a tu cuerpo que almacene grasa y ralentice el metabolismo.

4. La obsesión por el cuerpo, el peso y la comida te crea estrés. Empiezas a sentirte cada vez más frustrada y desesperanzada.

9. Como el estrés continúa, continúan también el comer en exceso y el desaliento, que crean el marco idóneo para un aumento de peso fuera de los márgenes naturales de tu cuerpo.

¿Sigues pensando que ponerte a dieta es la solución para estar más sano y ser más feliz?

¿TIENES MENTALIDAD DE «DIETÓMANA»?
Responde a este cuestionario para averiguarlo

Intento contar las calorías, los hidratos de carbono o los gramos de grasa para evaluar si estoy comiendo como debo. Sí / No

Utilizo «el éxito» de otras personas como fundamento de por qué debo probar lo último en dietas de adelgazamiento. Sí / No

Cuando me entra hambre, tengo la esperanza de que sea señal de que estoy perdiendo peso. Sí / No

Una de las principales razones por las que hago ejercicio es controlar el peso. Sí / No

Cuando miro el cuerpo de otras mujeres, lo envidio y siento tristeza (o rabia) por el mío. Sí / No

Si me entran ganas de comer «algo prohibido», normalmente trato de ignorarlas y me obligo a comer algo sano. Sí / No

He dejado de ir a algunos eventos sociales, o he comido de antemano, para cumplir a rajatabla mi plan de alimentación. Sí / No

Me siento culpable si como en exceso o si como algo que creo que no debo. Sí / No

Responder «sí» a cualquiera de estas preguntas indica que piensas como una dietómana.

¿Hay una forma saludable de adelgazar?

Quisiera creer que a estas alturas les habrás hecho un corte de mangas a las dietas y a los quiméricos «planes de vida saludable» y estarás dispuesta a dejar atrás la obsesión con perder peso. Pero vivo en el mundo real, y entiendo hasta qué punto podemos enredarnos en dietas, convencidos de que hacemos lo que hacemos en nombre de la salud. Yo en mi época de instituto me tomaba las pastillas para adelgazar Dexatrim, una especie de anfetaminas, como si fueran caramelos (hace mucho que la Administración de Alimentos y Medicamentos de Estados

Unidos las retiró del mercado). Qué importaba el peligro de sufrir una trombosis o problemas cardíacos; estaba claro que para mí el mayor peligro era aparecer en la fiesta de graduación con unos kilos de más (añade el tono sarcástico). Hoy al mirar atrás, empatizo con la jovencita que fui y siento tristeza al pensar en los caminos tan desafortunados que elegí bajo el engañoso lema de «estar sana». Me saltaba comidas para dejar sitio para las noches de *pizza*. Cuando me sentía mal por mi imagen o por algo que había comido, me obligaba a hacer más ejercicio como penitencia. En aquel tiempo todo esto me parecía normal. Hoy, como madre, tía y amiga de madres que tienen hijas jóvenes, detesto pensar que chicas a las que quiero puedan hacer lo que yo hacía, decirse a sí mismas lo que yo me decía. **Si todo lo que sufrí tiene un lado bueno es que aquel viaje me permitió descubrir en mí un amor por mi cuerpo y utilizar lo que he aprendido para ayudar a otras personas a salir de esa vorágine.**

Si tienes preocupaciones relacionadas con el peso, quizá te estés preguntando si tratar a tu cuerpo con amor es lo indicado en tu caso. O tal vez sigas confiando en que si aprendes a amar tu cuerpo adelgazarás o tendrás mejor figura. Para muchos de mis clientes, adelgazar es importante. Dicen cosas como: «Tengo que quitarme estos kilos de encima». En algunos casos, sufren dolores físicos, de espalda o de rodillas. Conviene recordar que hay gente de todas las tallas y tamaños que sufre dolores, y es posible que su causa no esté relacionada con el peso. Otros clientes hace poco que han engordado, a raíz de algún suceso traumático, como la muerte de un ser querido, tratamientos de

fertilidad u otro problema médico. A pesar de mi angustioso historial de dietas y problemas de imagen y de estar firmemente convencida de que el peso no es un buen indicador de salud, creo que hay una forma sana de que ciertas personas adelgacen. En realidad, es bastante sencillo. **No te pongas como meta adelgazar. En absoluto.** No intentes manipular o controlar tu peso. Tienes que dejar atrás esa idea si quieres que el amor por tu cuerpo se consolide y prospere.

Cuando te obsesionas con adelgazar, es como si pensaras que tienes un problema con tu cuerpo. **Pero tu cuerpo no es el problema.** Repítete esto tres veces... o cien, hasta que empiece a calar en ti. Cuando lo tratas como si fuera un problema, sientes culpa y vergüenza, lo cual te lleva a evitar ciertos comportamientos en lugar de hacer cambios positivos. **No es tu cuerpo el que necesita quitarse peso de encima, es tu mente:** el peso de creer que hay cierto número de kilos que debes pesar para estar sana y ser feliz.

Nadie puede garantizarte que una determinada estrategia te hará perder peso de forma definitiva, porque los cuerpos son todos diferentes, desde su configuración genética hasta las bacterias que colonizan el tracto intestinal. Cada cuerpo es distinto y lo natural es que cada uno tenga su forma particular. Sencillamente no es verdad que si te esfuerzas y peleas lo suficiente, alcanzarás el número mágico y ahí te quedarás, y serás una persona plenamente sana y feliz. Pero si aun con todo no consigues quitarle importancia al tema del peso, al menos comprométete primero a empezar a tratar a tu cuerpo con amor y pon la energía en transformar tus hábitos. Es más probable que adelgaces y consigas mantener el peso si lo haces de un modo realista y sostenible, que puedas seguir practicando el resto de tu vida. Si lo natural es que tu cuerpo pese menos, no debería necesitar pastillas, suplementos dietéticos, ejercicios extenuantes ni un control exhaustivo para conseguirlo.

El poder de la pluma

Te sugiero que te obsequies con un diario exclusivo para el viaje de aprender a amar tu cuerpo. Puede ser vistoso. Puede ser sencillo. Lo importante es que lo uses. Aunque pienses que llevar un diario no es lo tuyo, siéntate ante él con la mente abierta y haz la prueba de todos modos. Escribir pensamientos y sentimientos te hace ser más consciente de lo que ocurre y de por qué te importa, lo cual puede resultar motivador. Escribir es una forma de expresión de tu ser, y te ayudará a solucionar las dificultades del modo más beneficioso. Serás más eficiente a la hora de planificar, generar ideas, fijarte metas y realizar paso a paso acciones importantes. Tendrás la mente más clara si dedicas un poco de tiempo a poner los pensamientos por escrito que si dejas que te den vueltas en la cabeza. Disponer de un sitio dedicado expresamente a reflexionar sobre tu compromiso a empezar a amar tu cuerpo es de lo más sencillo y probablemente te hará vivir de manera más organizada. Considéralo un espacio sagrado de sanación.

Haz que esta sea tu primera entrada en el diario:

Manifiesto de amor a mi cuerpo

CUIDO de mi cuerpo todos los días de modos que para mí tienen un significado, practicando el amor, la conexión y el mimo.

LAS decisiones que favorecen mi salud y mi felicidad son las mejores para mi bienestar.

CADA esfuerzo en favor de mi salud, grande o pequeño, genera en mí un cambio positivo de energía y actitud.

NO hace falta que lo cambie todo en mi vida ahora mismo.

TENGO derecho a no saber y equivocarme en lo que a cuidar de mí se refiere. Cuando algo me resulte difícil, puedo contemplarlo como un reto y una oportunidad de madurar, en vez de cuestionar mi valía.

RESPETO mi cuerpo como es ahora, aunque me gustaría poder cambiarlo.

....

CUIDAR las relaciones que más valoro y dedicarme tiempo a mí misma es igual de importante para mi bienestar que lo que como y cuánto ejercicio hago.

....

Sea lo que sea lo que estés viviendo en estos momentos, ten por seguro que no es una situación desesperada y que no hay nada malo en ti. Tal vez estés estancada en algo que ya no te sirve, e intentas encontrar una salida. No estás sola. Cada uno tenemos nuestra montaña particular que escalar, y desde donde estoy en la mía, veo cosas que tú no ves. Además de mí, hay alguien que te acompañará y cuidará de ti en este viaje. Tu cuidadora interior sabe intuitivamente cuidarte como necesitas. Es capaz de percibir lo que te sucede y de procurarte un sentimiento de calma y de paz mientras tratas de decidir el siguiente paso. Puedes preguntarte continuamente: «¿Qué haría mi cuidadora en este caso?».

Aunque en este momento te cueste creerlo, puedes aceptar e incluso amar tu cuerpo. Aunque pienses que eres la persona que peor come del mundo, que no has hecho ejercicio desde hace años —¡o nunca!— y que no hay ni un solo hábito saludable en tu vida, puedes llegar a tener mejor salud y felicidad. *Mímate, ama tu cuerpo* está concebido para dar un giro a tu manera de pensar, trabajando con tus convicciones actuales para crear nuevas experiencias y cambiar tu forma de ver las cosas. Una vez que esa nueva forma de pensar se consolide y florezca, verás extenderse los beneficios a tu vida entera de las maneras más inesperadas y asombrosas.

Hay más de un camino para tener una vida saludable y feliz. Por muchos errores que hayas cometido en el pasado, siempre puedes cambiar de rumbo.

En su poema «Autobiografía en cinco capítulos breves», Portia Nelson habla de una persona que cuando va andando por la calle cae una vez tras otra en un agujero profundo que hay en la acera y tiene que arreglárselas como puede para salir. Aun viendo el agujero, sigue cayendo en él. Pero un día, en cuanto se da cuenta de que está de nuevo exactamente en el mismo sitio, sale rápidamente. Después de eso, cuando va caminando por la calle, esquiva el agujero. Hasta que finalmente toma una calle diferente.

Tomemos juntas una calle diferente.

«Un viaje de mil millas empieza con un primer paso».
—Lao-Tse

Primera parte

Lo que haces

· ·

Amar tu cuerpo: la elección es tuya

Capítulo 1

Elige amar tu cuerpo

····································

El camino para
transformar tu salud

Filosofía

Cada elección positiva que haces es una pequeña inversión en tu salud y tu felicidad. Cuando utilizas la libertad de elegir, puedes cambiar cómo te sientes e influir así en la próxima decisión que tomes. Las elecciones tienen la peculiaridad de sustentarse recíprocamente, con lo cual te dan más energía para que atiendas a lo que es importante y te ayudan a evitar las trampas a la hora de elegir: situaciones que pueden sabotear tu capacidad de tomar decisiones lúcidas. Lo que elijas para empezar a amar tu cuerpo debe concordar con tu personalidad y contribuir a hacerte sentir bien. Por suerte, amar tu cuerpo no consiste en hacer la elección perfecta continuamente. Consiste en conectar con tu cuerpo para tomar decisiones atentas y afectuosas que con el tiempo se conviertan en hábitos placenteros.

PILARES DEL AMOR AL CUERPO
Da prioridad a lo que más te importa

AMA: haz lo que te apasiona. Las opciones que concuerdan con tus intereses, tu personalidad y tus preferencias son una buena elección y constituyen la mejor manera que tienes de expresarte amor.

CONECTA: conecta con tu cuerpo. Sé lo bastante flexible como para cambiar tus decisiones dependiendo de cómo te sientas, lo que pienses que tu cuerpo necesita y cuál sea en ese momento tu prioridad.

MÍMATE: cada elección que haces, grande o pequeña, en favor de tu salud demuestra que es importante para ti mejorar tu calidad de vida.

Establece la «zona de confort» de amor a tu cuerpo

Piensa en la frase «ama tu cuerpo» y crea tu propia definición, con ejemplos de lo que significa para ti. Utiliza el manifiesto de la página 22 como guía para decidir las formas en que quieres ponerlo en práctica de un modo más sistemático.

Si tienes clara esa definición, dispones de un buen punto de partida para tomar decisiones. Ahora, empieza a derribar obstáculos. Desintoxícate de estar a dieta y de las influencias referentes a tu imagen que no te hagan sentirte a gusto o no te ayuden a cultivar una vida mejor. Rompe con los viejos hábitos y acepta la oportunidad de empezar de cero a amar tu cuerpo. Es como un lavado de colon, pero para la mente..., salvo que este es gratis iy funciona!

Cura depurativa de amor a tu cuerpo

ROMPE CON LA BÁSCULA. Escríbele una nota a tu báscula, diciéndole algo del estilo de: «Me quiero más de lo que te quiero a ti. Eres una «amienemiga» manipuladora que nunca he necesitado». Pega la nota en la báscula. Guarda la báscula. O sáltate lo de escribir la nota y dale directamente un martillazo. (iLa liberación del estrés será

Asciende en espiral

Piensa en la fuerza intrínseca de elegir. Fíjate en que cada elección tiene el potencial de levantarte el ánimo, llenarte de energía y hacerte sentir de maravilla. Fíjate también en que algunas elecciones no te aportan nada duradero que de verdad te importe.

el regalo añadido!). Otra posibilidad es donarla a una tienda de beneficencia.

EVITA «HABLAR DE DIETAS». Esto incluye las conversaciones con amigos y miembros de tu familia y evitar ciertas páginas web, redes sociales, artículos, programas de televisión, etcétera. Date de baja de las circulares y notificaciones electrónicas que recibes y que te hacen sentirte mal contigo y te alborotan las ideas. Echa las revistas al cubo de reciclaje o dónalas al salón de manicura.

DESHAZTE DE LOS PLANES DIETÉTICOS. Tira a la basura o regala cualquier cosa que tenga aspecto de programa de adelgazamiento. Olvídate de los libros sobre contar calorías y dietas bajas en hidratos de carbono o en grasas. Nada de esto va a ayudarte a amar tu cuerpo. Sustitúyelos por recetas y comidas que de verdad te gusten.

DESTIERRA LOS PRODUCTOS DIETÉTICOS. Deshazte de cualquier producto que se haya modificado para darle aspecto de «alimento sano». Las galletas doble fibra, la mantequilla pulverizada (mantequilla en espray), esos «tallarines milagrosos» que atufan a pescado podrido..., diles adiós a todos ellos. Reemplázalos por una diversidad de productos saludables que te apetezcan auténticamente.

ESCONDE LOS CONTADORES DE CALORÍAS. La precisión con que somos capaces de estimar el número de calorías que ingerimos apesta, y lo peor es que te distrae y no te deja sintonizar con el modo natural que tiene tu cuerpo de regular lo que comes.

CAMBIA LA ENERGÍA CON UN SAHUMERIO DE SALVIA. Quemar salvia —o sea, sahumarla— es una práctica ancestral para eliminar la energía negativa. Puedes sahumarte tú misma, o bien tu casa, la cocina o cualquier espacio sagrado que necesites despejar de demonios dietéticos. También puedes rezar, pronunciar una bendición o pedirle a alguien que lo haga. Estos rituales pueden fortalecer la motivación y la confianza en ti misma para empezar de cero.

24 HORAS DE SALUD Y FELICIDAD

PAUTAS DIARIAS PARA SER UNA PERSONA MÁS SANA Y FELIZ

23:00*
Duerme ocho
horas seguidas.
Tendrás energía
para afrontar el día
y evitarás el ansia
por la comida.

7:00
Practica el sexo nada
más despertarte. Elévate
y resplandece con el
orgasmo. Te sentirás
relajada y de mejor
humor (¡Surte el mismo
efecto si estás sola!)

8:30
Llévate al trabajo
la comida y los
tentempiés de casa.
Así tendrás a mano los
alimentos que más te
gustan, disfrutarás de
una abundante energía
nutritiva ¡y ahorrarás
dinero!

10:00
Rellena la botella
de agua. Las células
necesitan agua. Lleva la
cuenta añadiéndole una
goma elástica al tapón
cada vez que la rellenas.
Que el objetivo sean de
seis a ocho al día.

14:00
Haz un descanso para
comer tranquilamente sin
distracciones laborales.
Busca un sitio cómodo,
dentro o al aire libre, sola
o acompañada. Pero ¡ni
una palabra sobre trabajo
durante el descanso!

15:30
Propón que
la reunión de trabajo
sea caminando,
es fenomenal para
avivar la energía
creativa y el
ánimo.

* Para que la propuesta sea factible en ámbitos no anglosajones, los horarios marcados
en el original se han adaptado a los horarios habituales en España.

17:00
Ataque de hambre de media tarde. Si te entra el apetito, cómete el tentempié saboreándolo tranquilamente, y no engulléndolo para terminar el trabajo a tiempo.

18:00
Descansa un momento para reavivar el cerebro. Respira profundamente unas cuantas veces y nombra algo por lo que estés agradecida.

18:30
Sal puntual del trabajo. Tras haber cumplico tus ocho horas, ¡tiempo para ti! Lo que haya quedado pendiente, podrás acabarlo mañana (y de camino a la salida, dedica un momento a darle las gracias a algún colega).

19:30
Dale un poco de marcha al corazón. Podría ser un paseo de diez minutos a paso rápido, una clase de yoga, veinte saltos o correr un buen trecho. Dale un poco de movimimento a tu día antes de que se despida de ti.

21:00
Regálate un postre después de cenar. Cuando tomas conscientemente "alimentos prohibidos", puedes evitar comer compulsiva-mente.

22:00
Haz algo por el puro placer de hacerlo. Planea unas vacaciones. Dedica un rato a tu pasatiempo favorito. Da un abrazo de rreinta segundos. Acaricia un rato a tu perro.

Elige al instante lo que mejor te sienta

Decir que es importante lo que elegimos parece una obviedad. Pero a pesar de lo que ya sabemos, no siempre elegimos aquello que más nos beneficia. El hecho en sí de que decidas amar tu cuerpo te coloca ya de entrada en un camino más alegre y placentero. Ponerte en marcha puede ser tan sencillo como encontrar oportunidades para cambiar algo, ajustarlo o modificarlo con la elección que haces en ese momento. Cuando se trate de tomar una decisión con la intención de crear un hábito, cuanto más fácil sea lo que eliges, mejor (porque el cerebro es bastante perezoso y prefiere conservar su energía pensante). Ahora bien, tienes que encontrar la manera de pactar con tu cerebro para poder elegir aquello que quieres de verdad.

La mayor parte del tiempo sabes cuándo no estás tratando a tu cuerpo con amor, porque lo sientes. Quédate en silencio y escucha, y quizá oigas la voz de tu cuidadora interior. Probablemente te esté diciendo algo parecido a: «Oye, es deprimente cuando te quedas hasta las tantas viendo episodios de *Scandal* uno detrás de otro». Pero los viejos hábitos son difíciles de desterrar, y tal vez necesites un poco de respaldo para entender mejor lo decisiva que puede ser una elección con respecto a cuestiones de lo más simples. Una posibilidad es hacerte la pregunta universal de amor al cuerpo: **«¿Me ayuda esto a crearme una vida mejor?»**. No necesitas tener un plan detallado al milímetro para empezar a hacerte preguntas y ser más consciente de todas las oportunidades que tienes de tratar a tu cuerpo con amor. El cambio comienza en cuanto empiezas a elegir hábitos diferentes, y en algunos casos es realmente así de sencillo encontrarte de pronto en el camino de mimarte de verdad. Y si puede ser así de fácil, ¿para qué complicarlo?

Elige la felicidad: es el modo más efectivo de crearte hábitos saludables

Dos detalles muy alucinantes sobre la felicidad: la felicidad está en tu mano mucho más de lo que crees, y aquello que imaginas que más feliz te hará probablemente no te hará feliz. La doctora e investigadora en psicología positiva Sonja Lyubomirsky ha descubierto que un 40 % de la felicidad puede cultivarse con las elecciones que hacemos a diario. Los estudios han revelado que tener más dinero o más tiempo, o un aspecto juvenil, adelgazar e incluso la maternidad o paternidad o superar con éxito una enfermedad grave tienen poco o ningún efecto duradero en la felicidad. Cualquiera de estas circunstancias de tu vida representa solo un 10 % de lo que te hace feliz. El 50 % restante es de origen genético, depende de tu «línea base» o potencial de felicidad.

A mí, leer estas estadísticas me cambió la vida. Cuando empecé a estudiar psicología positiva, ya sabía que lo que deseaba era dedicarme profesionalmente a ayudar a la gente a tener una vida mejor cultivando hábitos saludables, y pensé: «¿De verdad es así de simple? ¿Podría ayudar a mis clientes a ser más felices con solo mostrarles cómo elegir a diario aquello que les daría más alegría y satisfacción?». A la vez, me preguntaba: «¿Les sería más fácil adoptar un estilo de vida saludable y con efectos más rápidos y tangibles si fueran felices?». Cuando estudié más a fondo las investigaciones, la respuesta que encontré fue un rotundo ¡SÍ! Es más, deduje que sentirnos bien, amar nuestro cuerpo y ser felices son factores igual de importantes para que el cambio sea duradero. Las razones son que la gente feliz:

....

VALORA LA AMABILIDAD, la gratitud, la compasión, la espiritualidad y el optimismo. Esta actitud se aplica tanto a su relación con los demás como consigo mismos, lo cual aumenta la probabilidad de que consigan consolidar los nuevos hábitos.

TIENE MÁS EMOCIONES POSITIVAS. Se da cuenta de «lo bueno» cuando ocurre, y lo saborea.

....

SE PONE OBJETIVOS EN LOS QUE CREE DE VERDAD. Deja que sus valores guíen las ideas y decisiones y se siente profundamente comprometida con ellas.

....

TIENE MÁS RESILIENCIA. Se recupera rápidamente de las adversidades cuando se presentan y es menos probable que cuando está disgustada sabotee las metas que se ha propuesto.

....

CELEBRA CUALQUIER AVANCE y no aspira a la perfección. La satisfacción que siente le permite disfrutar del viaje, y entretanto va acercándose cada vez más a sus objetivos.

Cada vez que eliges amar tu cuerpo creas una espiral ascendente

La doctora e investigadora en psicología positiva Barbara Fredrickson fue la primera en emplear la expresión *espiral ascendente* como metáfora de una creciente felicidad, basándose en la evidencia de que nuestro bienestar aumenta a medida que se van superponiendo las emociones positivas, una encima de otra. Es similar a lo que ocurre con las experiencias negativas, que parecen crear una espiral emocional descendente. Un desengaño, por ejemplo, puede entristecerte y hacer que la jornada laboral se te haga más larga, que el tráfico te parezca más caótico y que los sentimientos negativos se multipliquen hasta que acabas cerrándote emocionalmente y sintiéndote solo, aislado en un «¡qué va a ser de mí!». La doctora Fredrickson nos enseña que las espirales ascendentes pueden hacer justo lo contrario.

Asciende en espiral
PLANEA ESPIRALES ASCENDENTES

· ·

Abre el diario y dibuja varias líneas curvas en forma de embudo o tornado, la línea más corta en la parte inferior de la página. Cada línea que hay encima de ella debe ser un poco mayor que la anterior, hasta llegar a la más larga en la parte superior del embudo. Utilizando este diseño, empieza desde abajo y escribe una decisión que exprese amor a tu cuerpo y que te haga sentirte bien. Anota lo que haces y cómo te sueles sentir. A continuación escribe otra elección que exprese amor a tu cuerpo y la sensación que te produce, y así sucesivamente, ascendiendo por la espiral: «Cuando hago [lo que elijas para mimarte], me hace sentirme [la emoción]». Continúa ascendiendo por la espiral, superponiendo una experiencia positiva y la sensación resultante a otra. Mientras imaginas toda esta bondad, piensa en cómo influye en otros aspectos importantes de tu vida. Escribe cualquier frase que se te ocurra; frases como: «La creatividad cobra vida», «Soy más optimista» o «Soy mejor amiga». Al reflexionar sobre las distintas maneras en que puedes ascender en espiral, serás más perceptiva a cada oportunidad que se presente de elegir aquello que más te conviene.

Las experiencias positivas te abren, ensanchan la perspectiva y tu curiosidad se expande, ya que cada una de ellas se suma a las anteriores y te hace sentirte aún más feliz.

Creo de verdad que puedes hacer crecer exponencialmente tu salud y tu felicidad superponiendo estrato a estrato cada elección de amar tu cuerpo. La espiral ascendente que creas así atrae energía a tu vida, y tus pensamientos, sentimientos y elecciones positivos se alimentan uno a otro y hacen que esta poderosa energía siga ascendiendo. Con esta actitud, la comida, el ejercicio, el sueño, la inactividad y otras áreas de tu vida te aportan energía en lugar de agotarla. Luego, esa energía que se genera se la transmites a las personas y a las cosas que de verdad te importan y, al hacerlo, enriqueces tu vida y aflora lo mejor de ti. Y si sientes que te falta energía, puedes hacer ciertas elecciones que la repongan.

Lo extraordinario de las espirales ascendentes es que no necesitas dedicar mucho tiempo ni energía para iniciarlas. Puede que tomes una decisión –o simplemente tengas un pensamiento– que haga crecer una espiral ascendente o cambie la trayectoria de una espiral descendente en un instante. Si te quedas atrapada en una espiral descendente, elige el gesto de amor a tu cuerpo más sencillo que se te ocurra y empieza a ascender nuevamente en espiral partiendo de él. Puedes decir: «Un momento, este día no está yendo como yo quería. ¿Qué puedo hacer con facilidad ahora mismo para expresarle amor a mi cuerpo?». Y hacerlo. Por ejemplo, si estás sentada delante del ordenador navegando ensimismada por las redes sociales cuando deberías estar terminando un proyecto, el primer paso es sorprenderte en el acto, y luego haz algo que cambie el curso de tu energía. Levántate y da diez saltos, sírvete un vaso de agua o simplemente di: «Basta, no es esto lo que de verdad quiero hacer ahora». Si estás en medio de una conversación telefónica difícil que te está haciendo sentir fatal, finaliza la llamada mientras te das unas vueltas por la casa. Aunque ya le hayas quitado el envoltorio al helado, puedes dejarlo de todos modos para otra ocasión en que no estés tan alterada. Recibirás un fuerte estímulo emocional cada vez que conectes con tu cuerpo y elijas hacer algo más amable y beneficioso en ese instante.

¿Cómo sabes cuándo estás en una espiral descendente? Si te ves atrapada en una encrucijada de elecciones que te hacen sentirte mal, algo no va bien. Revisa los pensamientos y sensaciones que te rondan. Dedica unos minutos a repasar el día –sin hacer juicios de valor– y date cuenta de qué ha ocurrido que te haya generado ese estado de ánimo. Estés a la profundidad que estés en la espiral descendente, el instante en que te das cuenta de lo que está sucediendo es el mejor momento para invertir la dirección de la espiral. He experimentado espirales descendentes que me han durado el día entero, y hasta un momento antes de acostarme no me he dado cuenta de que tenían su origen en los primeros pensamientos y sensaciones del día. Después de admitir que necesitaba de verdad algo que me reconfortara, me preparaba un té, escribía en el diario, me daba un baño o hacía algo que me transmitiera la sensación de un abrazo. Esas elecciones iban creando poco a poco mejores sentimientos y decisiones y días más plenos.

7 formas de empezar el día ascendiendo en espiral

Lo primero que hagas al empezar el día puede establecer el estado de ánimo para toda la jornada, darte energía y poner en marcha esa espiral ascendente.

Si no tienes un ritual matutino que realmente te guste, prueba una de estas siete propuestas o crea el tuyo propio. Practica los rituales diarios durante un mes para comprobar tú misma si te ayudan a empezar –y a seguir– con actitud positiva.

1 Adopta una «pose de fuerza». Ponte delante del espejo, sonríe y levanta los brazos por encima de la cabeza como Wonder Woman. Di algo positivo como: «¡Soy fuerte!» u «¡Hoy voy a tratar a mi cuerpo con amor!». Cambia de postura entre frase y frase si te apetece. El libro *El poder de la presencia*, de la doctora Amy Cuddy, dice que una pose de fuerza actúa en el cerebro como una especie de interruptor que lo hace pasar de una línea de pensamiento negativa a una positiva. Las posturas corporales pueden literalmente cambiarte la mente.

2 Respira profundamente varias veces seguidas. Siéntate en un sitio cómodo, el que más te guste, y cierra los ojos. Inspira profundamente, sintiendo cómo se expanden el pecho y el abdomen. Imagina que la luz nueva y radiante del día te llena cada célula. Al espirar, plena, completamente, imagina que te limpias por dentro, creando espacio para lo que te traiga el día. Deja que cualquier sensación de ayer se desvanezca y prepárate para la jornada que empieza. La respiración consciente y atenta genera como respuesta una relajación que influye en el corazón, el cerebro, el aparato digestivo y el sistema inmunitario, ¡así que es una forma ideal de empezar el día!

3 Irradia gratitud. Da las gracias a la gente que te ayuda a diario –la persona que cuida a tus hijos, el conductor del autobús, el camarero– por su trabajo bien hecho. Haz un nuevo amigo mientras esperas en la cola de la cafetería. Dale los buenos días a un desconocido.

Sorprende a la persona que está en la cola detrás de ti invitándola a un café. Las conexiones humanas nos hacen sentirnos bien a todos.

4 Diez minutos de quietud. Acurrúcate junto a tu pareja, tu perro o tu gato, o simplemente relájate tú sola. Respira con calma y mantente perceptiva. Cuando dirigimos la mente en un estado de relajación, intensificamos la capacidad de darnos cuenta, lo cual puede salvarnos de las espirales descendentes.

5 Terapia de posturas invertidas. Ponerte en equilibrio sobre la cabeza o sobre las manos, un estiramiento hacia delante o incluso dejar la cabeza colgando del borde de la cama provocan súbitamente una vivificante y saludable oxigenación del cerebro. Luego, ¡levántate despacio!

6 Deja que entre el sol. Desayuna junto a la ventana o al aire libre para aumentar el nivel cerebral de serotonina, que está asociada con el buen humor. Oye cantar a los pájaros o cualquier otra señal del mundo tan vivo y lleno de energía que te rodea.

7 Busca inspiración. Empieza cada mañana con una cita o meditación que establezca el tono para todo el día. El poder de nuestros pensamientos se traduce en manifestaciones físicas. Dedica unos segundos a decidir con claridad cómo quieres que sea tu día, y luego actúa como si tu intención ya se hubiera hecho realidad.

Asciende en espiral
ELIGE HÁBITOS Y ACTIVIDADES ACORDES A TU NATURALEZA

Escribe una lista de actividades y hábitos que expresen amor por tu cuerpo, incluidos algunos nuevos que te gustaría crear. Elige lo que crees que te hará disfrutar, y no lo que piensas que debes hacer, para estar sana o sentirte bien contigo. Algunas de las categorías que debes tener en cuenta son: hábitos de alimentación, ejercicio físico, sueño y tiempo libre y de diversión.

Para cada actividad, incluye al menos un beneficio que te aporte, y escribe cómo suele hacerte sentir utilizando una de estas frases:

Es natural y acorde a mi personalidad.

Es placentera y acorde a mi personalidad.

Es importante para mí aunque no disfrute con ella. Concuerda con mi personalidad, pero podría encontrar otras actividades que me hicieran disfrutar más, o formas de hacerla más placentera.

Me sentiría culpable si no la hiciera. No concuerda con mi personalidad ni creo que pueda levantarme el ánimo o hacerme sentir mejor, ni convertirse en un hábito.

La hago para agradar o impresionar favorablemente a alguien. No concuerda para nada conmigo y no es probable que me levante el ánimo ni me haga sentir mejor, ni que se convierta en un hábito.

Plasma tu personalidad en lo que eliges

Llenar tus días de decisiones que te ayuden a ser amable con tu cuerpo a través del amor, la conexión y mimándote se traducirá en una vida de hábitos que te apasionen de verdad. Uno de los aspectos que más me encantan de haberme librado de las reglas dietéticas es que ahora mis preferencias importan. Soy yo la que decide lo que me gusta y lo que no, y en esto no puedo equivocarme.

Muchas veces creemos que la mejor opción es *siempre* la opción más saludable, pero cuando lo que nos importa es amar nuestro cuerpo, la mejor opción es la que mejor te sienta, la que te motiva y te satisface. No tienes por qué conformarte con menos.

Las estrategias que adoptes deberían resultarte naturales y placenteras, y hablar de tus intereses y objetivos. Cuando tengas esto en cuenta, te importará más que un hábito arraigue y te esforzarás más por consolidarlo, aun cuando no sea fácil.

Usando como referencia la lista de espirales ascendentes que has creado, **piensa en cómo puedes incorporar a tu vida más actividades que te reporten placer y satisfacción.** Pregúntate: «¿Cómo puedo hacer que esto sea más divertido? ¿Cómo puedo asegurarme de que lo haré con más frecuencia? ¿Cómo puedo sortear los obstáculos que me impiden convertirlo en un hábito?».

Te pondré un ejemplo: llevas días intentando acostarte una hora antes para dormir más, pero al final te quedas a ver la televisión. El planteamiento era: *es importante que me acueste más pronto aunque no me apetezca.* ¿Qué acciones concretas podrías llevar a cabo para que te apeteciera más apagar la televisión e irte a la cama? ¿Quizá un relajante ritual justo antes de acostarte, como un baño perfumado, o simplemente asegurarte de tener siempre sobre la mesilla algo interesante que leer?

Si hace un momento has considerado que alguna de las actividades con las que crear una espiral ascendente *la hacías más por alguien que por ti*, tendrás que examinarla más a fondo. Una cosa es cuidarte porque quieres estar sana y con-

tenta para tus hijos y las personas a las que quieres y otra elegir ciertos comportamientos por complacer a los demás. Esas personas pueden servirte de motivadoras positivas para seguir adelante, pero que te obligues a hacer algo porque alguien te machaca constantemente no es el camino para amar tu cuerpo.

A estas alturas deberías tener una lista de hábitos que te gustaría consolidar o seguir desarrollando, y una sensación de qué opciones encajan mejor con tu personalidad y tus preferencias. Tu misión es soltar aquellos hábitos que no concuerdan contigo y reemplazarlos por otros nuevos que sí concuerden. Después de repasar las notas que has tomado en el diario, haz una lista de acciones que puedes realizar para amar tu cuerpo basada en las ideas que se te hayan ido ocurriendo y empieza a ponerlas en práctica. **Elige el cambio que te parezca más fácil y materialízalo el primero; ahora mismo si puedes. Un éxito instantáneo, y conseguido nada más empezar, aviva la motivación.** Estate atenta a lo que eliges en los distintos momentos a lo largo de todo un día, o de una semana. Date cuenta de cómo influye en tu estado de ánimo y tu nivel de energía el hecho de tomar más decisiones que te hacen sentirte bien. Tal vez al repasarlas notes que estás empezando a crear intuitivamente espirales ascendentes. Usa la información que anotas en tu diario como inspiración y motivación para seguir progresando. Verás con mucha más claridad qué funciona y qué no si vas tomando nota de lo que eliges.

Párate, examina y planea

Elige formas de cuidarte más y mejor, parándote para ver cuánto disfrutas (o no) con lo que estás haciendo. Igual te sirve para darte cuenta de que es un verdadero placer. ¡Detente un momento a saborearlo, y te levantará el ánimo! O tal vez te paras y examinas, y ves que no estás disfrutando nada con lo que estás haciendo. Si estás en el trabajo y te das cuenta de que no dejas de hacer viajecitos a la bandeja de golosinas, párate, examina y decide: «Me encanta el chocolate, pero ni siquiera me detengo un momento a saborearlo. ¡Estoy estresada!». Tu plan podría ser: «Deja de comer golosinas, sírvete una taza de té y deja los dulces para más tarde».

El más mínimo esfuerzo es en realidad un grandísimo logro

A veces tenemos la sensación de que las pequeñas decisiones que tomamos a diario influyen muy poco en la consecución de nuestras grandes metas. Pero si quieres transformar el concepto de salud que has tenido hasta ahora, debes saber que cada uno de esos momentos representa el principio del cambio y la oportunidad de tener una experiencia placentera. Contemplar las pequeñas decisiones cotidianas a través de la lente del amor al cuerpo sentará las bases para los nuevos hábitos, unos hábitos para toda la vida. Y las pequeñas decisiones deberían ser las más fáciles de tomar: «¿Me hace sentir bien lo que estoy haciendo?», «Para amar mi cuerpo ¿qué sería lo adecuado en esta situación?», «¿Cómo puedo mimarme más en este momento?».

El trabajo que tiene que hacer el cerebro para tomar una decisión y actuar es su *energía de activación*. Los psicólogos recomiendan reducir todo lo posible el gasto de energía cerebral y no titubear a la hora de tomar cualquier decisión que no tenga unas consecuencias trascendentales, pues de lo contrario podemos quedarnos sin apenas energía de activación, y en ese caso tomar decisiones es más difícil. Si te sientes bloqueada, pregúntate: «¿Cuál podría ser una acción mínima en este momento?». Y hazla. Ponte una zanahoria en el plato, da un paseo de dos minutos o respira profundamente tres veces si se apodera de ti la tensión emocional. **Estos son los tipos de decisiones que puedes tomar durante todo el día para que las espirales de energía giren de continuo en sentido ascendente.** Siempre puedes dar un paso más y plantearte retos más difíciles. Si vas poco a poco, el cerebro dirá: «¡Gracias por no haber sido hoy tan exigente!», y eso te permitirá escalar montañas cada vez más altas.

Asciende en espiral
LO MENOS QUE PUEDO HACER:
TREINTA DÍAS DE ACCIONES MÍNIMAS, AGRADABLES Y RÁPIDAS

Los científicos que estudian los cambios de comportamiento aseguran que la constancia es el factor más importante para que el cerebro aprenda algo. Es más fácil hacer un pequeño esfuerzo que llevar a cabo un propósito complicado y fatigoso. Piensa en diez ideas originales y apetecibles para expresarle amor a tu cuerpo (por ejemplo, aromatizar el agua con limón, andar treinta minutos al día a la hora del almuerzo para despejarte, comprar fresas esta semana o bajar las persianas y leer antes de dormir). Tienen que ser acciones mínimas, agradables y rápidas. Mínimas porque es lo más fácil, agradables porque significa que te van a gustar y rápidas de realizar porque las pondrás en práctica de inmediato. Vuelve atrás a los dibujos de espirales ascendentes de tu diario para encontrar inspiración.

Anota las ideas que se te ocurran en un calendario o pega la lista en la pared y prémiate a diario con una estrella dorada cada vez que consigas un objetivo. Estate atenta a las pequeñas victorias y recréate en la alegría del logro.

Tendrás que escribir tu lista tres veces para alcanzar la meta de los treinta días. Trabaja con ella hasta que ya no te haga falta ningún recordatorio. Al acabar el mes, puede que hayas adquirido uno o dos nuevos hábitos ¡gracias simplemente a todas esas decisiones mínimas, agradables y rápidas!

¿Y qué hacemos, cuando hay decisiones que sabemos que debemos tomar pero sencillamente no nos apetece? Todos eludimos cosas; unos más que otros. Puede ser un impedimento bastante frustrante a la hora de crear nuevos hábitos. Yo tengo un par de trucos que uso cuando veo que me cuesta tomar una decisión, que sé que me va a beneficiar, y comprometerme con ella. Uno de esos trucos es el siguiente: piensa un momento en cómo te sentirás después de decidirte y asumir el compromiso frente a cómo te sentirás si *no* lo haces. El otro consiste en persuadirte para probar a hacerlo cinco minutos…, diciéndote que podrás dejarlo luego si de verdad no te gusta. Descubrirás que lo más difícil era dar el primer paso, y por lo general encuentra la motivación para terminar lo que has empezado.

Thalia es probablemente la cliente más indecisa y reacia a los cambios con la que he trabajado desde que abrí la consulta hace diez años. La primera vez que vino, estaba descontenta con su peso y llevaba un tiempo atracándose de comida después de años de dietas para adelgazar. Había tenido en la vida momentos altos muy altos y momentos bajos muy bajos, tiempos de cantante profesional de ópera en los que había sido el centro de todas las miradas y épocas oscuras de depresión en las que había pensado en quitarse la vida.

Afortunadamente, con la ayuda de un terapeuta, Thalia y yo trabajamos juntas para reavivar la radiante luz que los años de luchas y frustraciones habían sepultado en su interior. De hecho, y contra todo pronóstico, se recuperó de aquella forma de comer compulsiva mientras preparaba un doctorado y trabajaba a jornada completa. Al cabo de dos años, descubrimos que sufría un trastorno de déficit de atención con hiperactividad (THDA), que le minaba la confianza en sí misma y la capacidad para ser constante con cualquier decisión que tomara en favor de su salud.

Se bloqueaba con facilidad cuando llegaba el momento de decidir detalladamente qué comprar, de planear las comidas o de prepararlas. Necesitaba que alguien la ayudara a fijarse objetivos sencillos y realistas y a conseguirlos. **Necesitaba también empezar a sentir compasión hacia sí misma. Se trataba sin ninguna consideración: se criticaba, se burlaba de sí misma, se humillaba. A** cualquier pequeño logro que conseguía, replicaba con un mordaz «no es suficiente». A menudo, batallaba con la espiral descendente que generaban sus decisiones poco afortunadas. Quedarse hasta tarde delante del televisor, supuestamente para relajarse, significaba que dormía poco y mal, lo cual la hacía estar cansada, y esto la llevaba a saltarse el ejercicio (si

es que planeaba hacerlo, siquiera) y decir: «¡Se acabó, me voy a comprar una *pizza*!». Hubo veces en que pensé que iba a dejarlo todo y a desaparecer. Pero no fue así, y me pareció una señal de que era mucho más fuerte de lo que estaba dispuesta a concederse.

La primera gran espiral ascendente de Thalia comenzó cuando se fijó el modesto objetivo de dedicar quince minutos al día a realizar algún movimiento gratificante; daba lo mismo cuál fuera el tipo de movimiento, cualquiera contaba como haber alcanzado su objetivo ese día, ya fueran unos largos en la piscina o un paseo alrededor de su casa. En cuanto se liberó del gran peso de las expectativas que había tenido en el pasado, empezó a darse cuenta de que había muchas razones por las que detestaba hacer ejercicio. Había sido su forma de castigarse por comer mal, y además tenía como objetivo cambiar su cuerpo, no mimarlo. El punto de inflexión fue comenzar a ver que esos pensamientos y sentimientos insanos eran convicciones que saboteaban cada paso que se proponía dar y de las que necesitaba distanciarse. Amar su cuerpo significaba que aquellas «motivaciones» para hacer ejercicio, tan equivocadas de raíz, eran parte del pasado, no su destino. Al final, consiguió desprenderse de los comportamientos autodestructivos y tomar las riendas de su vida dando prioridad a pequeñas cosas que eran importantes para ella y poniéndolas en práctica con constancia.

Inspirada por el éxito de la táctica, el pasito siguiente fue volver al yoga. Pero esto más que relajarla trajo consigo una gran agitación emocional, porque no le era fácil desoír la voz despectiva que sonaba en su cabeza: «¡Adónde vas! Hace diez años tenías un cuerpo flexible y estupendo; ¡mírate ahora!». Decidida a seguir abierta a cualquier oportunidad de madurar, al final se dijo: «*Una* clase nada más». El instructor le dio ánimos y la invitó a ir a una clase al día siguiente, ¡y Thalia fue! Siempre había sabido que lo que eligiera en cada momento tenía importancia. **Necesitaba decir sí a una sencilla opción y experimentar las espirales ascendentes que nacían de ella.** Ha tenido tropezones y recaídas por el camino, pero ahora Thalia sabe que, cuando se presenta una dificultad, solo tiene que pasar a la siguiente acción decidida, y así seguirá avanzando en la dirección que desea.

Las opciones trampa

Personalmente, tengo que luchar contra la agresividad envidiosa que me sale hacia cualquiera que hace que parezca fácil tomar una decisión y ponerla en práctica, mientras yo me dejo la piel intentando avanzar lo más mínimo. La verdad simple y llana es que saber teóricamente lo que necesitamos hacer no es suficiente para llevarlo realmente a cabo, no hablemos ya de convertirlo en un hábito. Además, necesitamos *creer* que nuestro esfuerzo sirve para algo, y por desgracia muchas veces somos nuestro peor enemigo cuando se trata de poner en práctica nuestras decisiones. A esos obstáculos mentales y emocionales que nos ponemos en el camino los llamo *opciones trampa*.

Las opciones trampa son como trampas cazabobos para las buenas intenciones. Son actitudes impulsivas e irracionales que hacen innecesariamente difícil tomar una decisión en favor de la salud. Las opciones trampa son incapaces de responder a la pregunta universal de amor al cuerpo y provocan espirales descendentes, y la mayor parte del tiempo ni siquiera somos conscientes de que esté ocurriendo nada. Estas son cuatro opciones trampa que debes evitar:

OPCIÓN TRAMPA NÚMERO 1: EL INSTINTO GREGARIO

Los seres humanos somos animales gregarios. Conseguimos sobrevivir porque nos apiñábamos en manadas, igual que otros animales, para compartir los recursos. Nuestro cerebro no ha evolucionado lo suficiente como para que nos sea fácil ignorar lo que hace el resto de la gente y centrarnos en lo que nosotros queremos. Cuando nuestra manada toma un camino, allá vamos nosotros también, aunque no nos lleve a nada bueno. No deseamos que se nos excluya. En los tiempos de los cavernícolas, la pertenencia al grupo significaba supervivencia: comida, seguridad y sexo. En nuestros días, lidiamos con el miedo a perdernos algo o a quedar excluidos: «Si está tan encantada con esta nueva dieta, tengo que hacerla yo también» (o seré la única que no cabrá en su bañador este verano). Esto se denomina comparación social: nos creamos ideas fantasiosas sobre lo magnífica que debe de ser la vida de los demás y las usamos para juzgarnos y menospreciarnos a nosotros mismos. Y yo suelo llamarlo cariñosamente *comparación y desesperación*. La comparación social y el miedo a quedar excluidos pueden llevarnos a tomar decisiones irracionales y equivocadas debido al miedo y a la competitividad para «encajar». La parte más engañosa de esta trampa es que nos hace elegir por miedo y no porque lo que hayamos elegido nos haga sentirnos bien, ¡sin siquiera darnos cuenta!

El primer paso para superar el instinto gregario es ser consciente de lo que está sucediendo y pasarlo por el filtro del amor al cuerpo. Pregúntate: «¿Es esto lo que quiero de verdad, o lo hago porque tengo miedo a quedar excluida?». Recuerda que el miedo es una emoción que no te va a ayudar a tomar decisiones racionales. Piensa un momento en si esa opción te seguirá importando al cabo de un año. Igual sí es algo que de verdad te importa. Reflexiona sobre los sacrificios que quizá tengas que hacer para seguir a la manada. ¿Valen la pena? Asegúrate de que la elección que haces es racional, de que refleja lo que es importante para ti y da lugar por tanto a espirales ascendentes. Hazle caso a tu cuidadora interior, no a tu vecina.

OPCIÓN TRAMPA NÚMERO 2: LOS JUICIOS MORALES

Elegir entre distintas opciones es un trabajo interior. Quizá tengas una amiga o un amigo que se toma una cucharada de vinagre de sidra todas las mañanas, y tú prefieras el vinagre con las patatas fritas. Quizá ella corra maratones y tú seas más el tipo de persona que disfruta mezclando baile y ejercicio al son de la música. ¿Sois por eso mejores personas, o una más sana que la otra? Claro que no.

A veces necesitamos que nos recuerden que lo que elijamos hacer no tiene nada que ver con nuestro carácter moral. Además de que atacarnos a nosotros mismos verbalmente no tiene el menor sentido ni nos ofrece ningún beneficio, hay otra razón importante por la que deberías evitar hacer ningún juicio moral sobre lo que eliges: toda moralización te hace susceptible a un sutil fenómeno psicológico llamado *concesión de licencias morales*, que significa que *ser buena* desata la necesidad de *ser mala*. Así, podrías utilizar una lógica completamente irracional para justificar un comportamiento: «He hecho tan bien estos ejercicios que me merezco un pastel de chocolate». O a la inversa: «No me he ganado este postre, así que me merezco sufrir y no comérmelo». Clasificar los comportamientos en buenos y malos puede llevarnos a una monitorización obsesiva de todo lo que hacemos y a humillarnos a nosotros mismos. Vigilar con la vara en la mano cada movimiento agota el cerebro y acaba por desplegar una parte de ti que se niega a que la controlen. Cada vez que estableces una norma moral inflexible, te das a ti misma algo contra lo que rebelarte. **A mí no me gusta que me controlen. ¿Y a ti?** La posibilidad de elegir es una libertad a la que nuestra mente no renuncia con facilidad. Contra lo que parecería lógico, cuanto más intentamos controlarnos por la fuerza, menos control tenemos a la larga.

En lugar de emitir automáticamente juicios morales, exprésale amor a tu cuerpo eligiendo aquello que es importante para ti. Sé flexible con lo que eliges. No busques una recompensa cada vez que haces algo bien ni te castigues cuando no. **Elegir lo que más te conviene no necesita más recompensa que la satisfacción que sientes después de ponerlo en**

práctica. Reflexiona sobre si lo que haces te ayuda a alcanzar tus metas. Haz partícipes de tu entusiasmo a otras personas. Quizá les sirvas de inspiración, o cuando menos tendrás la recompensa de la alegría compartida. Concédete una minirrecompensa que tenga valor para ti, si te sirve de motivación para seguir adelante. Escoge algo que consolide tu compromiso contigo misma y te ayude a sentirte bien en el momento, por ejemplo una camiseta nueva para hacer gimnasia o una cinta de pelo, algún utensilio de cocina o un masaje.

OPCIÓN TRAMPA NÚMERO 3: INSTIGAR EL DILEMA

¿Alguna vez tienes la sensación de que llevas una saboteadora diabólica sentada en el hombro que te manipula el cerebro durante unos instantes cuando tratas de tomar una decisión? Cuando te oyes decir: «Ah, eso es muy tentador», estás en presencia de un impulso, que puede hacerte sentir que eres Superman plantado delante de un buen montón de kryptonita.

Una manera de conservar el dominio sobre ti misma, incluso cuando te distraigan los impulsos, es respirar hondo y prestar atención a las opciones que tienes. ¿Qué ocurriría si te parases a pensar en las opciones, en lugar de dejarte llevar por el instinto? Imagínate sosteniendo las dos opciones enfrentadas, una en cada mano, al mismo tiempo. En una mano está la opción más fácil, que te sientes tentada a elegir (apoltronarte delante del televisor unas horas antes de irte a la cama). Esa es tu recompensa inmediata. En la otra mano está la opción más difícil, pero que normalmente es la que más te interesa (irte a

la cama ahora; mañana no quieres levantarte agotada y tener que ir arrastrándote el día entero). La segunda opción te ofrece una recompensa más lejana, pero más satisfactoria. Y aquí viene lo mejor: obtienes una dosis de placer por el simple hecho de decidirte por ella. Si te encuentras ante dos opciones aparentemente irreconciliables, párate un poco y razona. *¿Cuál de las dos te importa más realmente?* ¿Cuál te va a ayudar a crearte una vida mejor y a ascender en espiral?

OPCIÓN TRAMPA NÚMERO 4: LA SOBRECARGA DE OPCIONES

No tienes más que pensar en la cantidad de opciones que tenemos hoy en día cuando vamos a comprar yogur, pan o huevos al supermercado para entender que hay demasiado entre lo que escoger en la mayoría de los aspectos de nuestra vida. El estrés que sientes cuando intentas elegir lo mejor de entre toda una diversidad de opciones reduce ya desde un principio la satisfacción que debería producirte el hecho en sí de poder elegir. Tardas más en decidirte, cuando tienes que comparar las distintas opciones: «Ummm... Este yogur tiene trece gramos de proteína y dos gramos más de azúcar. Pero el azúcar es de fruta, así que igual no tiene importancia. Pero este está de oferta y es ecológico». Y luego está toda la variedad de sabores. Cuando al final te decides por uno, si no estás mentalmente agotada y has salido a la carrera hacia el pasillo de las golosinas a por un Kit Kat para templar el desbordamiento emocional, quizá hayas empezado a preguntarte si has hecho realmente la mejor elección e incluso a sentirte *mal* por si te has equivocado, como si por ciencia infusa hubieras debido saber con más claridad lo que querías.

Evita la *sobrecarga de opciones* negándote a entrar en el juego. No pierdas el tiempo. En lo referente a las decisiones sencillas, de comestibles por ejemplo, los estudios han revelado que disponemos de unos treinta segundos antes de empezar a confundirnos. Ahorra esa potencia cerebral y esa energía emocional para cuestiones más importantes. No te estreses intentando decidirte entre brócoli o coliflor. Echa en la cesta cualquiera de los dos y continúa con la compra. Contempla la oportunidad de probar marcas y sabores nuevos como un experimento, como una aventura; lo que elijas no tiene por qué ser el no va más. **Ponte como objetivo hacerte una experta en elegir productos lo suficientemente interesantes cada vez que sea posible.** Te sentirás más contenta (y más sana) gracias a ello.

Otra forma de evitar sobrecargarte con opciones es marcarte unas pautas para no tener que perder el tiempo pensando más de la cuenta: haz que el 80 % de la lista de la compra sean productos saludables que adquieres habitualmente, marca anotaciones periódicas en el calendario para realizar algún tipo de ejercicio y planea lo que harás después. Vete a la cama siempre a la misma hora, y no dejes que te distraigan la televisión ni el móvil.

Las acciones con las que te comprometes crean un hábito

Hasta que un comportamiento se convierte en un hábito consolidado y relativamente natural, puedes tener la sensación de que estás desperdiciando la energía pegando elecciones una al lado de la otra igual que una niña de seis años realizando una manualidad de papel maché. A veces las cosas se complican, así que te recomiendo que examines a fondo tu motivación (o el hecho de que no la haya) para saber claramente desde un principio por qué estás tomando ciertas decisiones. Si te parece que estás casi forzándote a avanzar en determinada dirección, normalmente debido a alguna presión exterior, es posible que te debatas con una motivación desacertada, contradicciones o una falta de claridad sobre lo que verdaderamente quieres.

Nunca cambies solo por complacer a alguien que te empuja a hacerlo. Ya sabes de qué hablo: cuantas más razones te dé alguien para que cambies, más probable es que encuentres motivos para seguir siendo como eres. Por mucho que intenten «influir en ti», solo consiguen que te alejes cada vez más y que además te distraigas de los cambios positivos que quizá querrías adoptar por decisión propia. El cerebro fabrica un muro de resistencia, que puede volverse en tu contra y sabotear tus esfuerzos. Y empiezas a preguntarte por qué no te sientes motivada. ¿Por qué están los demás más ilusionados que tú con

Asciende en espiral
CONVÉNCETE DE LA IMPORTANCIA DE CAMBIAR, ¡DIANTRE!

La palabra DiANtRe te puede ayudar como truco mnemotécnico para recordar lo que quieres y las decisiones que te ayudarán a conseguirlo (las letras marcadas en mayúscula funcionan como acróstico de los cuatro puntos que has de tener en cuenta).

* Deseo: ¿qué esperas lograr? Admite qué es importante para ti. Piensa en qué te reportaría placer, alegría y bienestar.

* Aptitudes: ¿qué probabilidades tienes de conseguirlo? Usa una escala del 1 al 10. Cuanto mayor confianza tengas, mejor. Si la valoración es baja, pregúntate: «Qué necesitaría para tener una valoración más alta?».

* Necesidad: ¿qué hace falta que ocurra? Aquí es donde te vienen a la mente ideas ingeniosas para materializarlo. Identifica los recursos que debes procurarte, u otras elecciones que debas hacer, como cambiar las prioridades.

* Razones: ¿qué ventajas tendría hacer realidad tu deseo? Cuando piensas en los beneficios, creas una conexión emocional con tus ideas y se acelera tu motivación intrínseca.

la idea de que cambies? En esta situación, tienes que volver a poner la motivación donde le corresponde: en ti.

La motivación intrínseca, la clase de motivación que nace de dentro, suele crear hábitos más duraderos porque se fundamenta en tu curiosidad, tus intereses y tus deseos. Cuando tengas que decidirte por algo, pregúntate: «¿Qué quiero hacer yo?». Si hay algo que a los demás les parece prioritario pero a ti no, ¡qué se le va a hacer! Simplemente sé tú. Cualquier cosa que elijas hacer para ti en nombre del amor a tu cuerpo es la elección correcta. Estás al mando de tus actos, y eres la responsable de ellos. Desde luego que puedes invitar a otros a que te apoyen a responsabilizarte de tus objetivos. ¡Puedes incluso buscar inspiración y aliento en otras personas! Solo recuerda que mandas tú. Eres tú quien está al volante. Tú decides la velocidad, tú pisas el acelerador y el freno y tú eliges por qué carreteras emprender el viaje.

Una escasa motivación intrínseca genera además otra trampa a la hora de tomar una decisión: la ambivalencia. Querer hacer un cambio y no querer hacerlo al mismo tiempo es una de las actitudes más profundamente arraigadas que pueden minar la consecución de nuestros objetivos. Puedes tener todas las razones del mundo para adoptar un cambio y todos los recursos que necesitas, pero por más que lo intentas no consigues encontrar la voluntad para seguir adelante. Quizá tomes unas cuantas decisiones que apoyan el cambio de comportamiento, pero no lo suficientemente serias como para sacarte de esa vacilación. Es posible que te lo estés poniendo muy difícil, diciéndote cosas como: «No cambiarás nunca» (o algún otro vaticinio de fracaso). Y esa idea fija –no creer que puedes cambiar– es una profecía que, por su misma naturaleza, acaba cumpliéndose.

Lo bueno es que la ambivalencia forma parte invariablemente del proceso de cambio y es el sitio más común en el que nos estancamos. Qué alivio, ¿eh? Un poco de compasión hacia ti misma puede obrar milagros. Angustiarte o criticarte por estar inactiva no va a motivarte a avanzar con la confianza que necesitas para conseguir lo que quieres. El truco está en encontrar más razones para cambiar que para no cambiar. Poco a poco, elección a elección, puedes salir de la ambivalencia y enlazar entre sí decisiones que has tomado y que te hacen sentirte bien. En cierto modo es como si te *engatusaras* a ti misma para cambiar (lo digo en serio). Estate atenta a los cuatro pilares y deja que el entusiasmo por cambiar se apodere de ti.

La motivación no llega por arte de magia

Mucha gente a la que le cuesta cambiar un hábito ve en esa lucha una señal de debilidad. En su esfuerzo por evitar el estrés, quizá se planteen darse por vencidos. Dos de las razones principales para abandonar un comportamiento saludable son la falta de disfrute y la ausencia de recompensas inmediatas. Pero aceptar que los contratiempos forman parte natural del proceso y estar dispuesta a abrirte paso a través de las dificultades son señales de fuerza. Cuando te encuentras ante un reto, un obstáculo o una dificultad, se produce en tu cuerpo una reacción al estrés que se traduce en una gran efusión de energía. Cómo utilizas esa energía depende de ti. Recuerda: quieres hacer lo necesario para conseguir los objetivos de amar tu cuerpo que te has propuesto. Deseas obtener los beneficios de ese nuevo hábito que te intentas crear. Igual te parece un tópico que te diga «cree en ti», pero lo cierto es que para poder crear nuevos hábitos primero has de creer en ti. Y también necesitas darle a tu cerebro una oportunidad de aprender y evolucionar.

Contempla el aprendizaje como un proceso constructivo y no como una tediosa obligación. Si estuvieras enseñando a un niño a montar en bicicleta y el niño se cayera al suelo, ¿tirarías la bici a la basura? ¡Por supuesto que no! Lo ayudarías, le darías indicaciones y lo animarías. Los esfuerzos que tienes que hacer, contémplalos como una señal de resiliencia, y no de ineptitud. Cada vez que te caes, considera la caída como una oportunidad de demostrar que eres capaz de volver a ponerte en pie.

Cuando te parezca imposible encontrar la motivación, agárrate al más mínimo rayo de esperanza e identifica una buena elección que esté a tu alcance. La esperanza no es simplemente un deseo. La esperanza es la voluntad de dar un paso y es el propio paso. **Tener esperanza fortalece la confianza en ti misma, y cuando confías en ti puedes realizar un cambio que te resulte importante; tu motivación interna está en su punto álgido.** ¿Te falta motivación? Puedes cultivarla volviendo la vista atrás a cualquier éxito o logro del pasado, por muy insignificantes que puedan parecerte en la actualidad. Si de verdad tienes la sensación de estar luchando en vano, quizá lo mejor que puedes hacer es darte cuenta de que tienes menos esperanza y confianza de lo que te gustaría. Cuando te entren ganas de claudicar, podrías decirte: «Bueno, no es de extrañar, porque lo que intento hacer es difícil. Estoy esforzándome en tener más seguridad en mí misma». Sigue animándote, y pronto habrás conseguido convencerte y se obrará el cambio.

Elige pensar en ti primero

Tengo una estrategia infalible para que disfrutes de un bienestar cada vez mayor y puedas evitar todas las opciones trampa que se presenten: ¡elige pensar en ti primero! Esta es la elección más importante que puedes hacer por ti y por toda la gente a la que quieres. Tus esfuerzos por mimarte y amar tu cuerpo deben anteponerse a

tu trabajo, tu familia y tus amigos íntimos. ¿Demasiado difícil de oír siquiera? Sé que cuando me imagino anteponiendo mis necesidades a las de mis hijas, se me encoge el corazón. Pero profundiza un poco más. Necesitas hacerlo precisamente porque hay personas a las que quieres tanto. Si cuidar de ti no es la prioridad de tu lista de obligaciones, te quedarás sin energía y empezarás a caer en espiral. Te costará centrarte, tener optimismo y estar contenta. Todo lo demás que hay en tu vida sufre cuando no piensas primero en ti.

Una de las personas que más me han enseñado sobre nutrición, Evelyn Tribole, me dijo una vez: «Rebecca, solo puedes llevar a los demás hasta donde *tú* has llegado». Me impactaron tanto estas palabras que son desde entonces el fundamento de todo lo que hago en el trabajo y en casa. ¿Cómo podría dar lo mejor de mí si cuidarme no es mi prioridad, seria y repetidamente, y sin tener que dar ninguna explicación por ello? Comprender esto me inspiró a idear una especie de «mediador» para clientes a los que les cuesta abrazar esta filosofía del «primero yo». Compré por Internet una máscara de oxígeno como las que hay en los aviones y les pido que la sostengan en las manos y repitan la frase que conocen de sobra pero que no practican: «Ponte *tú* la máscara antes de ayudar a los demás».

Nunca habría imaginado que este ejercicio tan simple haría que con frecuencia hasta mis clientas más serenas rompan a llorar. *Lloran porque saben que es verdad, por más difícil que les resulte hacerlo.* Recuerdan con dolor cómo una vez tras otra cuidarse ellas queda para el final, y sentadas en la silla de mi consulta vuelven a sentir de principio a fin la espiral descendente de ánimo y energía. «Primero yo» es posiblemente la elección más importante y más difícil que harás en este viaje de amor a tu cuerpo. Cualquiera que forme parte de tu vida aprenderá de tu ejemplo. Y este regalo que puedes hacerles no tiene precio. Para ser la mejor persona, padre o madre, profesora, hermana, empleada o amiga que puedes ser, tienes que pensar primero en ti, incluso aunque te parezca difícil de hacer.

REFLEXIÓN DE AMOR AL CUERPO: dedica quince minutos a escribir en tu diario pensamientos y sensaciones sobre cómo la posibilidad de elegir puede ayudarte a tener una vida más alegre y saludable.

«A un hombre se le puede arrebatar todo excepto una cosa, la última de las libertades humanas: la de elegir su actitud en cualquier circunstancia dada, la de elegir su propio camino».

–Viktor E. Frankl

EL HOMBRE EN BUSCA DE SENTIDO

Capítulo 2

Que comer sea un acto de amor a tu cuerpo

· ·

Libérate de las normas de alimentación

Filosofía

El arte de comer bien engloba mucho más que el valor nutricional de los alimentos que llegan a tu plato. Las tradiciones culinarias de tu país, tus preferencias alimentarias y tu calendario social tienen una influencia fundamental en qué alimentos eliges. Comer tiene el potencial de ser una conexión íntima, de confianza, entre tú y tu cuerpo. Pero si estás atrapada en un rígido marco de normas que dictan lo que comes, probablemente estés perdiéndote importantes oportunidades de saborear una diversidad de alimentos y disfrutarlos de forma saludable y sin sentimientos de culpa. En lugar de concebir los alimentos desde una perspectiva limitada y restringir las opciones a «los buenos» contra «los malos», amar tu cuerpo te ayudará a explorar formas nuevas y más flexibles de pensar en la comida y te animará a reflexionar sobre la influencia favorable que pueden tener los alimentos en tu bienestar.

PILARES DEL AMOR AL CUERPO
Elige con amor lo que comes

AMA: elige alimentos que te encante comer y, sin disculparte, deja atrás los juicios de valor.

CONECTA: respeta las señales que te envía tu cuerpo para saber cuándo y cuánto comer, independientemente de lo que te quede en el plato.

MÍMATE: en lugar de aspirar a la perfección, deja que tu forma de comer te dé plena confianza en que estás siendo una buena cuidadora de tu cuerpo.

Sé flexible a la hora de elegir

¿Cuántas decisiones relacionadas con la comida crees que tomarás hoy? Brian Wansink, director del Laboratorio de Alimentos y Marcas de la Universidad de Cornell, ha descubierto que, por término medio, tomamos a diario unas doscientas decisiones sobre comida. No es de extrañar que pueda acabar siendo un poco confuso..., incluso abrumador. Pero mírale el lado bueno: siendo tantas las oportunidades, podemos permitirnos ser flexibles. Probar cosas nuevas y disfrutar de nuestra comida favorita –y esto incluye alguna que otra «comida basura»– forman parte de las alegrías de la vida. «Espera un momento, ¿significa esto que la experta en nutrición acaba de darme carta blanca para comer *todo* lo que me apetezca?», te preguntarás. En cierto modo, sí, es lo que acabo de hacer. La libertad es un sentimiento increíble, ¿a que sí?

Cuando decides amar tu cuerpo, no necesitas normas que te digan lo que debes comer. Tienes tus preferencias, unas ideas claras sobre lo que te importa y las magníficas «señales del cuerpo» para guiar tus decisiones. No más listas de mandamientos de lo que «no comerás»: lo que necesitas es una solución viable, aprender a comer de un modo que te aporte una mayor calidad de vida. Lo que elijas en relación con la comida debe provocarte una espiral ascendente de energía y hacerte sentir bien, física y emocionalmente. He creado una guía muy simple y clara para ayudarte a elegir. El método consta solo de tres partes, con cabida para la flexibilidad, y te ofrece opciones en lugar de ponerte normas. *1: come con hambre. 2: equilibra el plato. 3: saborea la comida.*

Esta guía para expresarle amor a tu cuerpo con las decisiones que tomas en torno a la comida te ofrece las pautas

Asciende en espiral

iensa en una experiencia gastronómica placentera de los últimos tiempos. ¿Qué comiste, dónde, con quién? ¿Entiendes que la comida puede ser una forma de demostrarte amor a ti misma? ¿Hasta qué punto interfiere la falta de confianza en que elegirás lo adecuado en tu deseo de expresarle amor a tu cuerpo?

básicas que muchas personas buscan después de haber roto con todas esas dietas de adelgazamiento que eran como «un mal novio». **Ya no te hace falta seguir desperdiciando una valiosísima energía mental intentando decidir qué, cuándo, cómo y por qué deberías comer.**

Suelo recurrir a la metáfora de un taburete de tres patas porque muestra lo importante que es el equilibrio cuando quieres sentirte en plena forma y cuidar de tu cuerpo. El taburete sirve a su función cuando las tres patas, las tres de importancia fundamental, colaboran entre sí y cumplen cada una la parte de trabajo que le corresponde. Puedes cultivar el amor a tu cuerpo de muchas formas distintas aplicando esta metáfora del taburete de tres patas a comer bien –¡y lo mejor de todo es que ninguna de ellas incluye

normas demenciales!–. Pero antes de empezar a hablarte de todos sus beneficios, voy a pedirte que abras la mente. Si te intranquiliza estar a punto de deshacerte de normas de alimentación fundamentadas en el miedo y sustituirlas por tus preferencias gastronómicas, probablemente pienses que te ocurrirá algo espantoso en cuanto comiences a comer otra vez los alimentos prohibidos. Pero verás que todo cambia cuando empiezas a permitir que el pensamiento atento, sereno y racional guíe lo que eliges comer. Voy a ayudarte a entender por qué las normas son las principales culpables de tu falta de confianza en ti misma en cuestión de alimentación, y te daré unas cuantas pautas para que puedas expresarle amor a tu cuerpo y liberarte definitivamente.

Explora tus preferencias gastronómicas primero

¿Cuándo fue la última vez que reflexionaste de verdad sobre *por qué* comes lo que comes? ¿Das prioridad al sabor, a la comodidad, al precio, a la calidad, a los beneficios para la salud? Como en la mayoría de los aspectos de nuestra vida, el placer guía lo que elegimos. Es natural tener ganas de comer aquello que complace a las papilas gustativas y rechazar lo que no. De hecho, el asco es lo que evita que comamos alimentos mohosos y que bebamos leche agriada, ¡afortunadamente!

Sea cual sea tu prioridad al elegir los alimentos, hay incontables maneras de encontrar una opción apropiada para ti y tu familia. Lo único que no tiene cabida es el miedo. Si pensar en comida te crea un sentimiento de culpa, de ansiedad o de temor, probablemente tengas un problema con todas esas innecesarias normas de alimentación (ya hablaré de esto más adelante). En primer lugar, vamos a dejar de lado cualquier juicio de valor sobre los alimentos, incluido qué es «sano» y qué no. Más adelante te enseñaré cómo potenciar el valor nutricional de prácticamente cualquier comida con unos toques de sabor, una sustitución de ingredientes y estrategias para equilibrar un plato.

Abre tu diario por una página nueva y escribe como encabezamiento *Lo que me gusta comer*. Sé sincera. Da igual lo que escribas, todo está bien, mientras sea verdad. **Piensa en alimentos que te resulta un placer comer.** Imagina qué te gustaría comer en una celebración, unas vacaciones o una barbacoa veraniega. Escribe el nombre de tus menús favoritos cuando vas a un restaurante y de tu cocina predilecta. Piensa en qué platos te gusta preparar y en qué le sienta bien a tu cuerpo. ¿Qué es lo que más te gusta comprar en el supermercado? ¿Qué es lo que más ganas tienes de comer en cada estación? ¿Tienes algún recuerdo gastronómico memorable? ¿Qué comidas caseras te hacen sentir como si recibieras un abrazo cálido y reconfortante? Juega a que eres crítica gastronómica y describe con un poco de detalle por qué te gustan todos esos platos. Es de esperar que se te haga la boca agua de solo pensar en comidas que te encantan. Si ves surgir cualquier pensamiento crítico, intenta dejarlo pasar y sigue escribiendo hasta que creas que has descrito adecuadamente todo aquello que te da placer comer.

Cuando hago este ejercicio con mis clientes, a veces es una experiencia muy difícil. A algunos clientes les incomoda admitir delante de mí que tienen pasión por las chuletas de cerdo o los cucuruchos de helado de McDonald's, y la mente se les llena de pensamientos como: «¡Eres abominable. Eso es malííiiisimo!». Otros lo pasan mal porque sencillamente ya no saben lo que les gusta. Solo saben que están hartos de la pechuga de pollo a la plancha con espinacas al vapor. A mucha gente le han lavado tanto el cerebro que automáticamente busca normas de lo que *debería* comer en lugar de decidir lo que *de verdad* le apetece. Pero ¿sabes qué? El cuerpo humano no se inventó hace dos días. La saciedad, la sensación natural de estar llenos que señala el momento de parar de comer, está determinada en parte por el placer de comer. Empezar por ponerte en el plato alimentos que realmente te apetezcan contribuye de un modo esencial a que tu cuerpo calcule cuánta comida ingerir.

Si estás pensando: «Ya, ¿y qué me dices de esas cosas muy poco sanas de las que me doy un atracón? Eso no puede ser bueno», tengo dos respuestas. ¿Y si la razón por la que te atracas es que no te permites deleitarte en ellas lo bastante a menudo? Como si se tratara de un único día de rebajas en unos grandes almacenes, necesitas actuar sin pérdida de tiempo y, hasta agotar el crédito de la tarjeta, aprovechar todas las grandes ofertas antes de que acaben las rebajas. Tictac. Cuando al fin te das permiso para comer alimentos que saben de verdad bien, el cerebro ha aprendido que no durará mucho y que lo siguiente será volver al pollo y las espinacas. Así que como una compradora enfebrecida en esos grandes almacenes, te pasas un poco de la raya. ¿O pudiera ser que la razón por la que eliges comer ciertas cosas sea saciar el hambre emocional, y no fisiológica? El cerebro aprende también: «Cuando estoy triste, como chocolatinas untadas en crema de cacahuete». Si es algo que te gusta mucho comer, el truco está en disociarlo de una supuesta capacidad para calmar emociones concretas (también sobre esto hablaré mucho más dentro de un rato). Por ahora, simplemente estate tranquila sabiendo que nadie va a juzgarte por anotar en tu diario aquello que te gusta comer.

Hay maneras en que puedes equilibrar tus preferencias gustativas con el deseo de alimentar adecuadamente tu cuerpo –desde elegir cómo preparar la comida

hasta cómo comerla–. Uno de los descubrimientos más interesantes que he visto hacer a mis clientes, y que he hecho yo misma en mi proceso de liberación de las dietas, es que algunos alimentos pierden de pronto su atractivo irresistible en cuanto dejamos definitivamente de evitarlos.

Una cosa es que no te guste un alimento y otra que no te guste la manera en que lo comes. No discutiría con alguien que me dijera: «Cuando como patatas fritas, normalmente es de una bolsa de tamaño familiar mientras veo la televisión a media noche, y como hasta hartarme». Pero en los últimos años he sido testigo de algunas de las más absurdas normas de alimentación que se puedan imaginar. Estas son algunas de las ridiculeces que he oído: «No comas nada blanco»; «Las patatas engordan»; «El maíz tiene demasiados hidratos de carbono»; «Trato de no comer zanahorias, por el azúcar», o «Como fruta solo acompañada de una proteína». Ummm... ¿cómo dices? Solo un 11 % de los estadounidenses ingiere la dosis diaria recomendada de frutas y hortalizas. Lo que deberíamos hacer es comer más productos agrícolas, y no hablar de eliminar algo tan nutritivo como las patatas, el maíz y las zanahorias.

¿Te estás volviendo loca intentando elegir qué comer?

Muchos de mis clientes se sienten desbordados por todos los consejos contradictorios que circulan sobre qué comer. Hoy en día no es suficiente con comerse una hortaliza; hay una guerra sin cuartel por qué pepino, qué zanahoria o qué melón es «mejor». Voy a darte vía libre y pedirte que, por el momento, olvides eso de comprar «únicamente productos ecológicos, que no sean transgénicos, solo del mercado agrícola». Y la razón es esta: no es preciso elegir un bando para expresarle amor a tu cuerpo. Lo único que necesitas es sentirte bien con la idea de cuidarlo y ajustar tus preferencias gastronómicas a tu presupuesto y al tiempo de que dispones. En un momento en que estás tratando de crear nuevos hábitos, ¡lo último que necesitas es intentar ser más lista que los expertos en *marketing*! Fíjate, por ejemplo, en la batalla que se ha creado entre los productos convencionales y los ecológicos. Las empresas del sector alimentario producirán lo que sea que la gente quiera comprar. Hay compañías que producen variedades biológicas y no biológicas de hortalizas, porque hay un mercado para ambas. Ganarás si comes cualquier fruta o verdura (incluso las patatas con todo su almidón y las fresas con todo su azúcar tienen nutrientes), así que te sugiero que reduzcas al mínimo los debates internos sobre cuál es mejor, al menos hasta que te llenes el plato a diario con todos los colores del arcoíris. Conviene mencionar también que, en el momento de escribir esto, los científicos no han encontrado ninguna diferencia discernible entre el contenido nutricional de los productos biológicos y los no biológicos. Y en mayo del 2016, la Academia Nacional de Ciencias publicó un informe de cuatrocientas páginas en el que declaraba que los alimentos transgénicos son igual de seguros para el consumo que los no transgénicos. Por tanto, ¿qué debes hacer? Sencillamente comprar comida que se ajuste a tus gustos y a tu presupuesto. ¡No te estreses!

Solo tú puedes saber qué te hace sentirte bien. Hay personas a las que les basta con saber lo que quieren hacer; cuentan con un sustancioso presupuesto para alimentación y les resulta muy fácil inclinarse por lo biológico. Pero hay otras que tienen que estirar el dinero, que intentan simplemente cocinar más, en lugar de inclinarse por la opción más cara y más fácil que es encargar por teléfono comida preparada. Y aún hay otras que se contentarían con que su familia dijera: «¡Vale, vamos a comer brócoli!». **La mayoría de la gente simplemente está confusa y quiere que alguien le diga qué debe hacer.** En lo que a esto respecta, estoy en Suiza. Soy totalmente neutral. Que una amiga tuya sea una apasionada de los productos ecológicos y no transgénicos no significa que tú también tengas que serlo (acuérdate del instinto gregario y el miedo a quedar excluidos), menos aún si decidir qué comprar y qué comer te crea ansiedad –que probablemente sea peor para la salud que cualquier cosa que comas–. Prácticamente cualquier producto puede estar elaborado con ingredientes biológicos, incluso las galletas Oreo, pero simplemente porque lleve una hoja verde en la etiqueta o un sello de certificación biológica no garantiza automáticamente que vaya a ser lo mejor para ti. Elige ver el lado bueno. Tienes una diversidad de opciones y es difícil que te equivoques exageradamente, sobre todo teniendo en cuenta que la cuestión a debate es si son mejores para la salud las hortalizas, los yogures y la mantequilla de cacahuete biológicos que los convencionales.

He leído suficientes artículos tendenciosos de un lado y del otro a lo largo de los años como para tener claro que no quiero perder la visión de conjunto. Ante todo, la industria alimentaria es responsable de cumplir la normativa que garantiza la producción de alimentos seguros para el consumo e impide que puedan provocar enfermedades. Yo estoy agradecida de poder disponer de alimentos seguros y al alcance de mi bolsillo todo el año. Elijo dar importancia por encima de todo a respetar las preferencias y elecciones individuales. Tus preferencias son tuyas, y nadie tiene derecho a juzgarlas. Puedes llevar la camiseta con el logo de «Me importa lo que como» aunque compres arándanos que no sean de cultivo biológico o crema en polvo con aromatizantes artificiales para el café. Tus preferencias alimentarias no tienen por qué estar restringidas a una pequeña lista de hortalizas «limpias» muy poco tentadoras. **Es posible que la flexibilidad y la moderación no sean mensajes publicitarios demasiado sexis, pero son auténticamente esenciales para crear hábitos duraderos y felicidad para toda tu vida, así que ya es hora de que nos demos un respiro.** Cuando lo que elijas comer te parezca bien a ti, confía en que estás expresándole amor a tu cuerpo a tu manera.

Las normas de alimentación sabotean tus mejores intenciones

«Quiero poder llevar una alimentación normal» es el deseo más común que oigo de mis clientes en relación con la comida. Para cualquiera que haya estado «en guerra» con lo que come, el solo pensamiento de comer puede ser fuente de un terrible estrés y ansiedad. En lugar de una conexión positiva con lo que se ingiere, hay miedo. Igual usas la comida para anestesiar sentimientos dolorosos o escapar de ellos. O tal vez te preocupa qué deberías comer, te aferras a rígidas normas de alimentación o incluso evitas los actos sociales en los que esté presente la comida. La comida puede ser tu mejor amiga, y evocar recuerdos maravillosos, o tu peor enemiga, y llenarte de ansiedad e inseguridad. En lo que a alimentación se refiere, la diferencia mayor entre una preferencia y una norma es una pequeña palabra de cinco letras que entraña un inmenso poder: *M-I-E-D-O*.

La comida, por regla general, no es tóxica, pero el miedo a ella puede serlo. Nuestra cultura ha desarrollado tal obsesión con formas de comer que sean puras, limpias y «perfectas» en todos los sentidos que la comida ya ni siquiera es comida; es un juicio. La autoflagelación nos ha arrebatado la alegría en la vida cotidiana y en las ocasiones especiales. Los alimentos son o buenos (repollo) o malos (magdalenas). Y somos personas buenas o malas dependiendo de lo que decidamos comer.

¿VIVO EN UNA CÁRCEL DE COMIDA?

Tengo tendencia a pensar que los alimentos son «buenos» o «malos» dependiendo de su valor nutricional.

Evito ciertos alimentos o grupos de alimentos no porque sea alérgica a ellos o me disgusten su sabor o su textura.

A veces me absorbe la preocupación por la comida y por qué comer y qué no.

Me siento decepcionada de mí misma cuando «me doy un capricho» de algo que normalmente no me permito comer.

No me permito comer «comida basura» ni dulces porque no son saludables.

Si como pan o féculas, engordo.

Si como algo que no debería haber comido, o he comido más de lo que quería, siento la necesidad de compensarlo haciendo más ejercicio o planeando comer menos en otro momento.

Si como alimentos grasos, como tarta de queso o helado, sé que me hacen engordar.

Si como más que mis amigos o que mi familia, significa que he comido demasiado.

Si he comido un refrigerio o un plato principal y al cabo de una hora tengo hambre, es que algo me pasa; no debería necesitar comer más.

Cuanto más coincidas con las frases anteriores, más te aprisionan las normas alimentarias y más necesitas ¡salir de la cárcel!

La presión para que vivamos vigilando constantemente cada producto e ingrediente que nos llevamos a la boca es implacable. Se siembra el temor a la comida desde las revistas, los blogs, los libros y la programación televisiva. Escuchamos a nuestras amigos, los amigos de nuestros amigos y a otros que parecen saber de lo que hablan. Sin que nos demos cuenta, el deseo de «comer sano» puede explotarnos dentro y generar incertidumbre, desconfianza, miedo y agobio. Oímos que un ingrediente es perjudicial, nos lo creemos, y juramos solemnemente comprar solo alimentos frescos, sin procesar. Bien dedicamos demasiado tiempo a intentar controlar hasta el mínimo detalle de nuestros hábitos de alimentación o bien nos sentimos desbordados y acabamos por desentendernos definitivamente de todo. Resumiendo: la obsesión con comer sano no es sana, y desde luego no te hace feliz.

Uno de mis mayores motivos de enfado con las normas alimentarias es el modo en que subrepticiamente nos roban la energía mental y emocional. **Parecen bastante inofensivas, estas pequeñas ladronas, pero tienen el poder de impedir que tu propiedad más valiosa (tu cerebro) se ocupe de cuestiones más importantes y placenteras.** Si hay momentos en que te invade el temor o la confusión a la hora de hacer cualquier elección relacionada con la comida, quizá haya llegado la hora de que te preguntes: «¿En qué me ayuda esta «norma» a crearme una vida mejor?». ¿Te ayuda a conectar con las personas que te importan o a revelar tus talentos al mundo? Como poco, las normas alimentarias son una distracción, pero lo más probable es que estén saboteando además tus mejores intenciones de mimarte y disfrutar de la vida, no solo con la comida, sino con todo lo que te gusta y te interesa.

Susan era una «dietómana» crónica que llevaba intentando adelgazar desde que estaba en el instituto. A sugerencia de una entrenadora personal, se había impuesto ya en aquella época unas reglas de alimentación bastante estrictas y había eliminado algunos de los alimentos que más le gustaban, por ejemplo el pan, el chocolate y las patatas fritas. No había problema, Susan conseguía atenerse a las normas durante un tiempo, pero tarde o temprano se producía la ruptura. Y

cuando llegaba inevitablemente ese momento en que decía «se acabó», reaccionaba comiéndose cuanto tenía a la vista, lo más rápido que podía, y luego la invadía la culpa, que era como un millar de *donuts* pesándole en la conciencia.

Sentía que nunca podría librarse de las batallas con la comida. Llevaba años ciñéndose a una lista de alimentos «buenos» y «malos». Había gente que sí podía comer los «malos», pero ella no se fiaba de sí misma. Le resultaba demasiado difícil tenerlos a su alcance y no pasarse de la raya. Las reuniones sociales eran una tortura, porque prestaba más atención a sus temores e inseguridades que a la gente que tenía al lado. Incluso las cenas familiares eran angustiosas si alguien de la familia le ofrecía una comida que le provocara un conflicto.

Le pregunté si alguna vez se había planteado que eliminar alimentos que le gustaban los hacía aún más irresistibles. «La verdad es que no –me dijo–. Siempre he pensado que estaba haciendo lo que debía. No me gusta tener una vida en la que no puedo comer chocolate, pero tengo tanto miedo de acabar dándome un atracón y luego tener que volver a empezar desde el principio... Eso es casi peor que no probarlo siquiera».

Le propuse que considerara la posibilidad de hacer las paces con la comida, plantándoles cara a sus miedos y dándose permiso para comer aquello que más la atemorizaba. Estuvo de acuerdo en que valía la pena hacer la prueba. Juntas, fuimos atajando sus normas de alimentación de una en una, lo cual le dio una experiencia nueva con los alimentos que temía que le permitió recuperar la confianza en sí misma. Por ejemplo, cuando quería volver

Asciende en espiral
EXPRÉSALE AMOR A TU CUERPO
A TRAVÉS DE LA COMIDA

Abre tu diario y reflexiona sobre las elecciones que haces en relación con la alimentación y sobre el amor a tu cuerpo. ¿Qué se interpone y te impide expresarle amor a tu cuerpo a través de lo que comes? Si pudieras adquirir nuevos hábitos de alimentación, ¿qué te gustaría poder hacer sin esfuerzo? ¿Qué te gustaba comer antes y hace tiempo que evitas sin una razón de peso? Piensa en lo siguiente: ¿en qué te ha perjudicado el apego a las normas de alimentación? ¿Cuántas cosas buenas de la vida te has perdido cuando has estado demasiado preocupada por lo que era bueno y malo

comer? ¿Qué conexiones positivas te gustaría volver a tener con la comida y el comer? Piensa en lo que más te importa. Los límites que te pones, ¿te resultan útiles a la hora de elegir qué comer, o son reglas inútiles e insatisfactorias? Igual la razón de que te pienses dos veces si darle un bocado a esa magdalena de chocolate con el café de media mañana es que las magdalenas de supermercado no son igual de deliciosas que las que venden en esa panadería que tanto te gusta. Haz una lista de lo que puedes hacer para crear tu nueva filosofía gastronómica de amor al cuerpo.

a añadir pan al menú, lo incluía al menos en una comida todos los días. El lunes comía tostada con huevos revueltos y aguacate, el martes un sándwich de atún, el miércoles pan casero de ajo con pollo asado y verduras. El hecho de haber elegido comer pan todos los días sin excepción le dio una estructura sólida y fiable. Si tenía más ganas de pan al terminar de comer, se decía: «Voy a elegir algo distinto; ya comeré más pan mañana». De este modo, Susan podía disfrutar tranquilamente comiendo pan, sin rabia ni resentimiento.

Al cabo de unas semanas, me dijo: «Francamente, la obsesión con el pan me había desaparecido antes del primer fin de semana. Supe que iba a funcionar cuando me empezó a parecer casi una pesadez ¡comerme el pan de cada día!». *Legalizar* el pan y otros alimentos prohibidos le dio a Susan la tranquilidad y la seguridad de que podía comer de todo y sentirse bien. Desapareció la preocupación, y por lo general los alimentos a los que temía perdieron su atractivo irresistible cuando dejó de luchar tanto contra ellos.

Cómo *legalizar* la comida

Todos sabemos que es importante comer alimentos saludables. Ahora bien, al hablar de hábitos alimentarios saludables no me refiero a *normas* que deben seguirse a ciegas. Libérate, sal de la cárcel y despide a la «policía alimentaria». Tú tienes las llaves:

CONVÉNCETE DE QUE NINGÚN ALIMENTO ES BUENO NI MALO. Confía en tus opiniones sobre sabor y disfrute a la hora de decidir qué comer. Incluye alimentos que te encanten en el menú semanal, no los dejes para un «día de trampa» o una ocasión excepcional.

MUÉSTRATE ESCÉPTICA ANTE CUALQUIER INFORMACIÓN SENSACIONALISTA SOBRE LA COMIDA. *Veneno, toxina, nunca comas* u otras expresiones que te provoquen una reacción de miedo injustificada.

CUESTIONA TUS CONVICCIONES. Párate y reflexiona sobre por qué evitas ciertos alimentos. ¿Ni siquiera te acuerdas? ¿Es posible que eso que crees no sea verdad?

PREPÁRATE UNA FIESTA PARA CELEBRAR LA SALIDA DE LA CÁRCEL. Haz una lista de alimentos que tiendas a evitar, y luego sírvelos al lado de otros en una fiesta con tus amigos. Saboréalos abiertamente.

HAZ UNA LISTA TITULADA «LA LIBERTAD DE COMER» y elige para cada semana un alimento que comerás todos los días con calma y saboreándolo.

UNA CITA CON TU POSTRE. Piensa en algún plan original para disfrutar comiéndote esa deliciosa magdalena como imaginas que el resto de la gente suele comérselas.

Sentir libertad absoluta después de años de purgatorio es un viaje. Intenta no acelerar el proceso y perdónate al instante cuando vuelvas a caer en algún viejo hábito. **Cuando empieces a liberarte de los juicios morales, igual empiezas a advertirlos por todas partes.** Tu amiga del alma se siente culpable por algo que ha hecho o que no ha hecho. Tu colega hace un comentario a la hora de comer que de pronto te hace sentirte mal por el postre que acabas de pedir. En esos momentos, yo respiro hondo, con calma, me digo en silencio: «Lo que yo hago lo decido yo», y cambio de tema radicalmente. También me ayuda acordarme de una persona a la que respeto y a la que no le importa lo más mínimo lo que nadie piense, para recordarme que no estoy sola.

Comer de forma saludable es un patrón, no una norma. Confía en tus hábitos lo suficiente como para ser flexible. Tanto si estás de vacaciones, como si estás en un restaurante o en tu propia casa, puedes comer una comida a la que no se le podría asignar precisamente una estrella de oro y, sin embargo, disfrutar muchísimo saboreándola sin sentir que merecerías estar en la cárcel por ello. Recuerdas perfectamente que te encantan la fruta y la verdura, aunque en ese momento no las comas. Y si un día piensas: «Estoy perdida. No me fío de mí para nada», no eres la única. Las experiencias negativas del pasado pueden dañar la confianza, pero las nuevas experiencias positivas la pueden reparar. No estás perdida. Haz acopio de valor para intentar crear experiencias nuevas, positivas y dichosas.

Por qué no me gusta el lema «comer limpio»

No creo que esta moda reciente del «comer limpio» que lo ha invadido todo desde hace unos años le ayude en nada a la mayoría de la gente, y las razones son muy simples: primero, los expertos no son capaces de ponerse de acuerdo en lo que en realidad significa, y segundo, «limpia» indica implícitamente que otras formas de comer son «sucias». Pensar en suciedad y porquería provoca una sensación de asco, y no hay razón para que nos den asco la mayoría de los alimentos. Comer limpio es, en el mejor de los casos, una insustancial moda pasajera y, en el peor, un movimiento peligroso que genera miedo, ansiedad, obsesión, trastornos alimentarios y ortorexia (la obsesión insana con comer sano). Es algo natural sentir gratitud por la comida, pensar en el agricultor, apoyar a una asociación agrícola local, interesarse por la procedencia de los productos y querer comer alimentos saludables, pero todo esto puede volverse rápidamente muy poco saludable y favorable si se lleva al extremo. La única razón por la que «comer limpio» se ha vuelto tan popular es porque vende. No hay ninguna prueba de que nos haga estar ni siquiera un poco más sanos.

Cómo conectar de nuevo con la comida

Para mucha gente, volver a entablar una relación más saludable con la comida es un paso necesario para librarse de verdad de la mentalidad «de dieta», confiar en sí misma y sentirse bien. Te ofrezco aquí mi taburete de tres patas para ayudarte a comer expresándole amor a tu cuerpo: come con hambre, equilibra el plato y saborea la comida.

1. Come con hambre

Posiblemente no te sorprenda oír que el mejor momento para comer es cuando sientes hambre. Es la forma que tiene el cuerpo de decirte: «Dame de comeeeeer». A mucha gente le puede resultar difícil reconocer el hambre, y saber cuándo han comido suficiente puede resultarles más difícil todavía. En el plano fisiológico, es posible que percibas un rugido en las tripas o una sensación de vacío cuando tienes hambre. Si comes algo en las primeras dos horas después de despertarte, la mayoría de los días volverás a tener hambre al cabo de entre tres y cinco horas. Las señales de hambre van creciendo. Cuando has digerido la comida y dispones cada vez de menos energía, el cuerpo empieza a segregar hormonas para aumentar el apetito y el interés por la comida.

El sistema hambre/saciedad funciona de maravilla cuando colaboramos con él en lugar de intentar engañarlo. Desde la perspectiva de amar tu cuerpo, cualquier plan que te obligue a luchar contra tu biología está fuera de lugar. **Cuando no comes suficiente, el cerebro se devora a sí mismo.** Lo digo en serio. Se llama autofagia. En esencia, es una de las formas en que el cuerpo intenta compensar la falta de alimento en un esfuerzo desesperado por evitar morir de hambre. Así que si necesitas de tus células cerebrales, como es mi caso, comer lo suficiente es fundamental. Sentirás que la energía desciende drásticamente y te costará prestar atención y concentrarte, si no comes lo suficiente. Y todos conocemos a alguien que de repente pierde la cabeza sin ton ni son, ¿verdad? Podemos hacer bromas al respecto, pero los cambios de ánimo son una respuesta hormonal fundada, cuando el cerebro y el resto del cuerpo no reciben el combustible que necesitan para funcionar adecuadamente.

TENTEMPIÉS RÁPIDOS PARA QUE LA FALTA DE COMBUSTIBLE NO TE HAGA PERDER LA CABEZA

FRUTA, por ejemplo manzanas, plátanos, kiwis, ciruelas pasas y dátiles, solos o acompañados de mantequilla de cacahuete, almendras, anacardos o semillas de girasol.

¡ZAMBÚLLELA! Mezcla yogur natural con finas hierbas o dos cucharadas de mantequilla de cacahuete y prepara una salsa en la que sumergir tus frutas u hortalizas preferidas.

QUESO CON HORTALIZAS O FRUTAS, como por ejemplo pepino, pimiento, apio, zanahoria, tomate, kiwi, uvas, gajos de mandarina, pomelo rojo o pera.

HUEVO DURO CON AGUACATE. Coloca un huevo duro en el hueco del hueso de medio aguacate. Espolvorea encima un poco de sal y pimienta o salsa picante.

ATÚN CON AGUACATE. Rellena de atún el el hueco del hueso de medio aguacate (me encanta el atún envasado en aceite de oliva). Rocíalo con un poco de zumo de limón.

HUMUS CON PAN DE PITA Y HORTALIZAS. Corta en triángulos medio pan de pita de trigo integral y las hortalizas como *crudités*. Utiliza el humus, comprado ya hecho, como salsa para mojar.

AYUDA PARA EL HAMBRE
¿CÓMO DE LLENO TIENES EL DEPÓSITO?

Imagina que tu estómago es como un depósito de gasolina que indica cuándo necesita conmbustible y cuándo está lleno.

HAMBRE TÍPICA
Te queda algo de combustible pero necesitas más para mantener la energía en marcha. Piensa en comer lo antes posible. Asegúrate de que tienes comida y tiempo para saborearla tranquilamente.

$\frac{1}{4}$

TE ESTÁS QUEDANDO SIN SOMBUSTIBLE
(estás a punto de perder la cabeza) Probablemente has esperado demasiado. Come ahora mismo, pero relájate; tómate tu tiempo. Intenta evitar esta situaciójn en el futuro.

VACÍO

SATISFECHA
No sientes necesidad de comer en este momento, en realidad no piensas en ello. Puede que te sientas así entre commidas. Tienes la intención puesta en otras cosas, como el trabajo o la diversión.

LO JUSTO
El momento ideal para dejar de comer. Te sientes bien. Igual tienes sitio para más, pero probablemente luego te sentirías demasiado pesada. Recuerda el tiempo que tarda en llegar al cerebro el mensaje de que estás llena: hasta 30 minutos.

¹/₂

³/₄

UY, UY, DEMASIADO LLENA
Es una sensación incómoda pasarte del límite. Intenta evitarlo.

LLENO

POPURRÍ CASERO DE FRUTOS SECOS. Haz una mezcla con tus frutos secos favoritos, por ejemplo pistachos, cacahuetes y almendras; fruta seca (ciruelas, mango, uvas pasas, arándanos); pepitas de chocolate y cereales inflados.

SUGERENCIA. Déjate ayudar. Muchas tiendas de alimentación venden tentempiés ya preparados, como queso, guacamole, frutos secos, hortalizas y frutas cortadas, fruta deshidratada, raciones individuales de patatas fritas y otros alimentos. Si no tienes la posibilidad de comprarlos, prepáratelos tú con antelación para que perder la cabeza por falta de combustible sea algo del pasado.

2. Equilibra el plato

Una forma de aumentar la variedad de alimentos que comes y de que te sea más sencillo tomar decisiones es utilizar el método del plato equilibrado como pauta a la hora de elegir. Lo mejor es que no hay necesidad de restringir ni medir ningún producto, de contar calorías ni analizar minuciosamente los ingredientes. Lo único que necesitas es tener un par de ojos y una noción básica de fracciones. El concepto es tan simple que cuesta creer que funcione, pero funciona. (¡Y piensa en la cantidad de tiempo libre que te va a quedar cuando no tengas que introducir cada bocado en una aplicación de cómputo de calorías!).

Cuando mires un plato equilibrado, quizá notes una característica importante: dentro de tus preferencias, los vegetales deben ser la base de la comida que ingieras. ¿Por qué? Porque aportan fibra, vitaminas y minerales para tu nutrición. Entre la mitad y las tres cuartas partes de los platos representados en los diagramas están compuestas por vegetales: frutas, hortalizas, legumbres, semillas, frutos secos y cereales integrales. Una alimentación de base vegetal está en consonancia con las *Pautas alimentarias para los estadounidenses,* publicadas por el Departamento de Agricultura, que un panel de científicos nutricionistas actualiza cada cinco años. Mientras te encargues de llenar adecuadamente esta parte del plato *la mayoría* de las veces, el resto de las decisiones que debes tomar son menos importantes (y menos difíciles).

No te olvides de dejar sitio para mi parte favorita del plato equilibrado. Se llama: comer lo que te dé la gana. (¡Mira que eres rebelde!). Me refiero a comidas que no contengan ningún tipo de hortaliza ni fruta, en absoluto. La vida hay que vivirla de lleno, no monitorizada y dividida en diminutas porciones perfectas. Pero ¿y qué me dices de la salud? Comerse una *pizza,* unas patatas fritas y un helado cubierto de caramelo no le *da* diabetes a nadie. Lo que sí puede darle es alegría de vez en cuando. Todas hemos oído hablar de alguna tía Betty que vivió ciento un años y se comía a diario un bocadillo de beicon con mahonesa sentada en su butaca. Y todos conocemos a gente que parece haber hecho siempre lo correcto y que aun así tiene inexplicablemente constantes problemas de salud. Aunque es cierto que la forma de vida puede influir en la salud, también influyen la genética, el medioambiente e incluso el nivel socioeconómico. Quiero disfrutar de los años que vaya a estar en este

Asciende en espiral
CREA PLATOS EQUILIBRADOS
COME BIEN SIN TENER QUE PENSAR DEMASIADO

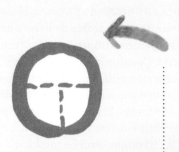

PAUTA BÁSICA PARA EL EQUILIBRIO IDEAL DE UN PLATO

- Mitad frutas y hortalizas, un cuarto de cereal integral, un cuarto de alimentos ricos en proteínas.
- Aplícala cuando sientas un nivel de hambre normal.
- Es una buena guía para planificar comidas y comprar los productos necesarios.

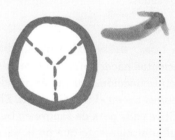

ESTA VERSIÓN INCREMENTA LA PROTEÍNA Y LAS FÉCULAS

- Un tercio de frutas y hortalizas, otro de cereal integral y otro de alimentos ricos en proteínas.
- Si tienes más hambre de lo normal o estás comiendo fuera de casa, este plato puede ser más apropiado.

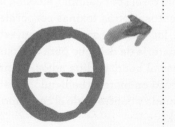

ESTA VERSIÓN SIGUE DANDO PRIORIDAD A LAS FRUTAS Y HORTALIZAS

- Mitad frutas y hortalizas y mitad cereal integral, proteína o una combinación de ambos.
- Tiene en cuenta, además, que a veces te puede apetecer una buena ración de proteína o una reconfortante ración de pasta.

planeta, y deleitarme en comer con una actitud flexible y aventurera encaja con lo que considero «una buena vida» más que forzarme a comer siempre estrictamente un plato equilibrado... ¡o lo que sea!

En qué te beneficia un plato equilibrado

TE DA ENERGÍA EL DÍA ENTERO. Cuando comes mejor, sueles sentirte mejor, dormir mejor y, en general, tener más energía.

OPTIMIZA LA SALUD DIGESTIVA. Los alimentos ricos en fibra hacen que el aparato digestivo funcione correctamente, lo cual te ayuda a absorber los nutrientes, que a su vez alimentan todas las demás funciones corporales.

FORTALECE LA MICROBIOTA INTESTINAL. Los cien billones de amigas íntimas de tu cuerpo, conocidas también como las bacterias del intestino, constituyen lo que se denomina microbiota. El intestino funciona como un «segundo cerebro». Su papel es esencial en la regulación del estado de ánimo, mediante la señalización de los neurotransmisores y la producción de serotonina, a la que me gusta considerar la hormona del «mantén la calma y sigue adelante». Cuando ingieres ciertos alimentos, como plátanos, alcachofas y kiwis, obtienes fibras indigeribles llamadas prebióticos, que alimentan a las «bacterias buenas». Comer alimentos fermentados, como yogur, kéfir, *kimchi* y miso, te

aporta una dosis inmediata de probióticos que ayudan a poblar el intestino. También puedes tomar suplementos probióticos. Todo esto ayudará a las bacterias más beneficiosas a proliferar en tu intestino e impedirá que los virus y bacterias potencialmente dañinos se asienten en él.

REFUERZA LA INMUNIDAD NATURAL. El sistema inmunitario se dedica de lleno a combatir los agentes patógenos que entran en el cuerpo. Consumir alimentos que contengan las vitaminas antioxidantes A, C y E contribuye a que tengas un sistema inmunitario fuerte. El kiwi SunGold, de pulpa amarilla, tiene tres veces más vitamina C que las naranjas. Prueba también a comer arándanos, pomelo, brócoli, aguacate, mango, zanahorias, boniatos, semillas y frutos secos.

ACTÚA COMO DESINTOXICANTE NATURAL. No necesitas hacer curas depurativas ni de desintoxicación, porque el hígado y los riñones hacen el trabajo por ti. El hígado filtra cada gota de sangre en busca de cualquier elemento que no le agrade y se libra de él (por ejemplo, alcohol, medicamentos u otras toxinas corporales). Luego, los riñones ayudan a convertirlo en materia de desecho para que cuando vayas al baño, te diga adiós. Mantén el proceso en marcha bebiendo agua en abundancia y controlando el consumo de alcohol.

COMBATE LAS INFLAMACIONES. A veces el cuerpo responde a una lesión o enfermedad con dolor y malestar en su intento por curarse; puede ocurrir también en casos de intolerancia o sensibilidad a ciertos alimentos o de algunas dolencias crónicas como la enfermedad de Crohn, el lupus o la artritis. La mayoría de las frutas y verduras de hoja y otros alimentos saludables, como frutos secos, aceite de oliva, apio, remolacha, salmón, atún y anchoas, tienen efectos antiinflamatorios. Esto puede ayudar a reducir la inflamación generalizada del cuerpo.

La gente que es flexible a la hora de elegir, a la larga desarrolla una mayor capacidad de autocontrol. Tal vez suene incoherente, pero lo cierto es que concederte un poco de placer gratificante en este momento (con sensatez) puede ayudar a que no te sabotees más adelante. En lugar de descartar para siempre la deliciosa receta de los macarrones con queso que hacía tu abuela, es mucho más realista saborear una ración satisfactoria de macarrones como parte de una comida equilibrada. Si te parece que para no pasarte de la raya necesitarías un poder sobrehumano, piensa que tomarte tu tiempo para saborearlos tranquilamente y comer hasta sentirte agradablemente saciada puede ser satisfactorio y evitar que más tarde te lances a comer con inconsciencia.

No te preocupes si confeccionar un plato equilibrado te resulta difícil al principio. Empieza por donde estés, trabajando con los alimentos que más te gusten, e intenta ser flexible y creativa al planificar las comidas. **Muchos de mis clientes quieren saber cómo «saludificar» sus comidas favoritas, así que he reunido algunas de mis tácticas preferidas para convertir un clásico en un plato más equilibrado.**

3. Saborea la comida

Saborear significa paladear la comida y degustarla por completo, algo que rara vez hacemos ya, porque ¿quién tiene tiempo para eso? Hacer un esfuerzo por saborear la comida forma parte del plan de amar tu cuerpo, porque saborear tiene que ver totalmente con la conexión y el placer. Lo que comemos tiene un impacto en la mente y el espíritu tanto como en el cuerpo. Cuando te deleitas en saborear lo que comes, inevitablemente creas una espiral ascendente. Mi plan para ayudarte a saborear más la comida incluye una atención plena: volcarte en realzar los sabores y aromas cuando la preparas, y comerla luego con atención para disfrutar de ella más plenamente. Ambos factores te ayudarán a regular la cantidad de comida que ingieres. (¡Ya no te hace falta ninguna dieta que te lo diga! ¡Hurra!).

Por uno u otro motivo, en tu trayectoria la mantequilla y la sal acabaron en la misma lista negra que las patatas fritas, y en su lugar aterrizó en tu mesa un bol de brócoli hervido sin aliñar. La mantequilla y la sal están entre los potenciadores de sabor por excelencia, así que te animo a que vuelvas a ponerlos en la mesa si eso va a contribuir a que consumas más hortalizas y verduras. Con un poco es suficiente. Explorar sabores nuevos e interesantes, como las combinaciones salado y dulce, puede hacer que además sea mucho más emocionante comer bien.

Asciende en espiral
CÓMO «SALUDIFICAR» LOS ALIMENTOS

* *

La pasta. Prueba los tallarines hechos de legumbres (por ejemplo, lentejas y garbanzos), usa pasta de trigo integral o sustituye la mitad o todos los tallarines de pasta por tallarines de calabacín o calabaza que prepares al momento con un utensilio de cocina barato llamado «espiralizador».

Incluye tu ración de vegetales en la salsa. Empieza por una lata de tomate triturado, añade champiñones (desmenuzados con la picadora al tamaño de la carne picada) y a continuación agrega cualquier otra hortaliza o verdura (cruda o cocinada) que tengas a mano. ¿No te gusta la salsa con trozos? Tritúrala en la batidora para darle una consistencia suave. Haz una salsa al pesto con brócoli, espinacas, col verde rizada, coliflor u otra combinación.

Las hamburguesas. Mezcla la mitad de la carne de ternera picada con champiñones o setas picados con la picadora y salteados. Nadie va a preguntar: «¿Dónde está la carne?», y los champiñones le añaden sabor. ¡Es prácticamente una ensalada!

Los macarrones con queso. En este plato, el queso es la estrella, así que, en lugar de intentar reducir la cantidad, añade un puré de alguna hortaliza que combine bien. Mis favoritos son el de coliflor y el de calabaza de invierno (violín, o también llamada cacahuete). Sírvelos con guarnición de brócoli (plan de comidas aprobado por los niños: ¡macarrones con queso y «arbolitos»!). Funciona con el producto precocinado, también.

* *

Haz un descanso para disfrutar con lo que comes

* *

En Estados Unidos no hacemos un hueco para sentarnos a disfrutar la comida sin interrupciones, como hacen en otras culturas. Vamos a toda prisa de un sitio a otro con un batido de col verde en la mano. ¡No hay tiempo para masticar! Concederte un rato para comer sin distracciones puede cambiar por completo cómo degustas el sabor de la comida y, en definitiva, la satisfacción que te reporta. El lugar más lógico para comer es una mesa, pero cualquier sitio que te permita estar tranquila y centrada en el proceso de comer, y donde puedas conectar con las señales que te envía tu cuerpo, es un buen lugar. Un banco del parque en un día soleado es normalmente preferible a comer delante de la mesa de trabajo mientras aprovechas para contestar unos cuantos correos electrónicos más. Escuchar música te distraerá menos y te permitirá disfrutar más que ver la televisión. De pie al lado de la nevera o detrás del volante no son los mejores sitios para comer y mantener la atención y la satisfacción.

Comer con atención plena significa, de entrada, elegir un espacio cómodo donde sentarte a comer (no el sofá) y eliminar distracciones, como la televisión o el ordenador, para disfrutar de la experiencia. Cuando comes siendo plenamente consciente de lo que haces, te centras en apreciar el momento, ya estés comiendo el plato más alucinante de tu vida o acabándote unas sobras de aspecto poco tentador. Quienes comen prestando atención tienen menos probabilidades de excederse, y más de sentirse bien con lo que elijan y cuánto elijan comer. Al principio, tal vez te suponga un esfuerzo hacer un hueco para comer, pero la verdad es que puedes prestarle plena atención a ese acto ya le dediques un minuto o sesenta. Y una vez que integres esta forma de comer en tu dinámica cotidiana, te preguntarás ¡cómo diablos habías pensado hasta entonces que comer en el coche era una forma razonable de alimentarte!

Hazte una comedora intuitiva

No hay una forma buena ni mala de comer cuando dejas que la sabiduría natural de tu cuerpo te guíe. Esto incluye la capacidad para percibir cuándo tienes hambre y necesitas alimento, darte cuenta

de cuándo estás casi llena, reconocer cuándo te has quedado satisfecha –como indicador de que has comido suficiente– y utilizar tu sabiduría natural para decidir en qué momento darle importancia al ansia de comer algo y en qué momento no. Nacemos sabiendo todo esto. Cuando un bebé tiene hambre, llora. Cuando se ha quedado satisfecho, se relaja, se duerme o sonríe. Desgraciadamente, toda nuestra cultura (y a veces incluso nuestros amorosos padres) contribuye a desconectarnos de esta sabiduría innata. En general, comer debería ser una buena sensación antes, durante y después.

La mayoría de las mujeres que conozco se sienten desconectadas de su cuerpo y de estas señales biológicas. Si has seguido dietas, hecho curas depurativas o restringido la comida en el pasado, si comes con compulsión emocional y a veces en exceso, es posible que te identifiques también con esa desconexión. No es fácil elegir qué y cuánto comer cuando intentamos a la vez controlar la necesidad biológica de alimento. La alimentación intuitiva puede ser el método que necesitas. Yo como guiándome por la intuición, y es el método que utilizo preferentemente con clientes que buscan algo que los ayude a tomar decisiones alimentarias sensatas que no sea una moda, una dieta ni incluya ninguna norma.

El modelo de alimentación intuitiva

En la forma de comer intuitiva, hay una sintonía entre la mente, el cuerpo y los alimentos. Es un modelo que desarrollaron

ELIGE LA ALIMENTACIÓN CONSCIENTE

DISFRUTA DE COMER CON TODOS LOS SENTIDOS

Percibirás nuevos sabores y texturas incluso en los alimentos más familiares cuando seas plenamente consciente de lo que comes.

Relajarte un poco antes de empezar a comer te ayuda a establecer un ritmo más tranquilo a la hora de la comida.

Te sentirás bien con lo que hayas elegido comer cuando con ello busques una experiencia alimentaria placentera.

Al comer con atención, notarás cuando estés llena y evitarás excederte.

¿Cuánto tiempo tienes?

1 MINUTO
Respira

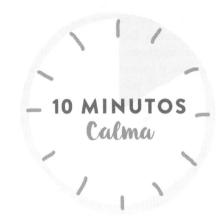

10 MINUTOS
Calma

RESPIRA HONDO CINCO veces antes de dar el primer bocado. Con cada respiración, piensa en una persona diferente a la que te gustaría mandarle un poco de afecto y felicidad Empezarás a comer más relajada, la comida te sentará mejor y harás mejor la digestión.

DESPUÉS DEL "ALTO para respirar", da el primer bocado. Presta plenta atención. Mastica como si fuera un descubrimiento y masticaras por primera vez. Tómate tu tiempo con cada bocado durante los primeros diez minutos.

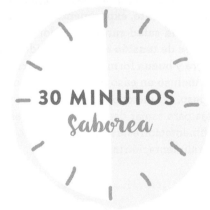

30 MINUTOS
Saborea

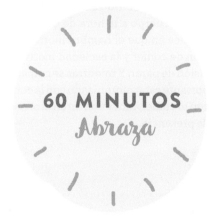

60 MINUTOS
Abraza

TEN UNA EXPERIENCIA plenamente consciente de la comida. Date cuenta de todo lo que te ofrece, aplicando la vista, el olfato, el gusto y la sensación física. Percátate de lo que piensas y sientes y de si aflora algún recuerdo.

PREPARA LA COMIDA con total atención. Por muy fácil de preparar que sea la receta, ¡ganará muchísimo si la elaboras con calma! Percibe los sonidos, los olores, los aromas y tu presencia mientras la preparas.

Evelyn Tribole y Elyse Resch, autoras del libro *Intuitive Eating* [La dieta intuitiva] fundamentado en tres elementos: come por razones fisiológicas y no emocionales, confía en las señales internas de hambre y saciedad y date permiso incondicional para comer. Esto incluye permiso para comer lo que quieras, todo lo que quieras, y para pesar lo que peses, en lugar de intentar controlar tu peso. (¡Esta es la parte en que generalmente espero a que los clientes empiecen a buscar la vía de escape más próxima para huir de la consulta!). Hay personas a las que el solo pensamiento de comer «lo que sea» les desata el miedo a caer en comportamientos incontrolables y a engordar. Pero no es más que eso: miedo, enterrado en lo más hondo bajo el peso de años de lucha y frustración.

El modelo de alimentación intuitiva es positivo, está exento de normas alimentarias y dietas de adelgazamiento y fomenta una actitud de amor propio y respeto al cuerpo a la hora de comer, que se traduce en que el hambre motiva la decisión de comer y la saciedad motiva la decisión de parar. Y mientras se come, es importante estar sintonizado con la comida y con el comer, tener una intensa sensación de presencia.

Si estás pensando que esto te recuerda al *mindfulness* (o consciencia plena) o a la «alimentación consciente», estás en lo cierto (más o menos). Tanto la alimentación consciente como la alimentación intuitiva pueden contribuir a que sea más fácil comer con normalidad. La alimentación intuitiva es una filosofía más extensa, que incluye la consciencia plena además de otros principios, como un rechazo de la mentalidad «dietómana» y practicar actividades físicas por el puro placer de sentirse bien. Quizá lo más importante es que tantas investigaciones científicas hayan corroborado la validez de la alimentación intuitiva como práctica saludable. La gente que come intuitivamente tiene más probabilidades de mejorar sus hábitos de alimentación, su estilo de vida y su físico. Es menos probable que sufran de depresión, ansiedad o baja autoestima. **Más de treinta estudios han revelado que las personas que practican la alimentación intuitiva, en lugar de hacer dietas de adelgazamiento, experimentan una mejoría de la salud cardíaca (valores moderados de tensión arterial y lípidos en sangre y buena forma cardiorrespiratoria) incluso en caso de no haber bajado de peso.** Mi método del taburete de tres patas para tomar decisiones referentes a la alimentación está inspirado en el modelo de alimentación intuitiva.

Elige comer como acto de amor a tu cuerpo

Cuando pienso en comer como un acto de amor a mi cuerpo, es como si se me abrieran la mente y el corazón. Siento interés, admiración y entusiasmo por la comida que tengo delante, y una espiral de alegría ascendente se apodera de mí, sobre todo si está tan deliciosa como esperaba.

Imagínate sintiendo expectación y curiosidad por el sabor de un postre nuevo sin decir: «¡Mañana tendré que compensarlo con creces!». Ten presente de todos modos que ser flexible no significa que te importe un bledo cómo alimentas a tu cuerpo. Significa que entiendes que comer bien es solo una parte de llevar una vida saludable y que confías en que hay cabida para un tira y afloja. Cuando les dices adiós a las normas alimentarias, les dices hola a la libertad y a la paz. Sentirte culpable por comer es como sentirte culpable por ser feliz o castigarte por haber pasado una tarde divertida con un amigo.

Lo que eliges comer por amor a tu cuerpo es una decisión personal, no es algo que nadie pueda juzgar ni sobre lo que pueda darte un consejo que no le has pedido. Escucha a tu corazón y tu cuerpo y luego asume tus preferencias sin disculparte por ellas. Deja de pensar en «la virtud» de cada alimento que eliges y empieza a pensar en lo que de verdad quieres elegir. Come pastel si te apetece pastel y col rizada si te apetece col rizada, pero no hagas de ello más de lo que realmente es: una de entre muchos millones de elecciones que vas a hacer en tu vida. **Disfrutarás con el pastel y con la col rizada mucho más cuando no hagas que dependa de ellos tu valía como ser humano.**

REFLEXIÓN DE AMOR AL CUERPO: escribe en tu diario durante quince minutos sobre la elección de alimentos. ¿Cómo le expresas amor a tu cuerpo a través de la comida, y en qué te gustaría mejorar? ¿Qué pasos podrías dar para vivir más en paz y armonía con lo que eliges comer en cada momento?

«Las personas a las que les gusta comer son siempre la mejor gente».

-Julia Child

Capítulo 3

Ejercicio físico para *tu* vida

Elige lo que a ti te sienta bien

Filosofía

Estar en forma es un compendio de varios factores, entre ellos la fuerza cardíaca y muscular y la flexibilidad de las articulaciones. Así como a cada cual nos gusta el café de una manera, el tipo de ejercicio que hagamos es algo muy personal. Si quieres crearte hábitos de ejercicio nuevos, elige actividades que te digan algo y que te sea factible practicar en tu vida. Ese cuerpo alucinante que tienes nació para moverse, de modo que expresarle amor debería incluir un «punto óptimo» y sostenible de ejercicio en el que converjan disfrute, constancia y salud. Empieza por algo muy sencillo, como una niña de seis años a la que simplemente le encanta moverse, y será más fácil que aprendas no solo a ponerte en forma, sino a disfrutar con ello toda la vida —eso es lo fundamental para amar tu cuerpo—. Muévete, aprovecha cada ocasión que se presente; porque quieres mimarte.

PILARES DEL AMOR AL CUERPO
Ama tu cuerpo en movimiento

AMA: elige ejercicios que te resulten placenteros y te aporten alegría, y confía en que lo que decidas será suficiente porque se ajusta a tus preferencias.

CONECTA: escucha a tu cuerpo para captar señales, como «aumenta la intensidad», «más despacio» o «descansa un poco».

MÍMATE: haz que sea una prioridad diaria hacer un poco de ejercicio que te siente bien, porque tu cuerpo lo necesita y tú quieres mimarlo.

Estamos hechos para movernos

Desde que somos bebés empezamos a descubrir lo que nuestro cuerpo puede hacer, y un tiempo después experimentamos con movimientos torpes y osados del cuerpo entero, porque estamos hechos para movernos. Pero luego se nos pide que nos sentemos quietos en círculo en la guardería, y a partir de ahí la vida va teniendo cada vez menos que ver con el movimiento y más con perfeccionar la capacidad de sentarnos quietos. Entre las reuniones de trabajo, las comidas con amigos y las cenas en familia seguidas de mullidas noches de sofá –por no hablar de la comodidad de los medios de transporte modernos– han conseguido que nuestros rituales cotidianos giren en torno al inmovilismo. Y como no tenemos que recorrer kilómetros en busca de comida ni arar el campo de sol a sol, eso significa que tenemos que procurarnos intencionadamente el ejercicio y las actividades que le den a nuestro cuerpo el ejercicio que necesita.

La decisión más importante que puedes tomar al respecto es sencillamente mover el cuerpo más a menudo con alegría y satisfacción. El objetivo que quiero conseguir con este capítulo es ayudarte a decir «¡sí!» a ejercitar tu cuerpo, plantando cara a los obstáculos comunes, ofreciéndote ideas de actividades que puedes realizar en cualquier sitio y animándote a ponerte retos. Amar tu cuerpo significa decir adiós a las tablas de ejercicios extenuantes para compensar lo que hiciste o no hiciste y dar paso a una nueva perspectiva de lo que es ponerte en forma. Y si no sueles hacer ejercicio con regularidad, te ayudará a crear una dinámica de ensueño y a transformar el «debería hacer un poco de ejercicio» en un «¡no me lo puedo perder!».

Asciende en espiral

Piensa en cuando tenías seis años. ¿Te acuerdas de cuando jugabas a la rayuela? Separando los pies, saltando con un pie, volviendo a separar los pies. ¿Te recuerdas saltando a la comba, montando en tu bici o jugando al pillapilla? Cuando eras pequeña, moverte era lo natural. Si probaras a hacer cualquiera de aquellas cosas ahora mismo, igual simplemente intentarlo te devolvería un poco de aquella alegría juvenil. Reflexiona sobre lo satisfecha que estás con tu actividad física actualmente. ¿Te gustaría que fuera más lúdica, más interesante o divertida? Aunque tu vida ha cambiado mucho desde los días del *Hula-Hoop*, nunca es tarde para elegir estar en plena forma el resto de tu vida.

Para tener un plan de entrenamiento ideal necesitas solo dos cosas muy simples: una actividad que te apetezca llevar a cabo, la que sea, que le dé marcha al corazón, y comprometerte a empezar. Nada más.

Cuanto más sencillo hagas el plan, más probable es que lo lleves a cabo. Dedica unos minutos a escribir una reflexión sobre la buena forma física en el diario de amor a tu cuerpo. ¿Te parece que hacer ejercicio es un aspecto ineludible de cuidarte? ¿Por qué, o por qué no? ¿Cómo de satisfecha estás con tus hábitos de ejercicio? ¿Qué cambiarías si pudieras? Cuando digo «ejercicio», piensas en _____. ¿Cómo te sientes cuando mueves el cuerpo (tanto lo positivo como lo negativo)? ¿Qué razones das para no hacer ejercicio? ¿Qué contribuiría a que te resultara más fácil elegir ponerte en forma que pasar el rato de otra manera? Piensa qué debería cambiar en tu vida para que tuviera cabida hacer ejercicio a tu manera.

Motivación, ¿dónde estás?

Cuando riegas las plantas o cuando das de comer al gato, mueves el trasero. El ejercicio es uno de esos quehaceres innegociables en la lista de obligaciones de nuestra vida. Sin embargo, a diferencia del comer y el beber, el ejercicio nos lo podemos saltar sin que nuestro cuerpo se queje demasiado, y los efectos perjudiciales de la inactividad suelen ser lo bastante tolerables como para que podamos ignorarlos. No se produce una crisis inminente que nos obligue a hacer ejercicio a diario, y hay muchísimas otras cosas que podemos, debemos

79

y preferimos hacer. He aprendido de mis clientes que para poder decir sencillamente «sí» al movimiento en lugar de «sí, pero...», cada persona tiene que encontrar su propia respuesta a tres preguntas: por qué, qué y cuándo.

....

POR QUÉ. Por qué quieres hacer ejercicio significa descubrir qué beneficios te reportaría, que sean importantes para ti y que te ayuden a convertir el «debería hacer» en «voy a hacer».

....

QUÉ. ¿Qué te gusta hacer? Busca una actividad gratificante e interesante.

....

CUÁNDO. ¿Cuándo la vas a hacer? Tener un calendario de actividades convierte el deseo de hacer ejercicio en un plan factible.

....

Tu físico no es tu «porqué»

....

Una razón que la gente suele darse para hacer ejercicio es que quieren tener un físico atractivo, ya sea que estén intentando adelgazar, tonificar el cuerpo o conservar su físico actual. Aunque podría enumerar docenas de beneficios probados de hacer ejercicio (todos los conocemos de sobra), los que están a la cabeza de la lista no tienen nada que ver con la vanidad. Pero lo entiendo.

Si las noticias que leemos en las redes sociales y los anuncios más actuales sirvieran en modo alguno de indicador, habría que pensar que lo que nos motiva a todos son esos cuerpos esculturales gracias al *Photoshop*, de brazos musculosos, cinturas imposibles y abdominales que parecen a punto de reventar. Este tipo de «fisicoinspiración» antepone la imagen física a la salud. **Pero la cruda realidad es que muchas de las imágenes «atléticas» que vemos no se corresponden necesariamente con personas sanas.** Son modelos o entrenadores de *fitness* consumados (o aspirantes a serlo), y gente común y corriente que está obsesionada con su físico, y no con su salud. Sí, vale, quizá en unos pocos casos, aproximadamente un 0,0001 % de la población, ese físico se deba a una anomalía genética. Pero aun así, no debería ser la imagen del cuerpo ideal que todos aspiramos a tener.

No despertarás en ti un amor genuino y duradero a estar en buena forma forzándote a hacer ejercicio hasta límites insufribles o exigiéndole a tu cuerpo que adopte un aspecto antinatural. La salud y la buena forma física sostenibles, del tipo que aporta bienestar al cuerpo y al alma, solo pueden derivarse de tu compromiso a realizar un tipo de ejercicio que te resulte satisfactorio y agradable.

Noticia de última hora: puedes estar en forma *y* gorda a la vez. Es la inactividad, no la gordura, la que está relacionada con la mortalidad y con las enfermedades cardiovasculares. Una persona obesa que *esté en forma* tiene la mitad de riesgo de morir a causa de esas enfermedades que una persona que *no esté en forma* y que pese lo mismo. Sea cual sea el instrumento que estés usando para cuantificar tu salud –la báscula, el contador de calorías de la máquina elíptica o un monitor de estado físico–, ninguno de ellos refleja la tensión arterial, los niveles de glucosa o lípidos en la sangre, ni una mejoría del estado de ánimo. Al índice de masa corporal (IMC), famoso por su inutilidad, yo lo llamo «inexactitud de mediciones corporales». Esta herramienta de tortura no es más que una simple ecuación matemática creada en 1832 para etiquetar al «hombre normal», y los investigadores médicos empezaron a utilizarlo en 1970 como método barato para hacer estimaciones generales de la grasa relativa de las distintas poblaciones del mundo, no de los individuos. Las calculadoras del índice de masa corporal actuales se basan en las medidas de peso y estatura de los varones blancos adultos, y no tienen en cuenta el sexo, la genética, la masa muscular, la actividad ni la diversidad de poblaciones. Mi consejo profesional es que escapes lo más rápido y lejos posible de cualquiera que utilice el IMC como indicador de tu estado de salud.

Las investigaciones demuestran continuamente que la prioridad que da la la industria del _fitness_ a mostrar un aspecto dinámico y saludable hace en realidad más bien poco por inspirar a la gente al dinamismo. No solo eso, sino que para mucha gente esta clase de pseudomotivación basada en la culpa es un obstáculo que les impide comprometerse seriamente a hacer ejercicio, y acaba perjudicando por tanto su imagen corporal. ¿Por qué? Porque cuando el físico es tu objetivo principal, nunca será suficiente y nunca estarás satisfecha, por mucho que tu comportamiento y tu salud indiquen una clara mejoría. Si no alcanzas la perfección (si no tienes la misma figura que tu instructora o que la persona que tienes al lado, si no has adelgazado lo que esperabas), la sensación es de fracaso y la motivación se queda por el camino. Por suerte, cada

vez son más los profesionales del _fitness_ que luchan contra la idea de que el ejercicio debería tener como objetivo lograr una mejor imagen. Así que si te estás planteando contratar a alguien para que te ayude a conseguir tus objetivos en lo que a ejercicio físico se refiere, te recomiendo que busques a un experto que dé prioridad al cuidado integral y la fuerza interior, y no a perder y eliminar kilos. Debería tener el mismo interés por cómo te sientes que por cuántos levantamientos de pesas puedes hacer seguidos. Ponerse en forma es un compromiso de cuidar tanto el cuerpo como la mente. Asegúrate de que el experto que contrates comparte tu filosofía y entiende lo que te importa. Si no contribuye a mejorar tu experiencia, hazle saber lo que necesitas o busca a alguien distinto que te pueda ayudar. Tener un respetuoso interés por que el ejercicio que realizas sea placentero no es un ideal; es esencial para amar tu cuerpo.

A veces me da la impresión de que la gente cree que el aspecto físico me trae sin cuidado..., como si estuviera en contra de las duchas o el maquillaje. Me encanta darme una ducha y estar y sentirme reluciente. También me gusta la idea de estar «en forma», es decir, en _mi forma_. Considero que tengo el cuerpo en buenas condiciones, por todo lo que hago para que sea así. Y me encanta que estar en buenas condiciones me ayude a vivir con plenitud, por ejemplo, a tener brío para hacer las tareas domésticas (que por cierto es ejercicio, lo cual duplica su valor) y resistencia para jugar con mis hijas, rebosantes de energía. Por el aspecto de mis brazos, quizá no adivinarías que ayer estuve en equilibrio sobre la cabeza durante cinco minutos sin ayuda de la pared, pero la sensación de logro que yo tuve fue maravillosa. Y mis muslos no van diciendo: «¡Mirad todos! Esta mujer fabulosa hoy ha corrido ocho kilómetros!». Mi cuerpo tiene mucho que contar, pero no necesariamente algo que se pueda medir a simple vista. Elijo intencionadamente formas de medir la salud y el estado físico y mental distintas, porque no quiero que la imagen física vuelva a dictar nunca lo que es un éxito ni a infravalorar mis logros. Y es lo que deseo para ti también.

Manifiesto de amor a tu cuerpo en movimiento

RESPETO Y MUEVO MI CUERPO TODOS LOS DÍAS como demostración intencionada de amor y respeto a mí misma.

MI MOVIMIENTO SE CENTRA EN EL MOMENTO PRESENTE, sin compararlo ni con el movimiento del pasado, ni con el de otras personas, ni con nada que me pueda distraer y me impida apreciar lo que puede hacer mi cuerpo.

CUANDO ESTOY ACTIVA, INTENTO VER UNA VALIOSA RECOMPENSA INMEDIATA en cómo me siento y en la cantidad de energía que tengo para hacer lo que me importa.

IGUAL NO SIEMPRE TENGO GANAS DE HACER EJERCICIO, pero siempre puedo realizar algún tipo de movimiento que sea satisfactorio y me active.

MIS MOVIMIENTOS SON UN ESPACIO EN EL QUE NO CABE NINGÚN JUICIO DE VALOR. No hay actividades buenas ni malas, correctas ni incorrectas. Lo que disfruto cuenta más que quemar calorías.

SI ALGO ME RESULTA DIFÍCIL, NO SIGNIFICA QUE MI CUERPO NO ESTÁ A LA ALTURA. Las dificultades son una oportunidad para desarrollar mis aptitudes y aprender algo nuevo.

YO TOMO LAS DECISIONES, y si algo no me convence, puedo hacer un ajuste. Si noto dolor, me paro e investigo la causa.

MI MÚSCULO MÁS FUERTE ES EL CORAZÓN ABIERTO, que me abraza con amor pase lo que pase.

CUÁL ES TU PORQUÉ

Este manifiesto propone una actitud flexible hacia el ejercicio, en la que tu felicidad y tu bienestar son lo primero. Cuando acoges el movimiento como forma de vida, las barreras habituales se empiezan a desvanecer. Como en otros aspectos del amor a tu cuerpo, la mejor manera de comprometerte a estar en forma el resto de tu vida es centrarte en tu *porqué*. Una vez que sepas con claridad por qué es importante para ti hacer ejercicio, puedes pasar a las dos cuestiones siguientes: *qué* y *cuándo*. También puedes continuar usando el ejercicio de DiANtRe que hemos visto en el capítulo 1 (vuelve a la página 46) para que te ayude a visualizar las acciones que contribuirán a que alcances tu objetivo de estar en forma. Imagínate dentro de diez o quince años. ¿De qué quieres poder disfrutar en tu vida, y qué pequeños cambios puedes efectuar para conseguirlo? Al integrar estos pensamientos orientados al futuro en tu plan de ejercicio actual, estás dándote una motivación interna que te ayudará a alcanzar tus metas.

Yo solía hacer ejercicio para intentar convertirme en una versión u otra de la perfección que esperaba ver en el espejo, la idea que tenía de qué imagen debía dar una dietista profesional que se

Asciende en espiral
MOTIVACIONES PARA MOVERTE

*E*scoge uno o más enunciados del manifiesto de amor a tu cuerpo en movimiento, de la página 82, con los que te sientas identificada, o crea tú misma mensajes sobre el movimiento que sean positivos e inspiradores. Escríbelos en notas autoadhesivas, o confecciona unas fichas bonitas, y ponlas en sitios donde sepas que las tendrás a la vista cuando necesites un poco de ánimo. Estas son algunas ideas de mis clientes sobre dónde y cómo han usado las *motivaciones* para afianzarse en su objetivo de ponerse en forma:

* «*En el espejo del cuarto de baño* porque es donde me siento más vulnerable, al ver todos los defectos de mi cuerpo desnudo, y necesito un recordatorio cariñoso de todo lo que hago para cuidarme».

* «*En la habitación donde hago ejercicio*, para que me recuerde que no se trata de cuánto hago, sino de que lo estoy haciendo, y

también que si no me divierte, debería cambiarlo».

* «*En mi diario*. La uso como marcapáginas y la leo antes de escribir cada nueva entrada».

* «*Al lado del mando a distancia de la tele*. Cuando pienso en encender la tele, me recuerda que piense bien en lo que elijo. Siempre puedo hacer unas cuantas flexiones antes de sentarme, o durante los anuncios, si todavía no he hecho ejercicio ese día. A veces no llego ni a encender la tele y me pongo a hacer ejercicio primero, y luego como premio me siento a ver la tele un rato sin interrupciones».

* «*En el monitor de la oficina y en el del despacho de casa*, para que me dé una patada en el trasero y tenga al menos que levantarme y subir y bajar las pantorrillas unas cuantas veces, o simplemente hacer unos estiramientos mientras miro la pantalla».

preciara, para ser digna de tener una nutrida cartera de clientes y la agenda llena. En la actualidad, la motivación para hacer ejercicio es tener la energía que necesito y honrar mi compromiso sagrado con dedicar un poco del «tiempo para mí» al movimiento. Piensa en cómo podrías traducir una lista de actividades físicas en un enunciado de *Por qué hacer ejercicio*. Incluso aunque estés orgullosa del ejercicio que practicas ya con regularidad y no puedes siquiera imaginar perdértelo bajo ningún concepto, vale la pena que te preguntes: «¿Por qué?». Tu

motivación debería ser positiva, alentadora y de amor por tu cuerpo (o al menos de aprecio). La meta, en última instancia, es darle un giro a ese diálogo interior (hablaré más sobre esto después) y que, en lugar de contemplar el ejercicio solamente como método para evitar engordar, lo veas como eso que te va a dar derecho a comerte un postre o a ponerte una camiseta corta y lucir el ombligo. ¡Es más fácil establecer una conexión sólida con el cuerpo y crear un hábito para toda la vida cuando el ejercicio tiene una razón de ser y es divertido!

¿Cómo es que no somos todos adictos al ejercicio?

A diferencia de lo que ocurre con las dietas para adelgazar, el ejercicio regular y placentero no tiene prácticamente ninguna contrapartida. Estar activo te hace más fuerte, más sano y más contento. Si alguna vez te has sentido con la cabeza despejada y en calma después de hacer ejercicio, has experimentado la forma de regular el estado de ánimo sin medicamento alguno, con la sola actividad física. Algunos estudios han revelado que el ejercicio es igual de efectivo que el Prozac para tratar la depresión. Mejora además los resultados en el tratamiento del cáncer, las enfermedades cardiovasculares, la diabetes y casi cualquier dolencia crónica. La gente que hace ejercicio con regularidad es más creativa, más productiva y tiene más resiliencia en situaciones de estrés.

A pesar de todos estos beneficios, el estadounidense medio se mueve menos de veinte minutos al día, y una tercera parte de la población adulta dice hacer ejercicio solo una vez a la semana, o ni siquiera eso. Si queremos escapar de esta trampa y elegir una vida de auténtico bienestar físico y mental, tenemos que prestar atención a nuestro *porqué*, y luego a los beneficios tangibles e inmediatos que se derivan del ejercicio.

¿Te sientes cansada o adormilada después de comer? Deja de soñar con una siesta o un café y sal a dar un paseo. Cuando estás cansada, puede que el ejercicio te parezca lo último que por lógica deberías hacer, pero la respuesta natural de nuestra fisiología después del ejercicio es precisamente una subida del nivel de energía. Mover el cuerpo hace que el corazón y los

Asciende en espiral
GRATIFICACIÓN INSTANTÁNEA

Estos son los cinco motivos principales por los que le expreso amor a mi cuerpo ejercitándolo, y con los que obtengo del ejercicio beneficios inmediatos:

*Necesito parar. Cuando la productividad cae en picado, me reactivo haciendo ejercicio y reinicio así el ordenador mental.

*Necesito un estimulante. Cuando me invaden las emociones negativas, el movimiento es una inyección natural de buen humor.

*Más una diversión que un trabajo. Cuando llevo un rato peleándome con cualquier problema de trabajo, inevitablemente llega un momento en que me quedo hecha un guiñapo. El movimiento es mi táctica de aplazamiento productivo, ya que normalmente después me tomo con más optimismo las tareas pendientes.

*Es mi oportunidad de conectar. Ya sea con un amigo o conmigo misma. El ejercicio es mi escape momentáneo y mi momento de crear lazos.

*Porque puedo. Cuando me veo arrastrar los pies, me acuerdo de que tengo pies y piernas y un cuerpo fabuloso que me está pidiendo a gritos movimiento. Por amor a mí misma y gratitud por mi buena salud, elijo moverme.

pulmones cooperen para bombear sangre más rápido, lo cual aporta más nutrientes a todas las partes del cuerpo, fortaleciendo con ello cada célula y permitiéndoles a los músculos utilizar toda la energía disponible. Cuando haces ejercicio, los músculos sufren intencionadamente pequeños desgarros que luego se reparan con fibras nuevas, fortaleciéndote así para el siguiente ciclo de actividad. Cuanto más ejercicio haces, mayor potencial tienes para crear energía. La gente que hace ejercicio con regularidad tiene más mitocondrias, pequeñas centrales de energía contenidas en las células cuyo papel es transformar la glucosa (o sea, el azúcar) en energía con cada contracción muscular.

Cuando terminas de hacer ejercicio, el cuerpo rebosa de sangre rica en nutrientes y endorfinas. Es como despertarlo desde dentro. La energía generada con el movimiento te lanza en una espiral ascendente. Puedes reducir la fatiga hasta en un 65 % practicando con regularidad algún ejercicio de baja intensidad, como andar. En lugar de contentarte con sobrevivir al día (lo cual a veces puede parecerte bastante admirable en sí y de por sí), comprometerte a moverte más hará que vivas más plenamente y que cada jornada sea más productiva.

El ejercicio sana la imagen corporal

No es de extrañar que la gente que alberga sentimientos negativos sobre su peso o su figura sea menos dada a hacer ejercicio (sobre todo como forma de cuidarse), pero los estudios científicos indican que las personas que tienen una mala imagen de su cuerpo son precisamente las que mayores beneficios psicológicos obtienen de hacer ejercicio. Parecería lógico suponer que la imagen que tenemos de nuestro cuerpo mejora si adelgazamos o si cambia de algún modo nuestra estructura corporal, pero no es eso lo que revelan los datos. Como mucho, las mejoras cuantificables de estar en mejores condiciones físicas (o sea, los kilos y centímetros eliminados) influyen mínimamente en que tengamos una imagen corporal positiva. Lo que más contribuye a mejorar la imagen que tenemos de nuestro cuerpo es creer que hacer ejercicio tiene verdadero sentido. Cuando una persona decide centrarse en por qué es importante para ella hacer ejercicio, y cuando valora sus esfuerzos en lugar de su aspecto físico, tiene una imagen corporal de sí misma más saludable. Sentirse eficiente tiene también una influencia directa y notable. Al realizar una actividad física que nos resulta interesante y nos hace disfrutar, mejora espontáneamente la concepción que tenemos de nuestras aptitudes. Empezamos a vernos de otra manera y a contemplar el ejercicio con una actitud nueva que favorece la creación de hábitos duraderos.

Enséñame la pasta: invierte en Ti

«Si os diera un millón de dólares, ¿lo invertiríais o lo dilapidaríais?». Así es como empezaba cada clase de entrenamiento físico el instructor Dave Egnatuk en el Albion College. Me recuerdo soñando despierta con todo lo que podría conseguir con un millón de dólares, la primera vez que nos hizo la pregunta a la clase de Vida Sana. Quería tener una isla privada en el Caribe

(¡qué pena, con un millón de dólares no tenía ni para empezar!). A pesar de lo tentador que era para todas el sueño de gastar dinero frívolamente, el entrenador Egnatuk consiguió convencernos a un puñado de estudiantes de dieciocho años de que ya éramos ricos, ricos en salud: «El cuerpo humano vale más de un millón de dólares si sumáis el valor potencial de todas sus partes, y lo que hacéis a diario con cada decisión que tomáis es o invertir o derrochar lo que se os ha dado. –A continuación, fue nombrando todas las cosas descabelladas en las que los jóvenes suelen despilfarrar–. Pero no tenéis por qué sacrificar vuestra salud. Podéis elegir invertir en salud».

El entrenador Egnatuk nos contó una historia muy impactante para hacernos ver que el compromiso con la actividad física podía salvarnos la vida algún día. Un antiguo alumno suyo había sufrido de repente un ataque al corazón a los veinte años. Sin embargo, gracias a que era un chico que hacía mucho ejercicio, su cuerpo había desarrollado un sistema de circulación sanguínea secundario alrededor del corazón –una adaptación que

puede producirse en personas activas– y que hizo las funciones de un *baipás* natural permitiendo que la circulación se desviara de los vasos sanguíneos obstruidos. Con el tiempo formaría una familia, montaría una empresa y tendría una buena vida.

Uno de los dichos favoritos del entrenador Egnatuk era: «¡Es un gran día para estar vivos! Sois jóvenes y estáis en buena forma. ¡A trabajar!». Le debo haber aprendido que invertir en mi salud era decisión mía, y que cada día tenía la oportunidad de tomar esa decisión. En ese momento no me di cuenta, pero me estaba enseñando optimismo, probablemente uno de los rasgos del carácter más importantes en la vida de cualquiera. Hoy es el día en que rememorar aquellas declaraciones suyas tan inspiradoras me recuerda que tengo muchos regalos por los que estar agradecida –mi vida y mi salud encabezan la lista–. Por muy exigente que fuera con nosotros, después de su clase siempre me sentía mejor (gracias, endorfinas). ¿Cómo puedes usar las actividades físicas para invertir en ti por amor a tu cuerpo?

Acción: qué y cuándo

Una vez que averigües cuál es tu motivación para ponerte en forma, el siguiente consejo que le doy a cualquiera que desee empezar un programa nuevo de ejercicios (o revitalizar uno antiguo) es que comience a planificar y a trabajar lo antes posible, como sea, incluso de la manera más simple. Encontrarás obstáculos y hasta barricadas

por el camino (no te preocupes, tengo pensado ayudarte a sortearlos), pero cuanto antes pongas un pie delante del otro (literalmente), antes empezarás a experimentar las espirales de energía ascendentes que te ayudarán a iniciar el camino hacia tu *porqué*.

Llevo más tiempo comprometida con el ejercicio físico del que llevo casada, pero mi *porqué*, *qué* y *cuándo* han ido cambiando con los años. Puedo decir con sinceridad que los objetivos que me marco actualmente cuando hago ejercicio nacen del amor a mi cuerpo. La relación que tengo con el ejercicio físico nació de la experimentación, la experiencia y los deseos cambiantes. Cuando a los dieciocho años conseguí el título de instructora de aeróbic, yo era la chica esa que dice: «Temporada de bikini, señoraaaaas... ¡Vamos, cuatro impulsitos más!». (Sacudo la cabeza recordando a aquella jovencita que no sabía hacerlo mejor). Pero ese es el galimatías en que nos mete nuestra cultura. Tenemos que luchar contra el automatismo de entender que ejercicio significa conseguir unos cambios corporales visibles, que es lo que se nos ha inculcado a martillazos. Deja atrás todas esas ideas extrañas, para que puedas entender la importancia en sí de estar en buena forma. Te animo a que tengas la mente abierta hasta que puedas decir con confianza que has encontrado la actividad física que está hecha a tu medida.

Qué hagas es cosa tuya. Muchos de mis clientes descubren una energía renovada para ponerse en forma cuando prueban actividades nuevas. Plantéate elegir tres ejercicios nuevos que últimamente te despierten la curiosidad. Con el tiempo el cuerpo se habitúa a hacer siempre lo mismo y te aburres, aunque sea algo que te encante. Quizá necesites una experiencia nueva o darle un giro a lo que haces. Hay clientas que han irrumpido pletóricas de alegría en la consulta diciendo: «¡He probado el *aquazumba* y es tan divertido!». Si te encanta el yoga, busca un centro diferente o prueba el aeroyoga para tener una experiencia enteramente nueva. Podrías plantearte pasear por un sitio distinto (prueba la playa, el bosque, un sendero, el barrio de lujo que hay al lado del tuyo). Si en el instituto te gustaba hacer deporte, o piensas que disfrutarías más con una actividad deportiva que yendo al gimnasio, ve en esa dirección. Si decides traspasar los límites de lo conocido y expandir tu «zona de confort», prepárate para esa sensación de extrañeza del «primer día de cole», pero comprométete a ir de todos modos. Nunca sabrás cómo es hasta que entres y lo pruebes.

Obstáculos y rodeos en el viaje para acondicionar tu cuerpo

Una de las mayores frustraciones que oigo contar a mis clientes es: «Ya *sé* que necesito hacer ejercicio, Rebecca. *Quiero* hacer ejercicio. Pero ¿por qué me cuesta tanto a veces encontrar el momento?». Todos tenemos que lidiar con la tentación de saltarnos los entrenamientos. Utiliza las razones por las que haces ejercicio o quieres empezar a moverte para que te ayuden a poner los pies en el suelo a la hora de tomar decisiones.

He identificado cinco de las dificultades más comunes a las que nos enfrentamos cuando llega el momento de hacer ejercicio, así como mis técnicas más logradas para sortearlas. Le pueden sobrevenir a cualquiera en cualquier momento, pero en especial a aquellas personas que intentan establecer o restablecer una rutina de ejercicios.

Obstáculo número 1: la falta de tiempo

«Estoy demasiado ocupada», «Trabajo todo el día», «Tengo niños pequeños»... Esta categoría suele incluir tanto a la ejecutiva desbordada de trabajo como al ama de casa. Lo expreses como lo expreses, la falta de tiempo es la razón más común que tenemos para saltarnos el ejercicio. Pero estoy a punto de ponernos en evidencia..., y te dejo que intentes adivinar a qué dedicamos el tiempo demasiadas de nosotras. Exactamente: a Netflix, Facebook y cosas por el estilo. Si tuvieras que elegir entre integrar el movimiento en todos los aspectos de tu vida o sentarte el día entero y hacer media hora de ejercicio tres veces a la semana, yo votaría por más movimiento diario. Puedes quemar energía haciendo tranquilamente algo que te encante, y tachándolo luego de la lista. Simplemente, hazlo del modo más activo posible. Trata de ver desde una perspectiva nueva a qué dedicas el tiempo en la actualidad, y elabora una lista con todas las ideas que se te ocurran para incorporar el ejercicio a tu vida. Cuanto más repetitiva puedas ser, menos decisiones tendrás que tomar; lo haces y ya está. Vete andando o en bicicleta al trabajo, camina durante el descanso

del mediodía, de la lista de recados haz a pie tantos como puedas. En casa, convierte las tareas domésticas en ejercicio. Date una carrera al piso de arriba cada vez que lo necesites, ¡en lugar de ir apilándolo todo en el primer escalón para mejor momento! Puedes realizar alguna actividad incluso en el hueco más mínimo que consigas hacerte. Es el hábito de decir «no puedo» lo que se interpone y no te deja empezar siquiera.

Por suerte, incluso un breve intervalo de ejercicio enérgico tiene claros beneficios para la salud, y hay métodos de alta tecnología, baja tecnología y sin tecnología alguna para hacerlo. Busca en Internet «entrenamiento a intervalos de alta intensidad (HIIT, por sus siglas en inglés) o de intensidad moderada (MIIT)» y encontrarás toda una diversidad de programas de entrenamiento para realizar en lapsos de tiempo de todo tipo. Prueba la aplicación del entrenamiento oficial de Johnson & Johnson en siete minutos, y haz un hueco para una sesión rápida mientras esperas a que hierva la pasta ¡o a que los niños se monten en el coche! La aplicación incluye instrucciones de movimiento, un cronómetro e indicaciones visuales para facilitar su uso durante los entrenamientos. Yo suelo utilizarla los días que sé que no voy a poder ir a yoga o a la sesión intensiva de *solidcore* en el gimnasio, que son las actividades que de verdad me gustan, pero para las que necesito casi una hora. Puedes incluso sacarles el máximo partido a unos simples movimientos de calistenia –que usan el propio peso corporal para ejercitar el cuerpo– utilizando un temporizador Tabata. El protocolo Tabata consiste en un periodo de trabajo seguido de uno de reposo y repetido todas las veces que quieras. Pon en marcha el temporizador y pensará por ti. Es una aplicación gratuita. Elige solo uno o dos de los movimientos de la lista. Puedes hacer el entrenamiento en tan solo cuatro minutos, o hacer múltiples Tabatas si prefieres una sesión más larga. También me gusta mucho el «entrenamiento explosivo». *The Burst! Workout* es un libro lleno de ejercicios que puedes hacer en cualquier momento, en cualquier sitio. Echa un vistazo en Internet, pide recomendaciones y sigue buscando rutinas de ejercicio que se ajusten a tus necesidades.

Obstáculo número 2: «¡Tengo que ocuparme de demasiadas cosas!».

Aunque tengas cantidad de ideas sobre ejercicios que podrías realizar, es posible que los vayas posponiendo a causa de las demás prioridades: el trabajo, la casa, tu familia, los amigos... Sufres de parálisis de acción porque tienes unas ideas grandiosas de cómo debería ser el ejercicio para poder considerarlo como tal. **Escucha, el mejor ejercicio es aquel que terminas. Y ya está. Decir justo ahora no una y otra vez es lo mismo que decir nunca.** El cerebro no puede crear un hábito sin que antes hayas llevado a cabo esa actividad que quieres que aprenda. No basta con que tengas la intención de hacer ejercicio, si luego te lo saltas nueve de cada diez veces. Hacer ejercicio porque has elegido darle a tu cuerpo lo que necesita significa que a veces las magdalenas van a tener que ser del supermercado para que te dé tiempo a llegar a la clase de yoga, o que sin

pensártelo dos veces vas a cerrar la tapa del ordenador y a salir por la puerta porque necesitas ponerte en marcha ya. La mayor parte de los días no terminamos todo lo que hubiéramos querido. Si de verdad tienes un calendario repleto, piensa en qué compromisos puedes cambiar de fecha para poder incluir el ejercicio. No quedes con una amiga para tomar una copa; sugiérele charlar mientras dais un paseo, y tomar luego una deliciosa agua con gas o una infusión de hierbas. ¡Aquellas que sudan juntas siguen juntas! Aplica las propuestas que te di para el obstáculo «falta de tiempo» de la página 89 y coloca el ejercicio entre tus prioridades.

Obstáculo número 3: no es divertido

Si la actividad física que te has propuesto hacer te apetece, tienes más probabilidades de practicarla y la aplazarás con menos frecuencia. Hazla más divertida (o, como poco, menos tediosa) con música, un buen audiolibro o una amiga. Como antes decía, naturalmente una actividad nueva resulta más divertida y apetecible. Creo que vale la pena invertir un poco de tiempo de vez en cuando y probar algo nuevo e interesante si con ello consigues mantener vivo el interés por mover el cuerpo con regularidad. Pero también creo sinceramente que hacer ejercicio ¡no tiene por qué ser siempre divertido! Pretender sentirte entusiasmada con cada entrenamiento supone demasiada presión. Esa misma expectativa te da una excusa fácil para saltártelo sin contemplaciones. En lugar de rehuirlo, dale forma distinta y recuérdate tu *porqué*. No lo olvides: hay razones de peso por las que hacer ejercicio tiene importancia para ti. Úsalas para motivarte y sigue buscando rutinas de ejercicio físico que de verdad te hagan disfrutar.

Mi clienta Danielle se pasó varios años probando distintos planes de entrenamiento antes de empezar a notarse realmente motivada. Pudo experimentarlo porque estaba decidida a encontrar el tipo de ejercicio que encajara de verdad con ella. En sus muchos intentos, tuvo tiempo de descubrir qué rutina física detestaba, cuál le gustaba y cuál le encantaba. Ahora está mucho más contenta con el ejercicio que practica, y a ti puede ocurrirte lo mismo.

Obstáculo número 4: no veo resultados

Probablemente el mayor mito del ejercicio sea la expectativa de que nos hará perder peso. Por lo general, esperamos o adelgazar o al menos no engordar, mediante el ejercicio. He tenido clientes que me han dicho categóricamente: «Si no adelgazo, lo dejo». No es una actitud que ayude demasiado. Ni siquiera los investigadores, que es de suponer que pueden controlar todas las condiciones en las que realizan sus estudios, son capaces de conseguir sistemáticamente que el ejercicio produzca una pérdida de peso duradera. (Créeme, lo intentan).

Todos tenemos un amigo o una amiga que adelgazó quince o setenta kilos corriendo, montando en bici, haciendo

kickboxing (una mezcla de boxeo y artes marciales), en clase de *zumba* o con la danza del vientre, pero por favor no cometas el error de utilizar un ejemplo aislado como prueba fehaciente de que lo mismo le ocurrirá a todo el mundo. Primero, debes tener en cuenta la diversidad genética y estructural. Tú no eres él o ella. Ni conoces tampoco su caso con todo detalle. Y, segundo, somos criaturas vivas, no una ecuación de calorías predecible. Numerosos estudios bien documentados han llegado a la conclusión de que el ejercicio por sí solo ayuda muy poco a controlar el peso corporal. Una explicación es que el ejercicio aumenta el hambre. Te mueves más y comes más. A esto se suma ese sistema de compensación tan tramposo que he mencionado en el capítulo 1. *El propio ejercicio debe ser la recompensa, y no la comida y las bebidas que te «has ganado» con la actividad física.* Hace poco, un estudio intentó conseguir que a lo largo de un periodo de diez meses un grupo de participantes adelgazara haciendo una cantidad importante de ejercicio (el equivalente a correr de treinta a cuarenta y cinco kilómetros a la semana); pero adelgazaron solo una tercera parte del peso que se había *predicho*. Es más, el 25 % de los participantes no experimentó ningún cambio de peso y entre el 15 y el 20 % ¡ganó peso (grasa corporal) durante el estudio! Hacer ejercicio tiene un impacto diferente en el aspecto físico de cada persona, pero ¿significa eso que no sea efectivo? ¡De ninguna manera! Todos los tipos de ejercicio nos benefician; lo que es muy poco realista es que consideres que un cambio estético es el resultado positivo más importante. Quizá sea hora de cambiar de perspectiva. Cuidar tu cuerpo poniéndote en movimiento tiene muchos beneficios para tu salud. No hace falta que tengas una figura delgada, esbelta, finísima o sin celulitis para que te beneficies de convertir el ejercicio en un hábito.

Obstáculo número 5: si no cuesta, no vale la pena

Eso de que «al que algo quiere, algo le cuesta» será un dicho muy popular entre los culturistas, pero mi dicho favorito cuando trabajo con mis clientes es: «Si no te cuesta, no te cuesta». Aunque pienso que los retos deben formar parte de un plan de ejercicio divertido y completo, no creo que un entrenamiento no sea válido porque no te deje medio muerta. **La moderación no está hecha para los enclenques. De hecho, es más beneficiosa que irse a los extremos.**

El escritor y psicólogo Michael Otto es famoso por sus trabajos de investigación relacionados con los beneficios que tiene el ejercicio para la salud mental. Y una de las razones de que opte por una intensidad de ejercicio moderada es que se tienen más probabilidades de sentirse seguro de uno mismo y optimista mientras se realiza una actividad menos extenuante. Para que quieras volver a por más, el cerebro tiene que establecer conexiones mentales positivas con lo que estás haciendo. La gente que se dedica exclusivamente a entrenamientos agotadores tiene más probabilidades de sentirse frustrada o desanimada y menos de mantener las ganas y la dedicación a medio o largo plazo. Incluso correr cinco minutos al día es beneficioso para la salud. Y si eres el tipo de chica que no está dispuesta a correr por nada del mundo, camina. Una vez que empieces, ¡a ver si eres capaz de pararte a los cinco minutos! Una intensidad baja y bajas expectativas son la receta ideal para un entrenamiento divertido y ¡que no te cueste!

El movimiento de intensidad moderada contribuye además a que no hagas más ejercicio ni te esfuerces más de lo debido, que es algo que podría suceder si estás desesperada por adelgazar, ponerte rápidamente en forma o modificar alguna parte de tu cuerpo. Un exceso de ejercicio significa maltratarte, no cuidarte.

Si te espanta la idea de dejar de hacer ejercicio intenso, quizá con más razón todavía sea precisamente lo que debes hacer. ¿Alguna vez has cancelado una cena para poder ir al gimnasio o has tenido la sensación de que no haber hecho ejercicio te ha arruinado el día? Si te preocupa cuál puede ser tu motivación para que te guste tanto el ejercicio intenso, ponte a prueba. Date una semana de ejercicio pausado. Tómate algún día de descanso, haz una sesión de yoga (que tendrá un efecto reparador) o vete a dar un paseo tranquilo en lugar del entrenamiento habitual.

Asciende en espiral
ZEN EN MOVIMIENTO

La finalidad de este ejercicio es ayudarte a aumentar tu capacidad para el movimiento consciente. Elige algo que ya te resulte cómodo hacer, por ejemplo andar u otro ejercicio aeróbico ligero que practiques al aire libre. Resérvale más tiempo de lo habitual y asegúrate de que llevas ropa cómoda y apropiada para el día que haga. Mientras realizas el ejercicio, tómate tiempo para darte cuenta de la respiración y de lo que perciben todos tus sentidos. Intenta no cambiar la forma de respirar ni forzar tu cuerpo a adoptar un determinado ritmo. Deja que el aire llegue y se vaya con naturalidad, y fíjate en cualquier cambio que se produzca mientras caminas. Intenta integrar todos los sentidos en la experiencia. Estate atenta a los sonidos que haya a tu alrededor: perros que ladran, coches que pasan, gente que charla... Si te vienen a la mente juicios de valor, pensamientos u opiniones, intenta volver a dirigir la atención a la respiración. Continúa el ejercicio durante el resto del paseo. Haciendo lo que acabo de explicar, básicamente le has dado un buen entrenamiento a tu cuerpo y a tu mente al mismo tiempo. Puedes aplicar la misma técnica a actividades más fatigosas o complejas una vez que te hayas familiarizado con el procedimiento.

El arte del movimiento consciente

Moverte con plena consciencia significa prestar atención a cómo se siente tu cuerpo y darte cuenta con el mayor detalle posible de lo que estés haciendo. Prestar atención a la respiración e intentar despejar la mente de los pensamientos que llegan te pone plenamente en contacto con los beneficios físicos y mentales del ejercicio. Estar en contacto contigo misma de esta manera te da además una información muy importante.

Son cuatro los elementos que constituyen el *movimiento consciente*: haz ejercicio para **rejuvenecer el cuerpo,** no para extenuarlo y dejarlo agotado. Tú decides en cada momento la intensidad que te sienta bien. **Intensifica la conexión mente-cuerpo.** No la perturbes. El movimiento consciente transmite la sensación de que estás haciendo algo bueno por ti. Igual gracias a esa conexión notas un incremento del ritmo respiratorio, del ritmo cardíaco, del sudor u otros cambios durante el ejercicio. **Alivia el estrés mental y físico.** No lo aumentes. Realiza los movimientos con una sensación de naturalidad. Las actividades nuevas u otros factores pueden crear inicialmente cierto malestar emocional, pero si sigues conectada podrás observar cómo pronto esa sensación se disuelve y da paso al bienestar. **Crea placer,** no castigo. Cuando te mueves prestando plena atención, puedes observar pensamientos y sensaciones rígidos que quizá afecten a ese bienestar. Tanto si te culpan de tu imagen como si critican lo que estás haciendo en ese momento, redefine la perspectiva, opta por una que respete tu objetivo de cuidarte.

Puedes aplicar la atención plena a cualquier clase de ejercicio, y te hará disfrutar más. Incluso mientras andas, presta atención a la postura, mantén la espalda erguida, percibiendo la tensión y distensión de los músculos. Y estate atenta a lo siguiente: si mientras haces ejercicio ves que necesitas distraerte para no pensar en el dolor que sientes, es muy posible que estés forzándote más de lo necesario.

Otro aspecto que vale la pena mencionar es que a veces, durante el ejercicio, notamos sensaciones levemente molestas.

El movimiento consciente puede ayudarte a percibir con más claridad las respuestas normales del cuerpo, como por ejemplo un incremento del ritmo cardíaco y de la temperatura corporal o una leve fatiga de los músculos. Estas son reacciones fisiológicas normales, pero te aconsejo que hagas un descanso y escuches tu cuerpo si aparece cualquier dolor más serio. Es normal estar ligeramente dolorida después de practicar un ejercicio nuevo y utilizar músculos que están desentrenados. Puede que incluso tengas el cuerpo muy dolorido durante horas o días después de un entrenamiento particularmente difícil. Caminar ayuda más a que los músculos se recuperen que descansar. Date un baño con sales de Epsom, ve a que te den un masaje o usa un rodillo de espuma. Los músculos se habrán fortalecido y estarán listos para aceptar el siguiente reto con gusto.

El ejercicio más beneficioso es aquel en el que eres constante. Espero que aplicando plena atención a tus movimientos y eligiendo amar tu cuerpo encuentres el punto de equilibrio entre dificultad y bienestar, ese punto en el que se puede hallar la verdadera alegría del movimiento.

Ponle combustible a tu cuerpo

Alimentar el cuerpo te ayuda a ser eficiente en todos los aspectos de tu vida, y tu plan de ejercicios no es una excepción. Una comida o un refrigerio a su hora te aportan el combustible necesario para realizar tu actividad; te ayudan también a rendir al máximo, recuperarte de forma óptima y sacarle el máximo provecho al ejercicio. Lo ideal es comer o tomar un tentempié entre noventa y treinta minutos antes de realizar una actividad física. Si falta menos de una hora para la sesión de ejercicio, no necesitas demasiado; bastaría una pieza de fruta, un vaso de zumo de fruta recién exprimido o una bebida isotónica. Una mezcla de alimentos que proporcione hidratos de carbono y proteínas te será de máxima ayuda tanto para tener energía como para recuperarte, por ejemplo yogur con granola, copos de avena con mantequilla de

cacahuete, una tostada de huevo y aguacate o un batido. A veces un vaso de leche con cacao es una opción respetable, rápida y deliciosa. No hagas ejercicio con el estómago vacío. Tu cuerpo y tu mente acusarán el déficit. Respeta tu cuerpo proporcionándole un poco de combustible para hacer el trabajo que le pides que haga.

Descubre a la guerrera que hay en ti

Uno de los cambios de actitud hacia el ejercicio físico más drásticos que he vivido se produjo cuando decidí verme como una atleta. Los atletas son fuertes y decididos. Los atletas se ponen metas que superan en ese momento sus capacidades, y las alcanzan. Haz algo que no te creas capaz de hacer; ponte un auténtico reto que te interese, aunque solo consigas superarlo en esa ocasión, por ejemplo una carrera. Piensa en una actividad física que te exija rendir al máximo, que suponga un reto y te motive a la vez. Vete a clases de entrenamiento funcional, en las que aprenderás ejercicios que te ayuden en otros ámbitos de tu vida, por ejemplo, fortalecer la parte superior del cuerpo para favorecer tu pasión por la jardinería, o movimientos que te hagan desarrollar resistencia para las próximas vacaciones en Europa, en las que harás cantidad de excursiones y andarás mucho. O acude a una serie de clases de defensa personal, que te enseñarán algo muy útil.

Mi cliente Hope me contó que sentía curiosidad por unas clases de ejercicio más intenso de las que había oído hablar. Quería probarlo pero siempre acababa echándose atrás diciendo: «¿Y si es demasiado difícil o no consigo llegar al final?». Hablamos de los ajustes que podía hacer y de los beneficios que le reportaría, hasta que un día tuvo la valentía de dar el paso. El proceso que la había llevado a decidirse era igual de importante que cualquier ejercicio que realizara una vez entrase en la clase. Sí, era todo un reto. Sí, al día siguiente le dolía todo, pero a la vez rebosaba de energía. Se había divertido y se sentía más fuerte. Gracias a esta nueva motivación, a Hope empezó a resultarle más fácil asumir otros retos, y la idea que tenía de hacer ejercicio y ponerse en forma cambió totalmente para mejor. Descubrió que era más fuerte y más capaz de lo que pensaba y que el ejercicio físico podía ser una diversión y un reto al mismo tiempo.

REFLEXIÓN DE AMOR AL CUERPO: ¿qué te parecería mejorar la conexión con tu cuerpo moviéndote de un modo que te haga sentirte bien? Describe cuál es para ti la parte buena, la mala y la desagradable de hacer ejercicio. Luego describe cómo te gustaría que fuera tu futuro en lo que a ejercicio físico se refiere..., dentro de un mes y dentro de un año.

«Haz ejercicio porque amas tu cuerpo, no porque lo odias».

-Una mujer que eligió amar su cuerpo como forma de vida

Capítulo 4

Dormir

· ·

El superpoder secreto para ascender en espiral

Filosofía

Dormir es el rejuvenecedor de la mente y el cuerpo que te ayuda a dar lo mejor de ti, dentro y fuera. No tiene sustituto. Para disfrutar de máxima energía, buen humor y un cuerpo sano que funcione bien, practica una buena higiene del sueño (hábitos saludables que favorezcan un sueño de calidad). Cuando te haces trampas con el sueño, la capacidad del cerebro para tomar decisiones es semejante a la de alguien que ha bebido demasiado. Si no quieres pasarte la vida con el cerebro de un universitario de dieciocho años en una mañana de domingo, harás del sueño una prioridad. El cuerpo tiene ya mecanismos incorporados para dormir profundamente y para compensar la falta de sueño. La clave consiste, por un lado, en hacer todo lo posible por colaborar con estos sistemas y, por otro, en tener un *plan de contingencia* para cuando no duermas bien.

PILARES DEL AMOR AL CUERPO
Deja que el sueño rejuvenecedor te ayude a ser amable con tu cuerpo

AMA: respeta a tu cuerpo diciendo «sí» al sueño. Retírate a fin de recargar la energía que necesitas para las personas y las cosas que te importan.

CONECTA: estate atenta a las señales de fatiga normales y fiables que te envía tu cuerpo y permítete parar y descansar, o irte a dormir.

MÍMATE: practica con regularidad algún ritual al irte a dormir para que te ayude a relajarte y a hacer una apacible transición a un sueño reparador.

Se acabó el dormir poco

Voy a arriesgarme a suponer que sabes por experiencia hasta qué punto influye el sueño en la energía y el humor con que te levantas y en tu bienestar en general. Cuando no has dormido lo suficiente, el solo embotamiento mental te hace querer tomarte un respiro de cualquier cosa que se parezca a expresarle amor a tu cuerpo: *bienvenidos sean la cafeína y el azúcar; ni hablar de salir a correr.* (¿Has revivido? Sí, ya... *Sobrevivido* más bien). Cuesta ser optimista, estar contenta y motivada para cuidarte cuando estás agotada. Lo bueno es que puedes conseguir pasar un día bajo de energía sin caer en una espiral descendente de sabotaje a ti misma, que te haga tomar decisiones lamentables. Además, tu cuerpo se encargará de ayudarte a compensar esa noche en que has descansado más bien poco mandándote señales para que

consigas robar como sea unas horas de más la noche siguiente.

Hay personas a las que no les cuesta nada fijarse una hora para irse a dormir y respetarla. Si es tu caso, ¡no la toques! Pero además encontrarás a continuación formas de hacer que la maravillosa experiencia del sueño lo sea todavía más, y crearás un plan para recuperarte en el remoto caso de que un día sufras las consecuencias de haber pasado una mala noche. Todas las demás (sabéis quiénes sois) tenéis que dormir más para poder amar vuestro cuerpo y cuidar de vuestra salud.

Hay dos razones principales por las que la gente no duerme lo suficiente. La primera categoría tiene que ver con lo que elegimos hacer y la segunda incluye una diversidad de problemas de salud física y mental por los que puede resultar difícil quedarse dormido o dormir sin

Asciende en espiral

· ·

Piensa en cómo te sientes al día siguiente cuando has dormido verdaderamente bien. ¿No te es más fácil superar rápidamente sobre cualquier incidente, con la energía y el ánimo ascendiendo en espiral, que después de una o varias noches de haber dormido mal? ¿Qué palabras te vienen a la mente para describir tu estado de ánimo cuando no duermes lo suficiente? ¿Malhumorada? ¿Distraída? ¿Frágil e hipersensible? ¿Desagradable? (Sé que yo lo soy). ¿De qué maneras el compromiso de amar tu cuerpo puede ayudarte a dormir más? Y cuando tienes falta de sueño, ¿cómo afecta a tu alimentación, a tu actividad física y a tu capacidad para superar el estrés? ¿Qué versión de ti quieres ser, y qué estás dispuesta a hacer para proteger tu necesidad de dormir bien de verdad?

sobresaltos. Si tienes algún problema de salud que repercuta en tu sueño, elegir con cuidado los horarios y crearte hábitos de sueño más adecuados puede ayudarte a descansar mejor. Pero es importante que sepas que si tienes problemas crónicos para dormir bien, por ejemplo insomnio o apnea del sueño, quizá no sea algo que puedas resolver con unas clases de yoga o aceite de lavanda. Son trastornos que necesitan de atención seria. Este grupo engloba también a las madres con hijos de cualquier edad –sé que dormir lo necesario no siempre está en tu mano–. Como contrapartida, afortunadamente, sabemos que hacer ejercicio y comer bien ayuda a mejorar cualquier problema o inquietud relacionados con el sueño. Sé amable contigo misma; y si necesitas ayuda, habla con un profesional de confianza y asegúrate de tratar el tema del sueño en la conversación.

La mayoría de las *escapistas del sueño* pertenecen a la primera categoría: unos hábitos de dormir poco favorables. Se quedan despiertas hasta tarde y se despiertan temprano al sonido estridente del despertador, que las arranca de golpe del país de los sueños. Saturadas de trabajo y agobiadas, se acostumbran a que esas horas nocturnas, en que deberían estar durmiendo, son el único momento que se pueden permitir para sacar adelante un poco del trabajo pendiente, o para estar sentadas sin obligaciones y relajarse.

El dilema de las que tenéis falta de sueño

Un 5 % de los seres humanos presentan una mutación genética que les permite despertarse como nuevos, llenos de energía, después de haber dormido solo seis horas. Todos los demás –el 95 % restante– acusamos los efectos de haber dormido poco. Hay una gran diferencia entre pasar una mala noche, o varias, por razones concretas, y sabotear continuamente la necesidad que tiene el cuerpo de desconectar de todo y recuperarse.

La mayoría de mis clientes dan un giro radical a sus patrones de sueño una vez que entienden la función reparadora de este y se permiten dormir profundamente unas cuantas noches seguidas para notar la diferencia. En realidad, el mejor indicador de si estás durmiendo lo suficiente es cómo te levantas por la mañana. Una vez que seas consciente de lo importantes que son los beneficios que se derivan de dormir bien, cambiarás de hábitos. Es cuestión de prestar atención. Tu cuerpo te dice cuándo es hora de bajar el ritmo. Va transcurriendo el día, y a partir de un momento aparece cierta somnolencia. Tu reloj biológico maestro se sincroniza con la oscuridad, y el cerebro segrega entonces melatonina, un sedante natural con el que se asegura de que la hora de dormir esté a la vuelta de la esquina. El cortisol, que te da energía, decae a la hora de dormir, y poco a poco vuelve a ascender durante la noche para reiniciar el estado de alerta diurno.

La ciencia del sueño (clase rápida)

Voy a darte una clase rápida sobre la ciencia del sueño con la esperanza de que entender mejor cómo funciona el cuerpo mientras está dormido te motivará para hacer del sueño una prioridad. En los últimos cincuenta años, los estudios sobre el sueño se han multiplicado, y estamos aprendiendo que se trata de un proceso muy activo en el que el cerebro y el resto del cuerpo se recuperan del día y se preparan para el día siguiente. Por lo general, el sueño tiene ciclos que duran aproximadamente entre noventa y ciento veinte minutos, y deberíamos completar cinco ciclos por noche para obtener el máximo beneficio. La mayoría funcionamos mejor durante el día cuando hemos disfrutado de entre ocho y nueve horas de sueño ininterrumpido.

En el instante de quedarnos dormidos nos desconectamos de lo que nos rodea, y es posible que en ese momento tengamos la sensación de que nos caemos, o nos sobresalte un súbito espasmo aislado en una de las piernas. Son reacciones normales y naturales del cuerpo en su transición hacia el sueño.

A continuación entramos en una de las etapas principales, un sueño profundo denominado sueño de ondas lentas (SOL, o SWSW por sus siglas en inglés). Es la fase más reparadora. En solo veinte minutos, el cuerpo ha empezado a rejuvenecerse a múltiples niveles –un completo cambio de imagen diario–. Se fortalecen y reparan el sistema inmunitario, los músculos y los tejidos; además, se restaura la energía y se segregan infinidad de hormonas esenciales (entre ellas las responsables de que tengas un metabolismo saludable). Al mismo tiempo, se activan los «sistemas de eliminación de desechos» del cerebro, que expulsan la basura mental del día. Esta es la forma que tiene el cerebro de deshacerse del batiburrillo de cosas innecesarias y de hacer sitio para ayudarte a ordenar lo que te traiga el día siguiente. Cuando estoy cansada y siento que tengo el cerebro lleno pero quiero seguir trabajando, me gusta imaginar todo ese material de desecho dándome vueltas en la cabeza como una especie de lodo tóxico, y que el sueño es la fuerza mágica ¡que se lo lleva todo!

Después de esta fase inicial de sueño profundo, el cuerpo experimenta veinte minutos de movimiento rápido de ojos, es la fase REM (por sus siglas en inglés). Ahora es cuando, bajo los párpados cerrados, los ojos se mueven como flechas adelante y atrás. Si alguna vez has visto a alguien durante esta etapa del sueño, ¡sabrás que resulta un poco inquietante! Mientras tiene lugar, los músculos se quedan paralizados, para que no puedas ni moverte. La actividad cerebral es muy intensa, y aquí es donde aparecen los sueños más intensos. Una muestra más de la divina sabiduría que hay detrás de la creación del ser humano: creo que es por nuestra propia seguridad y la de quien duerma a nuestro lado que no seamos capaces de movernos en esta etapa. ¡Quién sabe lo que hubiera llegado a hacer la noche que soñé que mi marido se escapaba con la niñera!

Y ese sueño disparatado de que se te caen todos los dientes, intentas encontrarlos en medio de una angustia atroz y luego sales de casa disparado porque tienes una cita con el dentista dentro de una hora es una parte importante del proceso psicológico. Mientras sueñas, el cerebro está ocupado creando recuerdos. Filtra las experiencias de la vida real y decide qué vas a aprender y a recordar. Si quieres mejorar tus aptitudes, ya sea de nadadora, de modista o de cantante, la «clase dormida» es igual de importante que la «clase despierta». Mientras sueñas, el cerebro está aprendiendo lo que has practicado para perfeccionarse en el control de los músculos. Los niños pequeños que empiezan a intentar cierto movimiento practican de hecho mientras duermen (no en la fase paralizante REM). Muchos padres han visto cómo en mitad de la noche un bebé de pocos meses comenzaba a dar vueltas a gatas alrededor de la cuna, totalmente dormido, antes de tener plena movilidad. **Los sueños están además íntimamente conectados con la salud emocional. Gracias al procesamiento de las emociones negativas, muchas veces volvemos a sentirnos más optimistas y nos despertamos con una perspectiva nueva.** ¿Te has preguntado alguna vez de dónde viene la frase: «Consúltalo con la almohada». Estoy segura de que todos podemos pensar en algún embrollo que se hubiera evitado de habernos ido a la cama, haber dejado al cerebro trabajar un poco y habernos levantado a la mañana siguiente con una perspectiva más racional.

TU CUERPO HABLA DE CÓMO DUERMES

CUANDO DUERMES LO SUFICIENTE Y DUERMES BIEN, TODO EL CUERPO RESPONDE DE MANERA SALUDABLE

CEREBRO
Mayor claridad en la toma de decisiones. Aumentan la atención, la concentración, la memoria y la rapidez de reacción. Tienes más probabilidades de elegir lo que favorezca tus objetivos de salud, mostrando un mayor autocontrol ante las tentaciones.

ROSTRO
La piel está más tersa e hidratada.

OJOS
Tienen su blanco natural, en lugar de estar inyectados en sangre. Es más difícil que tengas ojeras.

APETITO
Las hormonas que regulan el metabolismo, el hambre y el apetito trabajan a la perfección, así que probablemente elegirás lo que mejor te siente.

CORAZÓN

Dormir bien te permite recuperarte emocionalmente con facilidad. Te sientes optmista y lista para empezar el día. Tienes más capacidad para afrontar las adversidades y para ser más tolerante con los demás y contigo misma.

MÚSCULOS

Tienen energía y están preparados para moverte como lo necesites y sostenerte en el trabajo y el ocio.

SISTEMA INMUNITARIO

Tienes reservas y estás lista para combatir cualquier virus o bacteria que se atreva a entrar en tu cuerpo.

¿Cómo de malo es dormir mal?

La falta de sueño es una tortura. Tiene su razón de ser que utilicen la privación del sueño como táctica para hacer venirse abajo a los criminales de guerra. Sin las suficientes horas de sueño, puedes convertirte en una «yonqui de la comida basura», constantemente en busca de la siguiente dosis de azúcar, de sal o de comida rebosante de hidratos de carbono para poder sobrevivir al día. Basta una noche de haber dormido mal para que notes los efectos negativos de la falta de sueño y entres en una espiral descendente de decisiones desacertadas una detrás de otra. «Ya basta; me da igual; cállate, lo necesito; vaya asco», refunfuña quejumbrosa la zombi desaliñada de ojos caídos con falta del sueño.

Cuando tu cerebro no tiene ocasión de reponerse durmiendo, tomas decisiones ambiguas, irracionales. Este estado tiene incluso un nombre: disfunción prefrontal leve. Es una especie de lesión temporal del cerebro. La falta de sueño leve pero crónica –el hábito de dormir unas horas aquí y allá– equivale a nivel cognitivo a un índice de alcohol en la sangre del 0,1 %, o sea, a estar ebria. Los estudios han revelado que simplemente una hora y media menos de sueño puede reducir el estado de alerta diurno en un 32 %. Basándonos en esta información, a la mayoría podría considerársenos no aptos para conducir, y esto incluye a todos los padres y madres faltos de sueño que cruzan la ciudad al volante de monovolúmenes llenos de niños.

Cuando estás falta de sueño, eres un saco de nervios y reaccionas con más negatividad aún a cada pequeño inconveniente con el que te tropiezas. Por si fuera poco, la parte del cerebro que te hace montar en cólera está hiperactiva cuando duermes poco. Tengo recuerdos muy claros de enfurecerme con mi marido (que es muy gracioso, dicho sea de paso), con los ojos a punto de salírseme de las órbitas y las aletas de la nariz dilatadas, por hacer chistes cuando él estaba de buen humor y yo casi no me tenía de pie porque había dormido solo tres horas.

La gente que tiene falta de sueño es menos cordial y empática y no posee la capacidad de elogiar los logros de nadie y ni siquiera de darse cuenta de cualquier cosa buena que ocurra ese día. Algunos expertos recomiendan que evitemos las tareas complicadas y potencialmente frustrantes, e incluso que limitemos la interacción social, cuando tenemos una gran falta de sueño. Pero cuando esconderse no es una opción posible, intenta ser amable contigo y cambia las expectativas. En lugar de obligarte a trabajar más, doblando la dosis de café para poder con la fatiga, intenta beber toda el agua posible y moverte cuanto puedas para estimularte de un modo natural a lo largo del día.

Crea un santuario del sueño para dormirte contenta

¿Conoces esa sensación, cuando entras en un buen balneario o en la habitación de un hotel glamuroso y sabes al instante que la experiencia va a ser de lujo? Eso es

Asciende en espiral

ANALIZA TU PATRÓN DE SUEÑO, PARA PODER EXPRESARLE AMOR A TU CUERPO

* En una escala del 1 al 5, ¿cómo de satisfecha estás con la cantidad de horas que duermes la mayoría de las noches?

* ¿Qué situaciones actuales de tu vida te impiden disfrutar de un buen sueño reparador?

* ¿Cómo te afecta la falta de sueño durante las horas que estás despierta?

* ¿En qué medida dependes de la cafeína y el alcohol para que te ayuden a sobrellevar unos patrones de sueño desequilibrados?

* Empieza a escribir un diario del sueño. Estate atenta a tus hábitos de sueño durante una semana, incluyendo el momento de irte a la cama y de despertarte, cómo te sientes cuando te despiertas, cuánto tiempo tardas en dormirte, cuántas veces te despiertas por la noche, qué haces mientras estás despierta y cuánto tardas en volver a dormirte.

La información que obtengas con este análisis te puede ayudar a ponerte objetivos para mejorar la calidad de tu sueño. Es más, si decidieras hablarle a tu médico, a tu terapeuta o a un especialista en trastornos del sueño sobre tu inquietud al respecto, con esta información les será más fácil ayudarte.

lo que deberías sentir cuando entras por la noche en tu dormitorio. Estas son las medidas que toman quienes tienen más habilidad para alcanzar el «punto óptimo» de sueño.

RESERVA TU DORMITORIO PARA EL SUEÑO Y EL SEXO. Saca de la habitación cualquier cosa que no favorezca estas actividades. Los vibradores pueden quedarse (*obviamente*), pero los televisores se van. Deja solo

aquello que de verdad necesites tener en el dormitorio.

ASEGÚRATE DE QUE LA CAMA ES CÓMODA Y ESTÁ LIMPIA. Si el colchón no es cómodo, o si tiene más de siete años, invierte en la calidad de tu sueño y compra uno nuevo. No es un derroche, es una necesidad; y dormir bien se traduce en beneficios económicos suficientes como para justificar el coste. Lava las sábanas todas las semanas para evitar la acumulación natural de alérgenos y ácaros, que pueden contribuir a la mala calidad del sueño.

....

PONTE UNA HORA PARA ACOSTARTE. Intenta irte a la cama lo bastante pronto como para que puedas dormir alrededor de ocho horas. Deja de usar cualquier pantalla que emita luz azul al menos una hora antes de acostarte. La luz azul retrasa la secreción corporal de melatonina, que es la que te va adormeciendo.

....

TEN LA MESILLA DESPEJADA Y ORDENADA. Lo único que necesitas en realidad es un vaso de agua y un libro –un libro de verdad, de papel– o un diario y un boli. NADA de pantallas. Sí, esto incluye el móvil. Si lo usas de despertador, ponlo en el otro extremo de la habitación.

....

MANTÉN EL DORMITORIO A OSCURAS, FRESCO Y EN CALMA. Asegúrate de que el dormitorio está a oscuras cuando te acuestas. Usa cortinas opacas que no dejen pasar la luz, si es necesario. Cuida de que la habitación permanezca fresca, y tápate. El calor retrasa el ciclo corporal del sueño. Ponte una gota de aceite esencial de lavanda en las sienes, o ponla en la almohada,

o mézclala con agua en un difusor o un pulverizador. Es bien conocido su efecto calmante.

....

PONTE RUIDO BLANCO. Si los ruidos te despiertan por la noche, utiliza un ventilador o una máquina que genere ruido blanco. Si te gusta quedarte dormida oyendo música pero más tarde acaba despertándote, programa un temporizador para que se apague automáticamente.

....

PON LA MENTE A DESCANSAR ANTES DE IRTE A DORMIR. Antes de irte a la cama, date una hora para relajarte y desconectar. Si estás ansiosa o estresada, escribe lo que te inquieta y piensa en cómo aliviar esas preocupaciones, lo cual podrás poner en práctica al día siguiente. Termina la jornada relajándote con un ritual de respiraciones profundas o de posturas de yoga restaurativo para que te ayuden a entrar en la zona de sueño.

....

VÍSTETE PARA LA OCASIÓN. ¿Te gustan los pijamas que tienes? ¡A mí me encanta dormir como vine al mundo! Ponte lo que más te guste, no cualquier camiseta andrajosa y pantalones de chándal..., a menos que sea esto lo que prefieras.

Cómo ascender en espiral con el sueño, la alimentación y el ejercicio

Las decisiones que tomas respecto al sueño, los hábitos de alimentación y el ejercicio mantienen una interrelación multidireccional. Cada una de ellas tiene el potencial de favorecer a las demás. Una elección positiva en una de estas áreas puede crear una espiral ascendente y aumentar así las probabilidades de que hagas una buena elección en otra.

Una calidad de sueño óptima mejora el metabolismo, la energía y el ánimo. Cuando duermes lo suficiente, el cuerpo segrega los niveles adecuados de una hormona llamada leptina, que regula el metabolismo e inhibe el apetito. La leptina y su complementaria, la grelina, se segregan habitualmente a intervalos fijos durante la noche. Lo ideal es que estés dormida antes de que tu cuerpo empiece a segregar estas hormonas y que sigas dormida para poder obtener la cantidad suficiente. Cuando duermes bien, estas hormonas hacen que las señales de hambre y saciedad funcionen como es debido, facilitándote con ello la elección de alimentos que te hagan sentirte bien y aumenten las reservas corporales de energía.

En general, comer sano y dormir bien van unidos. Hay ciertos alimentos que te pueden ayudar a dormir porque sus nutrientes activan los patrones corporales del sueño. La melatonina, el somnífero natural, es esencial para mantener el ciclo circadiano. Unos cuantos alimentos, el zumo de cereza ácida, por ejemplo, contienen melatonina. Nuestro cuerpo segrega con total eficiencia melatonina y serotonina (una hormona relajante) cuando le proporcionamos los debidos nutrientes. Las vitaminas B ayudan a producir estas hormonas a partir de alimentos ricos en hidratos de carbono (¡tomad nota!, las que seguís una dieta baja en carbohidratos). El calcio y el magnesio son también importantes para dormir bien. Entiéndeme, que un alimento tenga la facultad de inducir el sueño no significa que te provocará un estado de modorra si lo ingieres por la mañana o por la tarde. Actuará a largo plazo; basta con que sus nutrientes estén en el organismo.

Si eres de esas personas a las que les gusta picar algo antes de acostarse o notas que tienes hambre un poco antes de irte a la cama, lo que elijas comer en ese momento puede ayudarte a conciliar el sueño. Cualquier alimento o bebida que tomes antes de acostarte debe ser en pequeña cantidad para evitar molestias o trastornos digestivos. Ten cuidado con aquellos que pueden interferir en el sueño, como el alcohol o cualquier producto que contenga cafeína, incluido el chocolate. Si estás ya cansada, sáltate el picoteo y vete derecha a la cama. Mis clientes que se quejan de ponerse a comer compulsivamente a altas horas de la noche, aburridos, en general simplemente están cansados y eludiendo irse a dormir. Pregúntate: «¿Podría acostarme ahora mismo, o tengo tanta hambre que si me acuesto no voy a poder dormirme?». Si no estás segura (y un cerebro cansado puede confundirse con facilidad sobre esto), elige algo ligero y saludable. Si ves que no te interesa, es señal muy clara de que en realidad no tienes hambre.

Alimentos que te ayudan a dormir

Prueba algunas de estas combinaciones para prepararte un brebaje nocturno que te lleve al país de los sueños con el estómago lleno. Cuida de que las cantidades sean pequeñas, se trata de alegrar un poco al estómago, nada más. Piensa cuándo te gustaría dormirte y come al menos una hora antes.

UN CÓCTEL (¡NO ALCOHÓLICO!) de zumo de cereza ácida e infusión caliente de manzanilla te aportará una dosis de melatonina (gracias a las cerezas) y de glicina (gracias a la manzanilla), que te relajarán los nervios y los músculos y tendrán un suave efecto sedante.

QUESO CON GALLETAS SALADAS (sin vino). Te aportará calcio e hidratos de carbono que te ayudarán a dormir.

HUMUS Y PRETZELS. Este refrigerio cremoso y crujiente ayudará a tu cuerpo a segregar serotonina y melatonina.

COPOS DE AVENA COCIDOS con leche y cubiertos de pistachos, germen de trigo y

cerezas ácidas secas. Aportan varios nutrientes fundamentales para el sueño.

MACARRONES CON QUESO. ¡Bienvenida sea la comida casera! Comer por la noche queso e hidratos de carbono te alegrará y te relajará el cerebro y el estómago.

HELADO PREMIUM. Opta por una cucharada pequeña, para satisfacer esa ansia de dulce y darle al cuerpo la dosis justa de hidratos de carbono y calcio para que se quede dormido.

O HAZTE TÚ MISMA una lista de alimentos de este tipo. Simplemente, asegúrate de que te sientes tranquila y satisfecha con lo que comes.

¿Atiborrándote de comida para compensar la falta de sueño?

¿Qué tipos de alimentos crees que son la droga de los que duermen poco? (Pista: no son frutas ni verduras). Algunas de las comidas a las que normalmente llamamos «comidas caseras reconfortantes» –porque lo son, nos reconfortan– pueden provocar también los antojos más intensos que hayas experimentado en tu vida. Suele tratarse de alimentos que son fuente de energía rápida, alimentos que proporcionan azúcares, grasas y sodio. Son comidas agradables al paladar y que sacian nuestro impulsivo cerebro animal, que no piensa

Asciende en espiral
DULCES SUEÑOS GRACIAS AL EJERCICIO SUAVE

El yoga restaurativo consiste en una breve secuencia de posturas realizadas con ayuda de soportes que te permiten relajarte por completo y descansar. Se hacen torsiones y estiramientos hacia delante suaves y estiramientos hacia atrás sencillos durante varios minutos seguidos, mientras se respira con comodidad. El yoga restaurativo está basado en las enseñanzas del maestro B.K.S. Iyengar.

Yoga nidra, el sueño yóguico, te permite oscilar entre la consciencia dormida y despierta, una especie de meditación guiada. Sigues las instrucciones en una grabación de voz, que te van llevando poco a poco la atención hacia tu interior, por lo general recorriendo detalladamente el cuerpo mientras respiras con calma y entrando en un estado de relajación total. Los últimos minutos de la clase de yoga, y en particular *savasana* (la postura del cadáver), son una forma de *yoga nidra*. Hay muchos libros, y también herramientas gratuitas en Internet, que pueden ayudarte a realizar estas prácticas.

El *qigong* es una meditación dinámica para sanarte o para mantener la salud y aumentar la vitalidad. En lugar de contar ovejas, prueba este sencillo ejercicio de relajación para que te ayude a dormir, apartando la energía de la mente y dirigiéndola hacia la zona baja del abdomen. Al apartar la atención de los pensamientos que te distraen, podrás descansar más fácilmente. Empieza por tumbarte cómodamente de espaldas. Coloca las manos en la parte baja del abdomen, unos dos o tres centímetros por debajo del ombligo. Ve trazando lentamente grandes círculos en el sentido de las agujas del reloj, con las manos en ligero contacto con la piel. Los círculos deben ser lentos, de alrededor de cuatro segundos cada vuelta. Poco a poco deberías notar que la mente se calma, al trasladar la atención hacia la zona abdominal. Recuerda, como en el caso de cualquier ejercicio, se necesita un poco de práctica. Intenta no forzarte a dejar de pensar, ya que rara vez sirve para nada. Sencillamente observa el ir y venir de los pensamientos sin juzgarlos. Poco a poco tu mente se irá calmando.

más que en energía, energía y energía. Aunque pueda darte la sensación de que con esto tu cuerpo está conspirando contra ti, en realidad está tratando de sacarte del apuro energético en el que te ha metido principalmente la falta de sueño.

El cerebro segrega hormonas que favorecen el funcionamiento metabólico normal en las distintas etapas del sueño, a última hora de la noche y a primera de la mañana. Cuando duermes menos de siete horas, las hormonas del apetito se desequilibran. Los niveles de la «hormona del hambre», la grelina (que ralentiza el metabolismo y aumenta el apetito), son más altos de lo normal, y no tienes suficiente cantidad de la hormona leptina (que acelera el metabolismo e inhibe el apetito) porque te has despertado antes de que el cerebro terminara de segregarla en el cuerpo.

El segundo factor que contribuye a esta ansia caótica de comida es que las células están cansadas y no cumplen su función. Tienen dificultad para absorber glucosa (la principal fuente de energía), y el cerebro lo interpreta como un grito de socorro: «¡Eh, que por aquí nos estamos muriendo de hambre!, danos un poco de comida y te proporcionaremos un poco de energía». Así que el cerebro aumenta la sensación obsesiva de hambre y el deseo de obtener energía rápida (una comida reconfortante). Y como la capacidad de tomar decisiones racionales y el autocontrol están muy disminuidos en el estupor derivado de la falta de sueño, te resulta facilísimo interpretar estas señales como una necesidad real y sentirte impotente frente al ansia descontrolada. Te rindes y obtienes la inyección de dopamina que dice: «Bien hecho, vuelve a hacerlo», y el

día sigue, una elección desafortunada detrás de otra.

En caso de que te estés preguntando si la falta de sueño podría explicar que recientemente hayas engordado o te cueste adelgazar, depende. Está claro que a la vista de los desequilibrios hormonales y el ansia de comer, la escasez de energía (que te impide hacer ejercicio) y una falta general de entusiasmo por alcanzar ningún objetivo de salud, es obvia la espiral descendente que se ha creado. No necesitas ponerte a dieta, hacer una desintoxicación de azúcar ni contar las calorías. El sueño es el antídoto para la falta de sueño. Y hasta que te pongas al día con tus «ZZZ-ZZZ-ZZZ» y tus «rrrrrrrrr...», no dejes que la elección de alimentos –«¡Es que no puedo resistirme!»– sea la excusa para dormir mal. Elige comer aquello que esté en consonancia con lo que entiendes que es una expresión de amor a tu cuerpo. **Puedes decidir satisfacer un antojo sin atracarte.** ¿Te acuerdas del taburete de tres patas del capítulo 2? Come con hambre, haz elecciones de comida equilibradas y saborea lo que ingieres. No olvides que comer bien te dará energía incluso aunque no hayas dormido lo necesario, que puede ser el estímulo que precisas para cumplir con el plan de ejercicio que te habías propuesto y, *además*, dormir bien esa noche.

Dormir bien garantiza que tendrás la energía física y las ganas que necesitas para disfrutar con el ejercicio a lo largo del día. Y por otra parte, el ejercicio regular reduce el tiempo que tardas en quedarte dormida y te ayuda a tener un sueño más reparador. Un estudio ha revelado que la gente duerme considerablemente mejor cuando hace al menos ciento cincuenta minutos de ejercicio a la semana. Y en contra de lo que se cree, no tienes por qué saltártelo por la noche. La relajación y la calma que sientes después de hacer ejercicio te ayudan a dormir mejor. Simplemente, puedes plantearte formas de movimiento más suaves para la última hora del día, como un paseo, yoga o meditación.

El sueño es uno de los indicadores más claros de si comemos bien y hacemos suficiente ejercicio. Como mujeres, muchas estamos dispuestas a recortar las horas de sueño por atender las necesidades de los demás o para tener «tiempo para nosotras». Si perteneces a esta categoría, lo mismo que yo, ¡ha llegado la hora de ajustar horarios y empezar a proteger nuestro sueño! Tiene que haber una manera de poder ocuparnos de nuestro trabajo, de nuestra familia y de nosotras dentro de las dieciséis horas que pasamos despiertas. De lo contrario, algo se va a ir al traste..., y será nuestro cerebro, el resto de nuestro cuerpo y nuestra cordura, si no empezamos a tomarnos el sueño más en serio.

No estoy diciendo que tengas que irte a la cama a las ocho todas las noches durante el resto de tu vida. **Pero por favor, si insistes en recortar las horas de sueño, asegúrate al menos de que es por algo que de verdad te importa.** Muchas de mis clientas me dicen que se quedan levantadas hasta muy tarde porque es el único rato que tienen para ellas en todo el día. Pero cuando les pregunto qué hacen con él, admiten que se sientan a ver alguna serie de Netflix, un capítulo detrás de otro, comiendo helado a hurtadillas y guardando, sin prestar mucha atención, proyectos en Pinterest que no acabarán nunca. Así que la siguiente pregunta que les hago es: «¿Y es eso lo que *de verdad* quieres hacer con el tiempo que tienes para estar a solas?». La respuesta típica es: «En realidad no, pero ¿qué otra cosa puedo hacer a medianoche?». Si todo esto te suena, no creo que tengas un problema de sueño ni con cuidarte como debes; tienes un problema de prioridades. Recuerda las dos opciones opuestas entre las que elegir: la recompensa inmediata y la recompensa a largo plazo. El sueño forma parte de la recompensa demorada que casi con seguridad te ayudará a crearte una vida mejor. Dormir será probablemente la forma en que puedes tratar bien a tu cuerpo en este momento. Mañana, te agradecerás haber elegido el sueño esta noche.

También debes tener en cuenta el tiempo que te lleva completar tus tareas nocturnas. Si lo habitual es que te entretengas preparándolo todo para mañana hasta bien pasada la hora en que pensabas acostarte, ponte una hora de irte a la cama más temprana. Esto significa que si quieres estar dormida para las diez y media, igual necesitas empezar a rematar el día a las nueve y media.

Con el tiempo, la mayoría de la gente que no duerme lo suficiente por la noche acaba adoptando costumbres poco saludables (ver la tele en la cama, comer compulsivamente antes de acostarse, etcétera) o patrones de sueño irregulares (levantarse tarde, largas siestas durante el día) para compensarlo. Empezamos a pensar que «somos así», cuando en realidad estos hábitos y modos de comportamiento son señales de alerta que nos avisan de que nuestro cuerpo, incluido nuestro cerebro, vive crónicamente agotado.

Si estás entre los millones de estadounidenses que no comen ni duermen bien, la falta de fuerza de voluntad no tiene

Asciende en espiral
MI PLAN PARA RECUPERARME AMANDO MI CUERPO

Dedica una hora aproximadamente a pensar qué sueles hacer cuando no duermes bien y qué te gustaría hacer de otra manera. Luego escribe en el diario de amor a tu cuerpo una especie de carta de compromiso dirigida a tu futuro «yo» falto de sueño, para que la leas cuando sea necesario como recordatorio de que quieres mimarte. Algo en esta línea:

Querida zombi... Siento mucho que estés destrozada. Tenemos que llevar el día lo mejor que podamos. Me comprometo a ayudarte a tomar el mayor número posible de decisiones inteligentes para que esta noche puedas dormir mejor. Juntas vamos a cuidarte y a afrontar el día con una sonrisa. Esto es lo que hoy voy a hacer por ti...

Cuando estés bien descansada toma decisiones concretas de cómo vas a cuidarte, para que cuando estés cansada no tengas que desperdiciar una energía cerebral muy valiosa en pensamientos negativos o decisiones desacertadas. Así podrás actuar como la persona bien descansada que quieres ser incluso aunque en ese momento te sientas como en *La noche de los muertos vivientes*.

la culpa, y la solución probablemente no esté en el bote de pastillas. El primer lugar donde buscar respuestas es la almohada. Necesitas corregir el sueño. Dormir es esencial para que tu cuerpo te ayude a regular los niveles de energía y el apetito actuando como la saludable máquina que debería ser. Intentar alcanzar objetivos de salud básicos sin dormir lo suficiente es como intentar arreglar una pierna rota con una tirita.

CÓMO RECUPERARTE DE UNA MALA NOCHE EXPRESÁNDOLE AMOR A TU CUERPO

COME BIEN. Energiza tu cuerpo lo mejor que puedas, dándole alimentos deliciosos y nutritivos que sepas que te harán sentirte con más energía.

HIDRÁTATE. Hidrátate. Hidrátate.

MUÉVETE. Aunque no te sientas en condiciones de realizar el entrenamiento, piensa en cualquier forma de moverte que pueda resultarte placentera. Recuerda que el ejercicio eleva el estado de ánimo y te ayudará a dormir mejor.

....

DESCANSA DURANTE EL DÍA PARA RECOBRAR FUERZAS. Si tienes la posibilidad, busca un momento para echarte una siestecita o descansar un poco y dejarle al cerebro hacer un poco de mantenimiento. Si tu cuerpo te dice que necesita descansar, procura hacerle caso. Cierra la puerta del despacho si hace falta y duérmete unos minutos con la cabeza apoyada en el escritorio. Eso sí, ¡que no se te olvide ponerte un despertador!

....

EVITA TOMAR DECISIONES IMPORTANTES Y ENTRAR EN CONVERSACIONES DIFÍCILES. Observa los pensamientos negativos, pero no reacciones. Recuérdate que es la falta de sueño la que habla, y decídete por la opción que te resulte más fácil, mientras sea coherente, hasta que estés más tranquila y descansada.

....

ADOPTA LA ACTITUD DE: «TRANQUILA, PUEDES CON ESTO». La fatiga es una sensación derivada de la falta de sueño. Tener esto presente puede ayudarte a mantener el equilibrio emocional. Ves que tu cuerpo funciona estupendamente. Continúa eligiendo aquello que te ayude a alcanzar tus objetivos de amor a él a pesar de la tentación de dejarte caer en una espiral descendente.

HOY TE TOCA VER EL LADO BUENO. No tienes necesariamente por qué fingir, pero una perspectiva optimista puede ayudarte a ser más tolerante con lo negativo, y ver el lado positivo de las cosas te ayudará a reponerte rápidamente de cualquier adversidad. Intenta relacionarte con personas optimistas y elige intencionadamente actividades que te levanten el ánimo.

....

Cómo dormirte con más facilidad

....

Veamos, ¿qué es lo que no nos deja dormir por la noche, y qué podemos hacer para cambiarlo? El estrés es la causa principal de los problemas de sueño. Casi el 50 % de la gente que ocasionalmente sufre de insomnio asegura que se pasa las noches en vela debido al estrés. En nuestro mundo dominado por la tecnología, de actividad constante las veinticuatro horas del día y los siete días de la semana, las líneas que dividen casa y trabajo, dormir y estar despierto están cada vez más desdibujadas. Las listas de tareas pendientes son demasiado largas y tenemos los calendarios desbordados, así que le quitamos disimuladamente al sueño minutos y horas preciosos cada noche para compensarlo. La tecnología nos permite trabajar en comunicación con personas de distintos husos horarios, es decir, hasta muy tarde, y cuando por fin hemos terminado el trabajo, siempre hay algo en la tele y en las redes sociales que nos tiene despiertos hasta las tantas de la madrugada.

CREA UN RITUAL RELAJANTE PARA LA HORA DE DORMIR, QUE TE INDUZCA AL SUEÑO Y DESINTEGRE EL ESTRÉS

HAZ UNA LISTA de cinco actividades (nada de pantallas) que te den tranquilidad y te hagan sentirte bien. Por ejemplo, escuchar música suave, llamar a una amiga, escribir una carta, pasear al perro o planear lo que te vas a poner al día siguiente.

PASA UN POCO DE TIEMPO TRANQUILAMENTE A SOLAS. Haz una meditación guiada, practica *yoga nidra* o pon música instrumental. Algo que te ayude a ralentizar poco a poco los pensamientos.

MÍMATE. En lugar de caer en la cama y punto, tómate tu tiempo para lavarte la cara y cepillarte los dientes tranquilamente, ponte un camisón, una camiseta o un pijama limpio, y masajéate los pies y las manos con lociones de esencias.

TEN UN LIBRO DE POESÍA, ORACIONES O MEDITACIONES EN LA MESILLA y léelo todas las noches. El tono familiar de las palabras hará de somnífero natural en cuanto el cerebro lo asocie con el reposo y la relajación. Mary Oliver y Rumi son geniales para esto.

RESPIRA

Gracias a Dios que podemos respirar sin pensarlo siquiera. Sin embargo, a veces no valoramos en absoluto esta fuerza vital y nos privamos de descubrir el impacto tan formidable que pueden tener unas cuantas respiraciones profundas en la mente, el cuerpo y el espíritu. Respirar es la base de la relajación y es también una forma barata, y sin efectos secundarios, de mejorar la calidad del sueño. A continuación te muestro algunas de las ideas de amor al cuerpo que más me gustan para centrar la atención en la respiración. Cuando se practica con regularidad, los beneficios de la respiración profunda se multiplican e intensifican. Empieza por unas pocas respiraciones, y ve aumentando el número poco a poco. En solo cinco minutos, esta actividad puede inducir una sensación de calma, ralentizar el ritmo cardíaco y estabilizar el ánimo.

¿UN BAJÓN DE ENERGÍA PERO TODAVÍA NO ES LA HORA DE DORMIR?

Si estás cansada pero falta mucho tiempo todavía hasta que sea una hora realista para acostarte, este ejercicio le dará un respiro a tu cerebro sin necesidad de que te eches una siesta.

Cierra los ojos y respira hondo unas cuantas veces seguidas, dejando que el abdomen suba y baje. Al inspirar, llena el abdomen como si fuera un globo. Al espirar, imagina que todo el aire sale rápidamente del globo a medida que el abdomen se desinfla.

¿CANSADA Y LISTA PARA DORMIR? PRUEBA LA RESPIRACIÓN «4-7-8»

Este tipo de respiración está particularmente indicada para esos momentos en que la mente da vueltas o eres incapaz de calmar los pensamientos estresantes. Inspira contando hasta cuatro, retén el aire contando hasta siete y espira contando hasta ocho. Lo que estás haciendo básicamente es activar la respuesta cerebral de relajación, y cuanto más provoques al cerebro, ¡con más fuerza responderá!

Tumbada en la cama, empieza por unas cuantas respiraciones largas, lentas y profundas, sin intentar controlar la duración. Simplemente inspira y espira. Relaja la mandíbula, la lengua y la boca. Libera cualquier tensión o contracción que sientas en la cara. Empieza haciendo una espiración completa por la boca. Cierra la boca e inspira por la nariz contando hasta cuatro. Ahora contén la respiración contando hasta siete, y acto seguido contando hasta ocho suelta el aire por la boca dejándolo pasar entre los dientes. Repítelo cinco veces seguidas… si sigues despierta.

La meditación, la visualización guiada, los ejercicios de respiración profunda y la relajación muscular progresiva (tensar y relajar alternativamente los músculos) pueden también contrarrestar la ansiedad y los pensamientos vertiginosos para que seas capaz de dormirte y dormir seguido.

Húndete en la cama. Empezando por los dedos de los pies, tensa cada músculo del cuerpo a medida que inspiras profundamente. Afloja los músculos mientras espiras e imagina que esa parte del cuerpo se hunde profundamente en el colchón. Repítelo con cada grupo de músculos, desde las piernas, los glúteos y el estómago hasta el pecho, los hombros, el cuello y la cabeza.

Visualiza colores: imagínate en un sitio tranquilo, relajante; luego imagina que aparecen los colores verde y azul cuando inspiras. Contémplalos moverse en tu espacio feliz. Con la espiración, imagina liberar el color rojo, o las emociones negativas: ira, frustración, etcétera.

Cómo dormir seguido más fácilmente

Ya sean los sonoros ronquidos que te llegan del otro lado de la cama o el suave golpeteo de unos piececitos por el pasillo, lo cierto es que hay muchas razones por las que nos cuesta dormir de un tirón. Pero una vez que comprendes lo importante que es dormir para la salud y la cordura de cualquiera, es más fácil tomar las medidas necesarias para poner remedio a lo que nos quita el sueño. Si tu pareja ronca, anímala a que le hable de ello al médico, porque lo más probable es que tú no seas la única persona que vive las consecuencias negativas del ruido, y quizá haya una solución. Hay parejas que aseguran haberlo resuelto con tapones para los oídos, aparatos para corregir la postura durante el sueño, almohadas y máquinas de ruido blanco. Dormir en otra habitación también es una posibilidad. No tiene por qué ser de continuo, pero cuando *de verdad* necesitas dormir, no hay nada mejor que poner una pared de por medio entre los ronquidos y tú. En su libro *The Sleep Revolution,*[*] Arianna Huffington recomienda a las parejas dormir en habitaciones distintas si cualquiera de los dos miembros tiene dificultad para dormir bien o hábitos de

* *La revolución del sueño.* Plataforma Editorial. Barcelona, 2016 (N. de la T.).

117

sueño diferentes: «Puede que ya sea hora de exigir que la expresión *ir de cama en cama* deje de referirse al sexo y signifique más bien buscar el lugar donde dormir las horas que necesitamos».

Si te despiertas y te cuesta volver a dormirte, quédate en la cama salvo para ir al baño o a beber agua. Mejor todavía, ten agua en la mesilla. Descansar en la cama, incluso aunque no estés dormida, sigue siendo beneficioso para tu cuerpo. También puede servir para reducir la ansiedad por no poder dormir y devolverte espontáneamente al patrón de sueño. Respira, medita, haz visualizaciones para calmarte, sobre todo cuando te despiertas y empiezas a preocuparte por todo el tiempo de sueño que estás perdiendo. ¡Ten el despertador fuera de la vista! La ansiedad por no poder volver a conciliar el sueño se intensifica cada vez que miras el reloj y calculas los minutos que faltan para que amanezca.

Si te parece que llevas despierta más de veinte minutos (sin consultar el reloj) y sigues sin poder dormirte, los expertos sugieren que te levantes y durante un rato hagas algo, que no vaya a estimularte, hasta que vuelvas a estar cansada. Esto no incluye navegar por Internet, comprobar el correo electrónico ni ver la televisión. Lee un libro de poesía o un manual de instrucciones. Tengo una clienta que jura que ponerse a doblar una montaña de ropa en mitad de la noche es suficiente para recordarles inintencionadamente a su mente y a su cuerpo que mejor estarían durmiendo.

Puedes probar también un mantra para dormir, una frase que te repites una y otra vez en cuanto te das cuenta de que te has despertado. Cuanto más lo hagas, más fácil te resultará. Podría ser: «Buenas noches, cerebro, ¿te parece que hablemos de esto por la mañana?». O una oración que te sea familiar, o la letra de una canción. Una vez que adoptes esta estrategia, durante las próximas semanas ponla en práctica en cuanto te despiertes por la noche, repitiendo las palabras una vez tras otra siempre que quieras volver a quedarte dormida. Si los pensamientos van y vienen (y probablemente lo harán), no hay problema, obsérvalos y déjalos pasar, y vuelve a las palabras, sigue repitiéndote con suavidad el mantra.

....

REFLEXIÓN DE AMOR AL CUERPO: abre el diario y anota lo que piensas y sientes sobre el sueño. ¿Crees que tus hábitos de sueño actuales son una muestra de amor a tu cuerpo? ¿Qué aspectos te gustaría mejorar?

....

«Dormir es la cadena de oro que une la salud a nuestro cuerpo».

-Thomas Dekker

Segunda parte

Cómo te sientes

· ·

Abrazar tus emociones

Capítulo 5

Todos los sentimientos importan

Sentirte mal te ayuda
a sentirte bien

Filosofía

Todos los sentimientos, incluso los negativos, son en realidad importantes para tu bienestar porque te sirven de orientación para tomar decisiones. A veces cuando te sientes mal acabas tomando decisiones que en realidad no quieres tomar, saboteando así tus esfuerzos más loables de amor a tu cuerpo y empujándote a una espiral descendente. Dominar el arte de saber vivir con las emociones es esencial para transformar los hábitos de salud. Una vez que comprendas que todas las emociones tienen un propósito, puedes aprender a mimarte más y a amar tu cuerpo te sientas como te sientas.

PILARES DEL AMOR AL CUERPO
Aprende a abrazar tus emociones

AMA: quererte significa también permitirte sentir todo el espectro de emociones posibles para tener una vida sana, feliz y con sentido.

CONECTA: siente cómo se manifiestan las emociones en tu mente y en tu cuerpo y usa esa información para aprender a cuidarte.

MÍMATE: elige lo que te aporte una sensación de calma, de ligereza o de paz cuando sientas emociones negativas. Mantén el compromiso de cuidar de ti.

La cantinela del «no puedo»

«No estoy segura de que me vayas a poder ayudar –dijo–. No es por ti..., es que sé de sobra lo importante que es comer sano y hacer ejercicio. Ya he estado con otros nutricionistas. Lo he intentado, pero nunca lo consigo. Sé lo que debería hacer, y evitar... Solo que no lo hago. No soy capaz de hacerlo. Y no sé por qué».

Todas las personas a las que he ayudado en mi vida cuentan alguna variante del «no puedo». Lo curioso es que hay algo en ellas que sí cree que pueden cambiar, porque están sentadas en mi consulta, pero lo primero que admiten es que se creen muy poco capaces de lograr un cambio. Solo una vez que se ven conseguir los objetivos que se proponen, elegir lo que de verdad quieren elegir, empiezan a creer que *pueden* cambiar.

¿Qué te parece si te digo que la razón más probable de que la gente no alcance sus metas es su voz interior? (En mi caso y en el de muchos, ¡más de una!). La mejor forma de salvar los obstáculos mentales y crear hábitos duraderos es reconocer los pensamientos negativos que te oyes repetirte... ¡y luego hacer lo que tengas que hacer sin prestarles mayor atención! Párate un segundo y piénsalo. Imagina observar los pensamientos, los sentimientos y las convicciones, incluso los más espantosos, decirles «hola, os veo», y acto seguido elegir de todos modos aquello que sea una expresión de amor a tu cuerpo. Ya estés pensando: «Suena interesante, voy a hacer la prueba» o «Conmigo esto no va a funcionar», da lo mismo; eso que piensas son solo palabras, el cuento que te cuentas a ti misma, y ese cuento no tiene por qué determinar tu próxima decisión.

Así es precisamente como vas a recuperar la libertad de elegir y como vas a crear *flexibilidad psicológica*, es decir,

Asciende en espiral

¿Cómo sería tu vida si solo pudieras sentir emociones positivas? ¿Cómo sabrías valorar lo que es estar contenta si nunca estuvieras triste? ¿Cómo sabrías que ser demasiado severa contigo misma está mal si no sintieras el dolor que te causan los pensamientos negativos? ¿De qué manera amar tu cuerpo te puede ayudar a estar en contacto con tus sentimientos?

a desarrollar la capacidad de poder pensar en cómo te sientes e, independientemente, elegir expresarle amor a tu cuerpo incluso cuando sea difícil de hacer. Es la manera más gratificante de crear nuevos hábitos porque, por una vez, ¡no tienes que hacer nada! Basta con que no permitas que los pensamientos desfavorables –ese cuento inventado que te cuentas a ti misma– te influyan a la hora de elegir. Es más eficaz que intentar «ser positiva» o que emplear técnicas de autoafirmación, porque ambas estrategias pueden parecerte un poco falsas, cuando finges que lo que piensas o sientes en un determinado momento no es real. Observar pasivamente los pensamientos es más efectivo que oponerte a ellos, preguntarte si son ciertos o intentar hacerlos desaparecer. ¿Qué más da si un pensamiento es cierto o no? No es más que un puñado de palabras, nada más. Puedes elegir demostrarle amor a tu cuerpo en todo momento sin importar lo que estés pensando o sintiendo.

No muerdas el anzuelo

Los pensamientos dan vueltas sin cesar en la cabeza, y como si fuera una radio con el dial estropeado, no puedes hacerlos callar. Los pensamientos favorables son constructivos y te inspiran a tomar decisiones para mejorar. Aunque un sentimiento te haga sentirte molesta –al recordarte, por ejemplo, un objetivo que quieres conseguir–, puede serte de ayuda si es compasivo: «Sé que estás cansada y estresada, pero el plan de ejercicio te importa de verdad. Hacer ejercicio va a ayudarte a superar el estrés». Cualquier pensamiento que no contribuya a mejorar tu vida o no te ayude a alcanzar tus objetivos merece el calificativo de «desfavorable»: «No tengo tiempo, motivación o fuerza de voluntad. Ya he fracasado antes, volveré a fracasar...», etcétera, etcétera. Son versiones todas ellas del «¡no puedo!». Los pensamientos desfavorables son obstáculos, juicios, comparaciones y predicciones

Asciende en espiral
HAZTE AMIGA DE TUS SENTIMIENTOS

Cuando algo no va bien y no sabes cómo actuar, PACTA.

PRESENCIA. Permanece atenta. ¿Qué está sucediendo ahora que sea importante para mí? ¿Van a llevarme estos pensamientos a un cambio positivo?

ACEPTACIÓN. Independientemente de cómo me sienta, acepto que estar donde estoy es para bien.

TOMAR UNA DECISIÓN. ¿Qué opción va a ayudarme a tener una vida mejor? ¿Qué puedo hacer en este momento para ascender en espiral?

ACTUAR. Pon en práctica lo que has elegido y comprométete con ello. Cuanto antes mejor.

Usa la siguiente *frase de sentimientos* para hacerte más consciente de los desencadenantes emocionales de alta intensidad que actúan en ti y de cómo es probable que respondas:

«Ha ocurrido _____ y me siento _____. Tengo ganas de _____, pero en lugar de eso voy a _____».

Primer espacio = el desencadenante
Identifica un suceso que creas que está influyendo en tus pensamientos y sentimientos. «No sé» es una respuesta válida.

Segundo espacio = tus emociones
Nombra al menos un sentimiento que tengas ahora mismo. Normalmente un suceso o pensamiento negativo va seguido de una emoción negativa. Recuerda, incluso los malos sentimientos pueden ser beneficiosos.

Tercer espacio = la respuesta automática
Podría ser hacer caso del pensamiento negativo, rehuir una emoción o manifestar cualquier comportamiento que hayas aprendido a tener cuando surgen ciertos pensamientos o sentimientos. Estas respuestas son inútiles y no te acercan lo más mínimo a tus objetivos de amor a tu cuerpo.

Cuarto espacio = una acción favorable
Esto es lo que harás en lugar de dejarte llevar por el impulso desfavorable. Puedes nombrar una forma de actuar o varias, pero sin demorarte. Cuanto antes actúes, mejor te sentirás.

que solo sirven para hacerte vivir estancada y con miedo a actuar.

Describe en unas pocas palabras cómo te hacen sentirte los pensamientos desfavorables. Basándote en lo que piensas y sientes, imagina cómo es probable que respondas. ¿En serio crees que tienes alguna probabilidad de expresarle amor a tu cuerpo dejándote llevar por esa actitud? ¡De ningún modo! Los pensamientos pueden influir poderosamente en lo que haces, y de repente da exactamente igual que hayas comprendido que es importante ocuparte de ti. Los pensamientos desfavorables te van encendiendo emocionalmente poco a poco. Muchas veces puedes apreciarlo físicamente: el corazón se te acelera, sientes una opresión en el pecho, notas tensión en los músculos, aprietas la mandíbula. **Eres como un pez hambriento. Muerdes el anzuelo, te quedas enganchada al hilo de pensamiento negativo y, atrapada, empiezas a dar coletazos debatiéndote con toda esa energía negativa.** La decisión que tomes inmediatamente a continuación no será tranquila y sensata si estás enredada en la negatividad. Pero lo bueno es que no tienes por qué quedarte enganchada. En lugar de morder el anzuelo, PACTA contigo: manifiesta

Presencia, ACeptación, Toma una decisión y Actúa.

PACTA es la práctica de ser plenamente consciente. El objetivo es darte cuenta de lo que está ocurriendo y tener interés por saber cómo puedes ayudarte. Lo aceptas en lugar de luchar contra ello o ignorarlo. Y cuando consigues salir de la trampa del pensamiento, eres libre para decidirte por la opción que más sentido tenga y actuar de inmediato sin desperdiciar más fuerza intelectual. PACTA te ofrece una estrategia para tratar con las emociones complejas que te atrapan, al tiempo que ahorras energía para lo más importante.

Cuando mis clientes aprenden PACTA y empiezan a practicarlo, algunos me dicen que ser plenamente conscientes les resulta muy costoso: «Vivir en la inconsciencia era más fácil. Me desconectaba y ponía el piloto automático». No te sorprendas si ser consciente hace aflorar algo que te desestabilice. Si te resulta difícil mirar cara a cara a tus pensamientos y sentimientos, recuérdate que esto es experimentar la vida plenamente: te das cuenta de lo que sucede y te haces cargo de ello. Si las espirales ascendentes no surgen de inmediato, pronto lo harán.

Sentirte bien y sentirte mal es, al final, igual de beneficioso

Alegres, tristes, buenas, malas; de la melancolía al mal humor, del alborozo a la dicha, y todas las posibilidades intermedias: los seres humanos somos un auténtico torbellino de emociones fugaces. Cuando te das cuenta de que te sientes bien, tiendes a identificarte con ese estado de felicidad. Tienes un sentimiento de satisfacción, de placer, de gratificación, de alegría. En la mayoría de los casos, sentirte bien te parece «lo natural», el estado para el que estás hecha. Asciendes en espiral rebosante de energía y la irradias a cuanto te rodea. Expresarle amor a tu cuerpo no requiere ningún esfuerzo cuando te sientes bien. Por el contrario, sentirte mal puede parecerte «improcedente». Por lo general no te gusta vivir en *La ciudad de la tristeza* y buscas el camino más rápido para salir. Por una parte, eso es bueno. Te mantiene alejada de la depresión y te dirige hacia emociones más positivas, y se convierte en tu forma predeterminada de ser. Pero las emociones negativas son la manera que tiene tu cuerpo de decirte: «Algo no va bien y necesito que prestes atención». Cuando te sientes baja de moral, la motivación para ser amable con tu cuerpo decae naturalmente. Tranquila, no pasa nada. Nadie ha dicho que tengas que estar contenta todo el tiempo. Cuanto más experta te hagas en reconocer todas tus emociones, más preparada estarás para elegir expresarle amor a tu cuerpo tanto en los momentos dulces de la vida como en los amargos. Es importante que tengas claro que cuando te sientes mal, no eres impotente. Siempre puedes apelar a la libertad de elegir, y decidir expresarle amor a tu cuerpo.

Abrazar todas tus emociones quizá sea el aspecto más importante para amar tu cuerpo..., sobre todo si acostumbras a sobrellevarlas de un modo que no denota amor a tu cuerpo precisamente, como atracarte de comida para acallarlas, comer compulsivamente, privarte de comer, beber en exceso, aislarte de tus amigos y tu familia, saltarte el ejercicio, machacarte verbalmente o descuidarte física y

mentalmente de cualquier otra manera. Sentirte mal no tiene por qué hacerte tomar decisiones que luego lamentarás. De hecho, expresarle amor a tu cuerpo cuando te sientes mal es el atajo para empezar a ascender en espiral y sentirte mejor mucho antes.

En parte, la función de las emociones es procurarte información para que puedas elegir mejor. La neuróloga y escritora Jill Bolte Taylor insiste en que, desde el punto de vista biológico, los seres *humanos somos criaturas sintientes* que *además* pensamos. Constantemente escaneamos el entorno con todos los sentidos, y luego el cerebro intenta darle sentido a la información que recogemos. **Nos formamos opiniones sobre lo que sucede basándonos en nuestras percepciones —una combinación de pensamientos y sensaciones—, no necesariamente en los hechos.** En el sentido más básico, los pensamientos y sentimientos intentan ayudarte («Estoy a salvo» o «Estoy en peligro»). El sistema biológico está configurado para alertarte de los peligros de modo que puedas responder a ellos de la forma apropiada. La inquietud que te invade antes de cruzar una calle de mucho tráfico, por ejemplo, contribuye a mantenerte a salvo. Y el dolor que causan las emociones negativas debería comunicarte: «No me gusta sentirme así. Necesito hacer algo». Ahora bien, si las interpretas como territorio peligroso, puedes sentirte impelida a evitarlas totalmente anestesiándote contra el dolor. Cada vez que surge una emoción negativa, quieres escapar. Y es en ese intento de escapar del dolor donde las decisiones racionales se van al traste. Por el contrario, cuando consideras que los sentimientos molestos pueden ser beneficiosos, no necesitas escapar. Si eres capaz de establecer contacto con ellos y mirarlos de frente aunque tengas miedo, entenderás mejor su propósito y tomarás decisiones inteligentes sobre qué hacer a continuación, en caso de que haya que hacer algo. No reniegues de un sentimiento. Tal vez no te guste. Pero cuando reflexionas sobre los sentimientos dolorosos mirándolos a través de la lente del amor a tu cuerpo, la necesidad de escapar, anestesiarte o evitarlos da paso a la compasión y el afecto hacia ti. En cuanto te des cuenta de que estás enredada en pensamientos desfavorables o en una espiral descendente, párate, estés haciendo lo que estés haciendo, y presta atención. PACTA, o completa la frase de sentimientos. Presta atención a lo que te está ocurriendo y toma una decisión que te haga empezar a ascender en espiral.

Visualiza las olas en medio de la tempestad y surféalas

Me encanta el agua. Me encantan la trasparencia cristalina de los lagos y las olas inmensas que rompen en la playa de Haleʻiwa, en la costa norte de Hawái. Igual que en el mar, a veces hay emociones agitadas y tempestuosas. Párate y evoca la imagen de las olas en medio de la tempestad, observa su fuerza, su poderío, siéntete indefensa mientras dura la tormenta, y luego nota cómo se va yendo y las olas recuperan la normalidad. Cuando estás en medio de una furiosa tempestad de pensamientos y sensaciones, es una ayuda saber que los sentimientos e incluso los deseos

más imperiosos llegan y se van; no hay necesidad de echarlos ni de escapar de ellos. Obsérvalos simplemente. Dales una voz: «Hay tormenta, ¿eh? ¡Vaya olas!». Encuentra un estado en que tu mente pueda colorear la imagen. Este acto en sí basta para redirigir los pensamientos y la atención. Visualízate capeando el temporal. PACTA, y deja que hacerlo te ponga en un sitio a salvo.

¿Puedes confiar en que la tempestad emocional pasará? ¿Cómo puedes expresarle amor a tu cuerpo mientras dura? Una técnica ampliamente estudiada es la que se denomina *surfear la ola del deseo*, metáfora de lidiar con los desencadenantes de las reacciones impulsivas. Cuando sientes el deseo imperioso de hacer algo que no quieres hacer, te montas en la ola, por así decirlo. En lugar de echar mano de la comida, una copa o un cigarrillo, súbete a la tabla, mantén el equilibrio y deja que la ola te deposite de vuelta en la orilla. Igual suena un poco fantasioso que la mente pueda sostenerte y trasportarte hasta atravesar una situación difícil. Créeme, es mágico el cambio que se produce cuando haces la prueba y te ves retomando realmente el control de lo que haces. Primero te visualizas capeando el temporal, montando las olas del deseo, y cuando finalmente consigues llegar sana y salva a la orilla, la sensación de logro te hace ascender en espiral y empiezas a creer seriamente, más que nunca: «Puedo hacerlo», «Lo acabo de hacer».

La conexión es un pilar esencial del amor a tu cuerpo. Conectarte con tus sentimientos habitualmente, no solo cuando hay tormenta, es la manera más eficaz de establecer hábitos que resistan el paso del tiempo. Una vez que decidas que mimarte es una prioridad, forma parte de tu cometido prestar atención a cómo te sientes cada día. El objetivo es establecer contacto con tus pensamientos y sentimientos, tener una mayor consciencia y luego hacer pequeñísimos ajustes basados en tu respuesta a preguntas como «¿cuál es el sentimiento (positivo o negativo) que más he experimentado últimamente?», y después profundizando un poco más, «¿cuándo empecé a sentirme así?» y «¿tengo idea de qué lo ha provocado?». Si se trata de una emoción positiva, piensa cómo podrías establecer contacto con ella más a menudo. Si estás intentando superar un sentimiento negativo, pregúntate qué harías por un amigo que se sintiera así. Haz lo mismo por ti. Nos da fuerza comprender que incluso las emociones que más hemos temido pueden sernos de utilidad en lo que respecta a honrar el amor a nuestro cuerpo.

Cuanto más cómoda te sientas experimentando todas tus emociones, con más seguridad actuarás para expresarle amor a tu cuerpo. Verás que incluso cuando no te resulta fácil, te es posible ser atenta contigo misma. La práctica de la atención plena es el camino hacia la flexibilidad psicológica y desarrolla en nosotros la capacidad de observar los pensamientos y sensaciones sin dejar que controlen nuestra respuesta. Cualquier cosa que hagas para mejorar la calidad de esa consciencia –cualquier forma de meditación, relajación, atención, observación y contacto directo con la vida y el mundo que te rodea– es beneficiosa. Practica la atención plena con regularidad, en los momentos buenos y en los malos. De ese modo podrás acceder a ella con facilidad cuando de verdad la necesites.

Es hora de plantarles cara a los pensamientos acosadores

Los pensamientos te ayudan a conceptualizar lo que percibes de una situación. Es cierto que a veces un pensamiento te aborda con buenas intenciones y tú, por error, aprietas el botón de alarma. Pero no todos los pensamientos juegan limpio. Algunos pueden ser auténticos malos bichos manipuladores, exactamente igual que aquella tramposa que había en el instituto que aparentaba ser tu amiga pero que secretamente actuaba más como una enemiga. Los pensamientos bravucones y acosadores pueden hacerte sentir que no vales nada, avergonzada, mangoneada, atrapada, despreciada, sola, insegura, amenazada, idiota y fea. Y demasiado a menudo, los acosadores mentales se colocan justo entre tú y tus objetivos.

¿Cuál es la mejor táctica para plantarle cara a un acosador? Los expertos en crianza infantil de nuestros días te dirían que para que un niño esté a prueba de acosos, debes ayudarlo a cultivar la seguridad en sí mismo con estrategias que le permitan manejar la situación él solo. En lugar de indignarte y enviar un correo electrónico al colegio exigiendo que se castigue al ofensor, a nuestros hijos les beneficia saber que los consideramos lo bastante fuertes y listos como para resolver la situación ellos solos. Ahora vamos a aplicar la misma actitud a los **tres tipos de voces autodestructivas** que pueden acompañarnos hasta que somos ya personas adultas. Eres lo bastante fuerte y lista como para plantarles cara a las acosadoras internas que sabotean tu felicidad y tu bienestar.

Primero está la perfeccionista despiadada. Es una mezcla entre la Joan Crawford de *Queridísima mamá* y la emperatriz del hogar y las finanzas Martha Stewart, y su misión es hacerte sentir como el barro de las calles de Nueva Orleans la mañana después del carnaval: hagas lo que hagas, nunca es suficiente; siempre serás una incompetente; nunca alcanzarás tus metas. Reparte juicios implacables como se reparten caramelos la noche de Halloween y nunca pierde una oportunidad de criticarte: «Eres demasiado fea para salir en la foto», «Que no se te ocurra estropearlo todo ahora comiéndote un postre», «Lo estás haciendo fatal», «Eres una vaga», «Mira qué asco de muslos». Esta acosadora te pone el listón a una altura imposible y te roba luego la capacidad de mostrar compasión hacia ti misma. El perfeccionismo es, con mucho, la forma más común y más peligrosa de pensamiento acosador. Escuchar a la perfeccionista despiadada te impide llevar la vida que quieres, porque te hace vivir con miedo, inmovilizada en una celda diminuta, incapacitada para hacer un solo movimiento sin el temor de provocar su cólera.

Me encanta ayudar a mis clientes a pararle los pies a la siguiente acosadora: la *rebelde sin causa*. Igual que una adolescente enfurecida, dominada por la angustia y la ansiedad, se volverá contra ti de un instante para otro y ten por seguro que se opondrá a cada paso que intentes dar, sean cuales sean tus planes: «¡No puedes hacerme esto, MAMÁ!», «¡Se acabó; me marcho!». Tu rebelde interior aborrece la estructura y no quiere que nadie la controle. Cree que es bueno ser mala, y obtiene su poder de obligarte a hacer exactamente lo contrario de lo que te has propuesto. Cuando te pones objetivos y no los cumples, puedes agradecérselo a esa voz rebelde, que no quiere tener que vérselas con tu cambio de comportamiento. Con su instinto asesino, te convence de que cualquier otra voz es el auténtico enemigo y de que ella es tu única amiga verdadera. La voz rebelde te dice: «La instructora es una estúpida. Vamos a saltarnos el ejercicio, a comprar magdalenas de camino a casa y a comérnoslas en el coche». Esta voz suele aparecer justo en el momento en que empiezas a intentar cambiar de hábitos, sobre todo si ve que te está costando o que te sientes frustrada. Cuando empiezas a poner tu energía en un hábito nuevo, dice: «Olvídate de esto» y también: «No te ve nadie», pero es mentira. *Tú* estás siempre ahí.

La niña caprichosa. Todas tenemos una niña interior. A veces es una pequeña caprichosa llorona y malcriada como Veruca Salt en *Chalie y la fábrica de cholocate* –«Quiero un umpa lumpa ¡ahora!»–. Los niños no han desarrollado todavía la parte racional del cerebro que entiende el valor de los límites y tienen dificultad para regular sus emociones. Como mujeres adultas, deberíamos saber que no siempre

Asciende en espiral
ESCRITURA EXPRESIVA

¿Cuántas veces sueltas todo lo que llevas dentro, como si fueras una niña de trece años desahogándose en su diario? Volcar tus pensamientos en una página en blanco te ayuda a filtrar las emociones y a ver la experiencia desde otra perspectiva. Muchas veces, cuando empiezas a realizar con regularidad ejercicios de escritura expresiva, descubres cosas que no sabías que estuvieran en ti. Este proceso, además, traslada la información a centros cerebrales de almacenamiento diferentes, lo cual puede reducir la intensidad de lo que sientes y darte la posibilidad de sortear las dificultades expresándole amor a tu cuerpo.

Suéltalo todo

No puedes arreglar lo que no conoces. Los pensamientos y sentimientos necesitan un lenguaje:

- Escribir te permite observarte. Con atención neutral, no con juicios.
- Ponlo por escrito y punto. Empieza a escribir, y no te preocupes de si no está bien redactado.
- Obsérvate como un científico observa a un sujeto.
- Sé curiosa y sincera. Mira con detenimiento tus pensamientos, sentimientos, expresiones corporales y reacciones.
- Que no te preocupe si tus palabras podrían herir a alguien. Este es un escrito privado.
- Escribe durante al menos quince minutos o hasta que creas que has terminado. Después, léelo.

Cuando intentas entender el propósito de los pensamientos o sentimientos:

- Disminuyen la ansiedad y el dar vueltas sin fin a pensamientos críticos y perjudiciales.
- Puedes empezar a identificar la raíz de un problema. Quizá veas que tu respuesta ha tenido sentido, dada la situación. O descubras que has cometido un error.
- Hacer esta «pausa» sagrada deja espacio para que los sentimientos pasen espontáneamente, sin sabotearte a ti misma.

Acciones: a partir de ahí, ¿se te ocurren tres pasos posibles? Brené Brown nos recuerda: «Cuando asumimos la responsabilidad de una experiencia y la hacemos nuestra, obtenemos el coraje que necesitamos para poder escribirle un nuevo final».

Escribe el final que quieras, y no te olvides de que eres humana. Eso significa:

- Siento cosas.
- Cometo errores.
- Tengo fuerza para afrontarlos.
- No tengo por qué evitar el dolor.
- Soy capaz de aprender, evolucionar y responder mejor la próxima vez.

¿Qué vas a hacer por ti a la luz de esta experiencia emocional?

podemos tener lo que queremos y siempre que lo queremos. Imagínate que llevas a un niño a una juguetería a comprar un juguete y cuando está allí quiere más de uno. Le dices: «En este momento no», y te lanza un: «¡no hay derechoooo!», seguido de un berrinche y una espectacular pataleta. Respiras hondo y le explicas: «A veces hay que elegir. Escoge un juguete. Es normal que estés triste porque había otros que también querías. Pero ya habrá más juguetes en el futuro».

Ahora imagina lo que el «juguete» podría representar para ti: un segundo trozo de pastel, una sesión maratoniana de televisión a las tres de la mañana o quedarte remoloneando en pijama en lugar levantarte y ponerte de inmediato la ropa de gimnasia. Quizá la voz infantil te diga: «No quiero levantarme para hacer ejercicio», «Quiero más helado ahora mismo», «Qué pereza ir al supermercado» o «Detesto cocinar». Otra cosa es que tomes la decisión reposada y consciente de que quieres deleitarte en saborear un postre exquisito; en ese caso, la moderación te evitará el dolor de tripa propio de la niña caprichosa. Asume que no te gusta ni ir a comprar comida ni cocinarla, pero hazlo de todos modos porque sabes que es importante. Es posible que esté aprovechándose de ti tu niña interior, si consigue que dejes de hacer lo que te habías propuesto cada vez que lloriquea: «¡Es que no tengo ganas!». La mejor forma de poner fin a una rabieta es ignorarla abiertamente y seguir con lo que tenías planeado. Haz cuanto esté en tu mano por sortear a la pequeña caprichosa que patalea enfurecida en el pasillo tres, y luego tómate tu tiempo en el departamento de frutas y verduras hasta que os hayáis calmado las dos. Cuando te

veas pensar «quiero» o «no quiero», pregúntate: «¿Qué *necesito*?» para hacer que aparezca la voz sensata de tu cuidadora interior.

Derrota a ese pensamiento acosador: mátalo con dulzura

Por más que te empeñes, a un pensamiento acosador no puedes obligarlo a callarse, pero tampoco tienes por qué dejar que te controle la vida. ¿Qué ocurriría si empezaras a ver los pensamientos solo como lo que son: historias que la mente te cuenta? **No eres tus pensamientos. Estos tienen poder sobre ti solo cuando se lo das.** Los pensamientos son sencillamente el modo que tiene el cerebro de filtrar información, y que tengas un pensamiento no significa que debas ponerlo en práctica. ¿Y si fueras capaz de reconocer un pensamiento perjudicial sin dejar que tome el mando y decida tu próxima elección? Puedes lograrlo, diciéndole «hola» a ese pensamiento acosador y haciendo luego lo que cualquier niña lista haría en el patio del colegio: mirarlo a los ojos, y a continuación darle la espalda e irte a jugar con tus amigas de verdad: tus emociones.

El secreto está en hacer sitio para todos tus sentimientos, incluso los desagradables. Considera a cada uno de ellos tu huésped temporal. Ponte la sonrisa hospitalaria y hazle saber a ese sentimiento lo mucho que aprecias su presencia. Saca las sábanas de hilo, la porcelana fina y la botella de vino bueno. Agradece que esa emoción se haya presentado, porque está comunicándote algo importante y te da la oportunidad de aprender a amar tu cuerpo un poco más cada día.

Imagina que el pensamiento te dijera: «Qué asco de día. Vamos a encargar una *pizza* y a comérnosla en la cama», y en lugar de ir a recluirte en tu casa, te pararas delante de tu restaurante de comida tailandesa favorito y saborearas una cena agradable y tranquila tú sola. O que el cerebro te dice: «¿Dónde está el vino? No puedo con estos niños sin una copa», y no vas derecha a por el sacacorchos, sino que respiras hondo, dejas que el pensamiento pase y decides tomarte un vaso grande de agua. O tal vez se queje: «No tengo fuerzas para ir a entrenar. Mi jefe ha estado insoportable», pero sigues poniéndote tranquilamente la ropa de deporte y dedicas una sesión de *kickboxing* a poner a prueba tu capacidad de recuperación.

Cuando el dolor, el miedo o la incertidumbre se presenten, haz una fiesta e invítalos a mirar desde las gradas mientras improvisas una danza de amor a tu cuerpo en nombre de la libertad. Así es como puedes darle una patada en el trasero a un pensamiento malicioso. Una vez una clienta me dijo: «Nadie se porta tan mal conmigo como yo. Francamente, si estuviera casada conmigo me divorciaría». Tu forma de hablarte es una ventana que te permite ver el concepto que tienes de ti..., y para muchos de mis clientes, cambiar ese diálogo interno es uno de los pasos más difíciles que conlleva adoptar una forma de vida nueva.

No te extrañes si al probar alguna de estas técnicas empiezas a ver un cambio de pensamientos inmediato. **Los clientes** me dicen a menudo que en solo unos días han notado una gran diferencia en la forma de hablarse a sí mismos, y esto incluye una menor frecuencia de pensamientos intimidadores, más fuerza para plantarles cara a los pensamientos negativos y ser conscientes de cuándo los pensamientos trataban en realidad de ayudarlos pero ellos sentían el impulso inmediato de apretar el «botón de alarma». A medida que pase el tiempo, seguirás notando una diferencia, porque habrás encontrado la forma de apreciar las emociones negativas y de tolerar los pensamientos desfavorables. No puedo asegurarte que desaparezcan para siempre, pero el poder que tienen sobre ti disminuye. Incluso yo me sorprendo ocasionalmente comiendo para escapar de una emoción, o pellizcándome instintivamente un michelín delante del espejo muy de tarde en tarde. Me gusta pensar que mi acosador interior es como el espeluznante personaje de Malachi en *Los niños del maíz*, de Stephen King. Cuando Malachi me ataca con un insulto, como: «¡Mírate, foca!», lo saludo con frialdad: «Hola, Malachi». Y después hago algo inspirador para aliviar el dolor de la ofensa..., como abrazar a mis hijas sin motivo alguno. Y si eso no surte efecto, pruebo alguna otra cosa, sabiendo que en cuanto me encuentre mejor, yo gano y Malachi pierde.

¿Qué «nombre» puedes darles a tus peores acosadores mentales? Cuando los pensamientos dañinos adopten una personalidad distinta de ti, te acordarás de que no son el *verdadero* tú y te será más fácil defenderte de ellos.

Cuando cómo te sientes influye en lo que quieres comer

Comer por motivos emocionales es el acto de ingerir alimentos sin que tenga nada que ver con la necesidad de nutrientes de nuestro organismo. Lo habitual es que ocurra en respuesta al estrés o a las emociones negativas, pero también los sentimientos positivos pueden desencadenarlo. Aprender la diferencia entre la sensación de hambre fisiológica y la de hambre emocional es un paso necesario para superar la tendencia a comer arrastrada por las emociones. El hambre fisiológica es la señal biológica de que necesitamos alimento. Es bastante fiable; viene anunciada por una intrincada danza de señales hormonales y tiende a presentarse entre tres y cinco horas después de que comieras por última vez, dependiendo de cuánta energía hayas quemado y de cuánto comas en cada comida. El hambre emocional está provocada por algún suceso o experiencia que haya influido en cómo te sientes, independientemente de cuánto tiempo haya transcurrido desde que comiste por última vez, y puede manifestarse como un antojo de determinado tipo de alimento. Igual ni siquiera sabes qué es, porque no te has parado a examinar de verdad lo que está sucediendo. Sencillamente, te ves comiendo Nutella directamente del tarro a las diez y media de la noche a oscuras en la cocina. ¡Eh, no te escondas! ¡Sé que no soy la única!

No soy dada a apostar, pero si lo fuera, no solo apostaría sino que doblaría la apuesta a que en uno u otro momento todo el mundo come por motivos emocionales. Hasta cierto punto, todos elegimos lo que comemos influidos por nuestros sentimientos, nos demos cuenta de ello o no. Algunas personas pierden el apetito cuando están estresadas; otras duplican la dosis de hidratos de carbono después de un mal día. Cada vez que comes sin tener hambre, lo haces por motivos emocionales. Pero comer por motivos emocionales no siempre es negativo. Es posible tomar la decisión consciente de «comernos» nuestros sentimientos tranquila y cómodamente.

El reto que te plantea querer aprender a amar tu cuerpo es que descubras qué te hace echar mano de la comida y empieces a preguntarte qué sientes en ese momento. Incluso una emoción tan inofensiva como el aburrimiento puede desatar el deseo de comer. Algunas distinciones importantes que podemos hacer son cuánto comes, con qué frecuencia y cuál es el grado de vergüenza o de culpa que sigue a esos episodios gastronómicos. También es importante recordar que los antojos de comida no siempre están motivados por el hambre biológica o las ganas de saborear eso que te hace la boca agua. Cuando estás estresada, el organismo segrega cortisol, lo que provoca un deseo de serotonina para calmarte. Y esa serotonina se segrega cuando comes alimentos ricos en hidratos de carbono –de ahí la expresión *comida reconfortante*–. Puedes experimentarlo como un ansia que eres incapaz de controlar, como si fuera otra persona la que está al volante, e incluso aunque te oigas decir: «¡Párate! ¡No! ¡Espera! ¡No, no!», es como si no pudieras hacerlo. Eso es un impulso. Y cuando comes repetidamente en respuesta a tus sentimientos, puede convertirse en un hábito. Y así, la siguiente vez que tengas emociones intensas, puede parecerte que tu cuerpo te está pidiendo que comas (normalmente algo en concreto, y probablemente no son bastoncitos de zanahoria).

Lo positivo es que en esos momentos intentas conectar con tu cuerpo y responder a sus necesidades. ¿Es amor a tu cuerpo? Sí y no. Él te está diciendo: «Necesito que me prestes atención», no necesariamente: «Necesito que me des comida». Aunque es cierto que comer puede procurarte cierta calma, depende de cómo comas (con atención, disfrutando), cuánto (¿te sientes cómodamente saciada al terminar o demasiado llena?) y si estás en paz con tus emociones, para que puedas disfrutar con lo que estás comiendo incluso aunque no tuvieras demasiada hambre. Si te sientes culpable o avergonzada después de comer, has entrado en una espiral descendente y eso no es amor a tu cuerpo. Si para calmar las emociones, sobrellevarlas o escapar de ellas decides optar por algo que te perjudica, ha llegado la hora de que te hagas la pregunta universal de amor al cuerpo: «¿Me está ayudando esto a crearme una vida mejor?». Vuelve a hacer los ejercicios de atención plena de este capítulo, PACTA (página 126) por ejemplo, y la frase de sentimientos. Visualiza la tempestad emocional, y monta la ola de ese deseo imperioso de comerte otro tazón de cereales en la cama. Tu cuerpo está intentando conectar contigo, así que muéstrale

un poco de afecto tranquilizándote y pensando en las opciones que tienes para cuidarlo como se merece.

A lo largo de una década de asesoramiento conductual, casi todas las personas a las que he atendido tenían una relación profundamente conflictiva con la comida y admitían comer por motivos emocionales en uno u otro grado. Aunque está claro que comer ocasionalmente patatas fritas con kétchup delante del televisor para matar el aburrimiento no le va a causar a nadie daños irreversibles, mucha gente sufre episodios regulares y bastante significativos de «comer emocional». Y esto puede tener un efecto notablemente perjudicial para la salud física y emocional, e incluso indicar un trastorno alimentario.

Puedes dejar de «comerte» las emociones si estás preparada. Es un hábito aprendido que se puede desaprender con un poco de práctica. Lo único que necesitas es comprometerte a prestar atención a las señales y comportamientos de tu cuerpo. Funciona así: hay un desencadenante, cualquier suceso o experiencia que influya en cómo te sientes. Acabas enredada en una disputa y estás enfadada, dolida –como es normal–. Puede que la discusión haya sido por algo sin mayor trascendencia y el enfado y la tristeza que sientes sean el resultado lógico e inevitable después de una riña. El problema en realidad empieza cuando no eres consciente de qué es lo que ha ocurrido ni de cómo te ha hecho sentirte. Puede que hayas puesto en marcha de inmediato el piloto automático y vayas directa a la nevera y ni siquiera te des cuenta de que el diálogo interior ya ha empezado: «Qué menos que un poco de dulce para dulcificar

Asciende en espiral
¡ALTO! ¿NECESITO ALIMENTO?

Antes de alargar la mano hacia ese bollo de canela, mira a ver cómo te sientes. Responde a este breve formulario de emociones:

- ¿Tienes hambre? Vale, necesitas comer.
- ¿Estás enfadada, cansada, te sientes sola (o cualquier otra sensación que no sea hambre)? No, no necesitas comer.

Partiendo de aquí, puedes explorar cuáles son tus desencadenantes usando la *frase de sentimientos*, o PACTA, para llegar a tu próxima decisión de amor a tu cuerpo. Para algunas personas, haber comprendido que la comida no va a resolverles los problemas es suficiente recordatorio para salirse rápidamente del ciclo y hacer algo, *lo que sea*, que no consista en comer. Haz una lista de las diez actividades principales que puedes realizar cuando sientas que una emoción intensa tira de ti hacia la nevera.

Deben ser ideas sencillas, apetecibles y reconfortantes. Piensa en qué podría transmitirte la sensación de un abrazo suave: bailar al compás de una canción que te guste mucho, tomarte a sorbitos una infusión de hierbas o tumbarte de espaldas y subir las piernas apoyadas en la pared. Incluye también algo más activo y productivo que podrías hacer en cualquier momento, como regalarte una manicura o pedicura, organizar los papeles que hay esparcidos por la casa o terminar alguna tarea pendiente y tacharla de la lista; a veces no hay nada tan reconfortante como el ruido del lápiz al trazar una raya rápida sobre el papel: hecho. El sentimiento de satisfacción después de completar cualquiera de estas actividades puede ser todavía más gratificante que sucumbir al deseo imperioso de «escapar» de las emociones con la comida.

la noche» o «No quiero sentir este malestar; voy a anestesiarlo con un trozo de *pizza*». Los sentimientos están presentes en todo momento, pero igual ni siquiera te das cuenta de cuándo una situación o una emoción desata un antojo de comida. Por eso el primer paso de PACTA es la *presencia*, y las dos preguntas del recuadro anterior nos recuerdan la fuerza que entraña

pensar con calma y sensatez. La observación atenta te ayudará a cuidarte como mereces.

Las actividades de amor a tu cuerpo te ayudarán a aprovechar la energía que traen consigo los momentos de estrés. Una de las que yo suelo elegir es *organizar*. Se trata de una actividad estupenda para personas que se ven arrastradas con

¡SOCORRO! ¡NO PUEDO DEJAR DE "COMERME" LAS EMOCIONES!

Si la emoción es intensa, quizá experimentes un "estado acalorado" en el que la razón se ha ido de vacaciones.

RELÁJATE

Una actividad que te centre te dará la oportunidad de calmarte. Prueba a respirar visualizando colores: imagina que inspiras azul y verde, que te darán sosiego, y espiras rojo para liberar el estrés.

DEMORA

Date cinco minutos —o más—. En lugar de decirte: "¡No comas!", pon un temporizador y pospón la decisión diez minutos. ¡DING! Después, con la mente más calmada comprueba cómo te sientes ahora y lo que quieres.

DISTRÁETE

Mientras transcurren esos minutos, ocupa la mente y las manos con algo que te agrade: un *sudoku*, un rompecabezas, un poco de jardinería, un paseo rápido, incluso cepillarte los dientes (la menta ayuda a atajar los antojos).

PIENSA

Si todavía tienes antojo de algo en concreto, prueba a poner estas preguntas en fichas y formúlatelas (esta vez y siempre que creas que puedes estar comiendo emocionalmente): "¿Cuánto voy a necesitar comer para quedarme satisfecha?", "¿Cómo voy a sentirme después de comérmelo?" "¿Voy a saborearlo tranquilamente?".

Identificar y superar el comer por razones emocionales ¡está en tu mano!

frecuencia a comer para acallar las emociones o dejar de rumiar pensamientos desalentadores, porque organizar te hace tener las dos manos y la mente ocupadas. En lugar de pensar en cuánto más quieres seguir atracándote de patatas fritas, centra toda la atención en poner en orden el armario de las especias, o en recoger y clasificar los montones de objetos diversos que hay repartidos por toda la casa, hasta que tu cerebro no pueda atender a ambos pensamientos a la vez. Además de una distracción, organizar te ofrece el beneficio de un resultado tangible: un espacio más ordenado y agradable. Este y otros hábitos parecidos derivan además en una rápida inyección de endorfinas por la satisfacción de ver los resultados positivos. Cada vez que veo que un cliente hace un uso poco acertado de la energía cuando tiene que lidiar con el estrés, como tomarse una copa, **suelo preguntarle riendo: «¿Y cuánto tienes que beber para poder terminar ese trabajo que te trae de cabeza?».** Después de una carcajada a dúo, podemos centrarnos en planear respuestas racionales para las situaciones de estrés. Las emociones siempre tienen una razón de ser, pero no siempre tenemos que reaccionar a ellas. Cuando hay algún problema es cuando más necesitamos ser amables con nuestro cuerpo. No es el momento más fácil para tratarnos bien, pero si lo intentamos nos fortalecemos, ascendemos en espiral con cada elección de ocuparnos de nosotros, hasta que al final llegamos a la calma que sigue a la tormenta emocional.

· ·

REFLEXIÓN DE AMOR AL CUERPO: abre el diario para reflexionar sobre tus emociones. ¿Estás esforzándote demasiado por controlar lo que piensas y sientes? Por ejemplo, ¿comes o bebes en exceso, o evitas hacer ejercicio (o haces más ejercicio de la cuenta), para apartar tus sentimientos o para que te ayude a atravesar las «malas» emociones? Nombra las distintas actividades que hayas llevado a cabo para intentar lidiar con tus emociones. Por cada actividad, pregúntate: «¿Esto me ha hecho sentirme mejor o peor?». Explica cómo lo sabes, con ejemplos. ¿Notas durante el día las espirales descendentes y ascendentes? ¿Cómo crees que pueden ayudarte los ejercicios de atención plena que has aprendido en este capítulo a afrontar los pensamientos y emociones intensos expresándole amor a tu cuerpo? Escribe notas de los ejercicios que más te gusten. Coloca las notas de PACTA, de ¡Alto! ¿Necesito alimento? y la frase de sentimientos en sitios donde te recuerden que establezcas contacto con lo que esté sucediendo, que permitas ser a lo que sea que haya y que elijas luego una acción que contribuya a mejorar tu vida.

«Muéstrate agradecida a todo, incluso a las emociones difíciles, porque tienen el potencial de despertarte».
—Pema Chödron

Capítulo 6

Saca tiempo para divertirte más

Siéntete mejor y todo irá mejor

Filosofía

La diversión es como una vitamina de amor a tu cuerpo que te vivifica y te levanta el ánimo. La capacidad para tomarte las cosas relajadamente y abrazar el lado lúdico y jocoso de la vida debería estar a la cabeza de tu lista de cuidados personales, junto a la comida saludable, el sueño y el ejercicio. Cuando comprendemos que la salud mental es igual de importante que la salud física, la diversión deja de parecernos frívola. La diversión y la risa nos dan más ganas de vivir y nos reportan inconmensurables y perdurables beneficios para la salud física y mental. Además de fortalecer desde el sistema inmunitario hasta la memoria y de mejorar los hábitos de sueño, son poderosas inductoras de espirales ascendentes que se traducen en un menor estrés y una mayor autoestima.

PILARES DEL AMOR AL CUERPO
Disfrutar es tratarte bien

AMA: llenar tu vida de momentos valiosos te da alegría en el presente y para el futuro, en forma de recuerdos en los que podrás deleitarte durante años.

CONECTA: nota cuándo tu mente y tu cuerpo necesitan descansar un poco de tanta productividad y hacer algo divertido.

MÍMATE: párate a darte cuenta de lo bien que lo estás pasando en momentos extraordinarios y ordinarios de la vida. Darte el tiempo que necesitas para crear alegría es una parte esencial de mimarte.

Redescubre el lado divertido de la vida

Ya sea estando inmersa en una afición, buscándole el lado cómico a un percance trivial o dándote cuenta de cuánto estás disfrutando con cualquier actividad cotidiana, cada gramo de placer que puedas incorporar a tu vida vale la pena buscarlo. En la vida adulta, dedicamos tanto tiempo y energía a ser productivos y a administrar el tiempo que ¿sabemos reconocer el lado divertido de las cosas cuando lo vemos? Estoy convencida de que la mayoría de la gente en estos tiempos no se divierte lo suficiente. Entiéndeme. La posibilidad de disfrutar existe, solo que prácticamente tiene que desgañitarse para que lo sepamos: «¡Eh! ¡Tú! *Diversión* al habla. Fíjate en esta oportunidad fabulosa que tenemos para juntarnos. ¿Qué me dices?». (Silencio). «¿Holaaaaa? ¿Hay alguien ahí? Bah..., da lo mismo». Hemos encauzado nuestra vida hasta tal punto a estar activos que constantemente nos ronda el pensamiento de lo que tenemos que hacer a continuación, o de lo que pasó ayer y que no podemos quitarnos de la cabeza, y nos olvidamos de estar aquí, ahora.

Darte cuenta de lo divertido en tu día a día es una forma de practicar la atención plena. Una breve pausa, solo unos segundos de tu tiempo, es cuanto necesitas para conectar con el momento presente y observar cómo te sientes. Cuando saboreas lo bueno, creas una espiral ascendente de energía y emoción, te sientes más contenta y tomas consciencia de que lo que estás haciendo te importa. Pienso en esto como un «pequeño disfrute» porque supone prácticamente cero esfuerzo y está a nuestro alcance todos los días.

Asciende en espiral

Completa la siguiente frase: «Disfrutar es_____». Escribe al menos cinco situaciones que sean formas infalibles de arrancarte una sonrisa. Igual es «tomarme una taza de cacao caliente sentada al lado del fuego con mi familia», «ayudar a mis hijos a hacer un fuerte con mantas» o «pasarme el día de compras con mi mejor amiga». Una de mis preferidas es «cualquier momento en que tengo los pies en remojo». ¿Cómo te sientes cuando te estás divirtiendo? ¿Qué es eso tan divertido que tienes ganas de hacer pero que llevas tiempo posponiendo?

Para expresarle amor a tu cuerpo es de vital importancia que aproveches cada ocasión que se presente de experimentar placer, placer en abundancia, no solo en la vida cotidiana sino también a gran escala. Planea «disfrutar a lo grande»…, tiempo de recreo, de desconexión, sin reglas, ya sea dedicarte con regularidad a tu pasatiempo favorito o decir, por fin: «¿Sabes qué? Llevo diez años hablando de hacer un viaje a Europa y todavía no lo he hecho. ¡Este es el momento!». Disfrutar a lo grande conlleva más pensamiento y esfuerzo y te quita más tiempo, pero te da como recompensa auténtica alegría y gratitud por todos los regalos que hacen que tu vida valga la pena. Si amar tu cuerpo consiste en elegir lo que más te beneficia y crearte así una vida mejor, *disfrutar* es estar viviendo ya esa vida en este momento. No dentro de diez kilos menos. No una vez que hayas resuelto tus problemas. *AHORA*.

Si estás estancada en mitad de una hambruna de diversión, ya es hora de que encuentres el camino de vuelta a la tierra de la abundancia. Solo tienes que *decir «sí» a la diversión*. Date cuenta de que la diversión es importante y haz que forme parte de tu vida, a tu manera, siempre que puedas. Por lo general, cuando alguien se da cuenta de repente de que en su vida escasea la diversión, le echa la culpa a la falta de tiempo. Hay dos maneras en que puedes resolver el problema del tiempo: date cuenta de lo bueno ahora (pequeños disfrutes) y haz sitio para más (disfrutar a lo grande).

Los pequeños placeres pueden darle sentido a lo mundano

Cuando alguien me dice que se aburre, que se siente solo o que tiene una vida insulsa, le pido que me describa un día cualquiera. Cuando todo lo que ocurre se considera un fastidio, no se puede encontrar diversión en nada, y lo que hacemos pierde sentido. No es que yo llegue dando saltos de alegría al supermercado cada semana, pero si me quejara del incordio que es, te aseguro que no me lo pasaría nada bien. Cuando los pensamientos toman la calle del pesimismo –¡«Vaya rollo! ¡Mira qué colas! Esto es un asco»–, te estás perdiendo la oportunidad de apreciar el propósito del momento presente. No se trata de que finjas una actitud positiva. Solo, recuerda lo decisivos que son cada pensamiento y cada acción.

Para mí, incluso ir a comprar al supermercado tiene un sentido. Hace que sea más fácil comer bien, que sea más cómodo cocinar, y es un ahorro de dinero –y las tres son cosas que me importan–. Lo considero un regalo a mí misma, pues me evita tener que soportar las consecuencias poco agradables de encontrarme el frigorífico vacío o de tener que llamar a todo correr un minuto antes de la cena para encargar comida a domicilio. Cuando echo mano de las bolsas reutilizables y le ato a mi hija el cinturón en su asiento del coche, no voy al supermercado solo a hacer la compra, me voy en busca del tesoro. Busco al menos una fruta o verdura que no compre normalmente. Me emociono con la posibilidad de descubrir una receta nueva o algún truco culinario que me haga la vida más fácil. A veces juego conmigo a ver cómo de rápido consigo entrar y salir sin dejarme nada de la lista. Le asigno a mi hija la tarea de ir localizando los productos en los estantes, y eso nos da la oportunidad de hablar de comida y de establecer una conexión positiva con la alimentación, que para mí es muy importante. Y nunca pierdo la ocasión de mirar detenidamente la estantería de productos a mitad de precio, donde están las latas abolladas u otros artículos de oferta. Llego con auténtica curiosidad por ver si hay algo que me interesa. Es como el nerviosismo expectante de ir a un mercadillo de objetos de segunda mano, ¡igual encuentro un diamante en bruto! Tú ríete, pero me he ahorrado una fortuna en papel de envolver, tarjetas, utensilios de cocina, velas perfumadas y comida. No es que automáticamente piense en ello el sábado a primera hora de la mañana mientras doy vueltas por la cocina intentando hacer la lista de la compra. Pero cuando veo que los pensamientos empiezan a caer en espiral, me recuerdo por qué tengo que ir al supermercado, y me hago la firme promesa de sacarle el máximo provecho.

Busca un «pequeño motivo de disfrute» en actividades que realices con frecuencia, y prepárate a llevarte algunas sorpresas. Un largo trayecto en coche de lo más desalentador es una oportunidad para escuchar un audiolibro que al final

¿Estás viviendo una hambruna de diversión?

Hambruna de diversión (*nombre*): escasez de risa, jocosidad y alegría; estado de tomarse la vida demasiado en serio; ausencia extrema de placer, evidenciada por expresiones faciales duras, gruñidos, bufidos, suspiros y la presencia de una interminable lista de obligaciones.

resulta ser auténticamente placentero. En lugar de entrar en la cocina y preparar rápidamente cualquier cosa, tómate la elaboración de la cena como un respiro relajante después del ajetreo de la jornada laboral. Sacar al perro a hacer sus necesidades puede convertirse en una excursión por el barrio..., un descanso que os beneficiará a los dos.

La mente errabunda te llevará siempre a un sitio distinto de donde estás –al teléfono, a preocuparte por entregar un trabajo a tiempo o a tachar tareas pendientes de una lista mental–, pero las actividades que componen tu día están solo a un paso de una potencial espiral ascendente, y ese paso es elegir el disfrute en cualquier situación.

Siempre que te sea posible, respira hondo y trata de hacer más despacio lo que tengas que hacer. Utiliza ese alto en el camino para saborear lo que esté ocurriendo en el momento. Con solo un sutil cambio de actitud y de perspectiva, verás que hay realmente muchos momentos de los que puedes disfrutar en tu vida. Si te parece estar oyendo una expresión desbordante de gratitud, ¡estás en lo cierto! El agradecimiento despliega sentimientos de contento y plenitud. Igual las tareas que tienes entre manos no coinciden precisamente con lo que entiendes por auténtica diversión, pero esta táctica te reportará muchos beneficios si la pones en práctica.

Descubre el zen en la cocina

Tengo que hacerte una confesión. No me gusta pasarme la vida cocinando. Hay personas a las que les encanta cocinar; prefieren estar en la cocina que en una mesa de masaje. Yo no soy una de esas personas. La parte que me gusta de cocinar es la creatividad. Me encanta descubrir una forma sencilla, rápida y deliciosa de disfrutar comiendo. Pero cuando de lo que se trata es de cumplir con la

EL ZEN EN LA COCINA
COCINAR Y MEDITAR SON UNA COMBINACIÓN PRODIGIOSA

Combina cocina y meditación para vivir una experiencia enriquecedora.

Beneficios

Aumenta la creatividad, alivia la depresión, mejor humor, menos estrés, alimentación más consciente y comidas más satisfactorias.

Busca el estado zen mediante respiraciones prolongadas, lentas y profundas.

Pon un poco de música suave, instrumental o ambiental (como el sonido de la lluvia, del mar o los ruidos del bosque).

Ponte delante la receta, los ingredientes y prepárate para empezar... despacio.

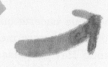

PON TODOS LOS SENTIDOS

VISTA
Fíjate en la preciosidad de los colores mientras cocinas.

SABOR
Los grandes cocineros siempre prueban la comida mientras cocinan. Adelante. ¿Qué notas?

OLFATO
A medida que la comida se cocina nota cómo cambia el aroma. ¿Qué aromas agradables percibes?

SONIDO
Estate atenta a los diversos sonidos de cocinar: desde el picado hasta el chisporroteo.

Y DE REGALO ¡CLARIDAD MENTAL!
La precisión al medir los ingredientes aumenta la atención.

tarea rutinaria de tener la cena en la mesa a las nueve en punto, la palabra *diversión* no es lo primero que se me viene a la mente. Una de las cosas que de verdad me han ayudado –y a algunas de mis amigas que le tienen fobia a la cocina– ha sido la determinación a cambiar de actitud y de hacer del cocinar una experiencia de atención plena; y funciona. No tienes más que encontrar sencillas maneras de estar presente y relajada. Igual que para relajar un músculo dolorido, diriges la respiración al malestar y notas alivio.

Combinar cocina y meditación es una experiencia enriquecedora para la mente y para el cuerpo. De hecho, los monjes budistas están convencidos de que el estado de ánimo que reina en la cocina llega incluso a tener un efecto en la salud y en la digestión de los alimentos. Cuando te paras un momento y empiezas a prestar atención a los sonidos, la forma, el color y el olor de los alimentos y de lo que te rodea, el proceso de cocinar es más calmado, y la hora de la cena puede ser más un regalo que una tediosa obligación.

Puedes aplicar esta actitud inspirada en el zen a otras áreas de la salud y el bienestar, desde el ejercicio y el sueño hasta el sexo. Prestar atención trae consigo el regalo de la presencia.

Descubre lo divertido que es hacer ejercicio

Encontrar la intersección entre cuidar de la salud y vivir con alegría es el núcleo en el que radica todo lo que les enseño a mis clientes. En mi caso, este viaje floreció hace varios años cuando descubrí el yoga. Antes de «despertar» a la importancia de amar mi cuerpo, en el gimnasio había sido siempre la que llevaba la camiseta de «Al que algo quiere, algo le cuesta». **Durante la mayor parte de mi vida de adulta, me había ido derecha a las máquinas de cardio, a las que llamaba *la cinta temible* y *la cinta de los juramentos*. Me parecía que era lo normal detestar hacer ejercicio.** Tenía claro que iba a hacerlo, pero también que no me iba a gustar. Hacer ejercicio «me costaba».

No era consciente de la impotencia que me creaba esta forma de pensar hasta el día que llegué a mi primera clase de yoga. Hacía semanas que cuando bajaba al centro e iba camino de Starbucks a por mi dosis de café diaria, pasaba por delante de un letrero que decía «Próxima apertura» en la puerta de un nuevo estudio de yoga, y me picaba la curiosidad. Un día coincidió que llevaba puesta la ropa de gimnasia cuando pasé por delante y vi que el letrero había cambiado y decía «Hoy, gran apertura». Así que pedí prestada una esterilla y, sin ninguna idea preconcebida, me puse a hacer por primera vez en mi vida la postura del perro mirando hacia abajo; y me enganchó al instante. Desde ese momento, comprendí que hacer ejercicio tenía otros beneficios aparte del de quemar calorías. Había tanto que aprender, desde la terminología y los nombres de las

Asciende en espiral
UNA REFLEXIÓN DIVERTIDA

Piensa en cómo han sido estos últimos días. ¿Has vivido momentos divertidos? ¿Sueles pararte espontáneamente a darte cuenta de lo bien que te lo estás pasando? ¿Se te ocurre alguna actividad que lleves a cabo con regularidad para la que no te vendría mal un cambio de actitud? ¿Qué puedes hacer para pasar de una hambruna de pequeños disfrutes a un festín? Saca el diario ¡y empieza a planear cómo darle más diversión a tu vida!

posturas hasta la actitud de observar sin juicios y tener compasión hacia uno mismo... El yoga me enseñó incluso a respirar correctamente, y a usar la respiración para regular el estado de ánimo. El yoga era un reto, pero no «me costaba». Quería estar allí. Quería aprender y evolucionar. Me sentía capaz de afrontar los retos que me presentaba. Podía experimentar molestias al hacer una postura sin criticarme por ello.

Igual lo más importante es que disfrutaba y hacía ejercicio al mismo tiempo, y ahora aplico esta forma de entender el movimiento que me enseñó el yoga a todos los tipos de ejercicio que practico. Ya esté corriendo por el parque o intentando mantener el equilibrio en una clase de *solidcore*, sé que puedo disfrutar haciendo cualquier ejercicio y alcanzar los objetivos que me propongo cuando lo importante es cómo me siento en el momento, y no conseguir tener un trasero más prieto. El ejercicio es además una oportunidad para dar rienda suelta a nuestro lado lúdico. ¿Probarías a ir a una clase de baile de salón o de danza del vientre? ¿Te montarías en una canoa y remarías río abajo? Cuando disfrutes haciendo ejercicio, serás más constante, y recogerás los frutos.

Ríete porque sí

¿Por qué le gusta tanto a la gente usar memes y emoticonos en las redes sociales? Porque todos nos morimos de ganas de reírnos un poco. Lo mismo una risita entre dientes al oír un chiste malo («¿A que no sabes por qué los dromedarios tienen una sola joroba? Porque si tuvieran dos, serían camellos») que una escandalosa carcajada jugando una noche a al *Pictionary* son auténtica medicina para el mal humor. Cuando te ríes, tu cerebro se inunda de dopamina y serotonina, y las dos principales hormonas del estrés, el cortisol y la adrenalina, disminuyen, lo cual te ayuda a relajarte. La risa es un tranquilizante natural y potenciador de la salud. Mejora la memoria y la calidad del sueño, ayuda a combatir la depresión y la ansiedad y fortalece el sistema inmunitario. Contribuye también a prevenir los ataques cardíacos, aumenta la creatividad, disminuye la tensión muscular, mejora la circulación sanguínea e incrementa la cantidad de oxígeno en todo el cuerpo y eleva la tolerancia al dolor. Además, lo creas o no, la risa es una forma de ejercicio. La risa enérgica acelera el ritmo cardíaco, da más profundidad a la respiración y hace trabajar a los músculos de la cara y el estómago y al diafragma. ¿Te has reído tanto alguna vez que parecía que hubieras hecho cien abdominales? Espero que sí.

Igual la risa no puede reemplazar a la quimioterapia o los antibióticos, pero sus poderes curativos no son una broma. La risa es esencial para tener buena salud, y estoy convencida de que es más importante para un bienestar duradero que ningún resultado de laboratorio ni ningún número que veas aparecer en tu báscula. La simple decisión de reírte más a menudo puede mejorar de forma permanente tu estado de ánimo, lo cual naturalmente favorecerá tus demás objetivos de amor a tu cuerpo. Una vez que empieces a prestar atención a la frecuencia con que te ríes (o lo contrario), te será más fácil elegir quitar importancia a las cosas en cantidad de ocasiones, y esto puede tener un efecto beneficioso en tu perspectiva general de la vida. Como el día que se me cayó sobre la encimera la cafetera llena de café y al darme la vuelta me encontré a mi hija vaciando la botella de zumo de naranja sobre los armarios de la cocina. La decisión casi instantánea de partirme de risa ante el desastre que acabábamos de organizar en la cocina ¡fue lo que nos permitió a las dos salir por la puerta sanas y salvas aquella mañana!

Reírnos más es uno de los pensamientos que se nos vienen cuando imaginamos cómo sería la vida ideal. Queremos vivir en el momento, amar como si no hubiera un mañana y reírnos todos los días. De todo lo que podríamos desear en la vida, no se me ocurren muchas cosas que estén más a nuestro alcance que la risa y sean la puerta a una espiral ascendente de alegría. Demos rienda suelta a la risa en todas sus fantásticas variantes. Propongámonos reírnos, bajito, a carcajadas, y caernos literalmente de risa. La próxima vez que te rías, párate un segundo y date cuenta: ¿qué te ha hecho reír así, quién estaba contigo disfrutando de esa risa y qué sientes en el cuerpo y en la mente cuando te ríes? La risa más maravillosa es la que se cuela inesperadamente en lo cotidiano. Igual llega para recordarte que la diversión te sienta muy bien.

Cultiva la diversión a lo grande

¿**T**ienes siempre la sensación de que hay algo más importante que deberías estar haciendo? ¿Y si divertirte encabezara la lista? Aprender a sacar tiempo para divertirte a lo grande –aquello que haces a propósito para disfrutar– te hará a la larga una persona más eficaz, competente, enérgica, creativa y segura de sí misma. Pero como cualquier otra práctica de amor a tu cuerpo, la de disfrutar requiere constancia para poder convertirse en un hábito. Mucha gente sencillamente no hace del entretenimiento y el disfrute una prioridad. Una cosa es *saber* que deberías cuidarte para poder cuidar de los demás, y otra dedicar tiempo y dinero y poner los medios para incluir la diversión en tu lista de deberes de amor a tu cuerpo. Si te cuesta dar el paso para dejar de *pensar* en divertirte y hacer que ocurra de verdad, pregúntate: «¿Por qué?». ¿Quizá hay una parte de ti que piensa que no te lo mereces? ¿Qué hay más importante que tu bienestar? ¿Cómo crees que vas a poder ocuparte de todas tus obligaciones, tan importantes, si antes no cargas las pilas? Si quieres divertirte a lo grande en tu vida, empieza haciendo pequeños esfuerzos, y el disfrute irá creciendo a partir ahí.

Muchas veces llamamos a los periodos de inactividad laboral «tiempo muerto», pero creo que sería más apropiado llamarlos «tiempo vivo», porque nos hacen ascender en espiral, nos levantan el ánimo y nos llenan de energía. Algo muy sencillo que puedes hacer es empezar a darte pequeños espacios de tiempo para recargarte de energía y animarte. A estos momentos preciosos los llamo mis «HORAS FELICES», como la de los bares, solo que en estas no se necesita alcohol; son horas alegres que te hacen sentirte bien en el momento, y también después. Te dan la plena confianza de que estás mimándote, mientras surfeas las olas de la vida (que a veces te hacen dar un bandazo y caerte al suelo). Puedes empezar a celebrar una hora feliz ahora mismo, sacando unos minutos –o segundos– al día para ponerte al tanto de lo que ocurre en ti y animarte con algo que te haga sentirte bien. ¿Necesitas un vaso de agua? ¿Estirarte? ¿Un poco de música mientras lees o trabajas? La hora feliz puede durar lo que quieras. ¡Tómate el día entero si puedes!

Todos tenemos capacidad para cultivar emociones positivas y estar más alegres, más sanos y más satisfechos. Incluso una persona deprimida puede estar más contenta con solo hacer una pequeña elección positiva cada vez que elige. Piensa un momento: si tuvieras una o dos horas más al día que pudieras dedicar exclusivamente a divertirte, ¿qué harías? ¡Sueña a lo grande! Porque cuando tienes una vida y un calendario llenos de actividades que te apetecen, es menos probable que busques falsos placeres para apartar de ti los sentimientos que te causan malestar. Lo que haces en favor de la DIVERSIÓN con mayúscula le da sentido y propósito a tu vida, y hace posible un cambio positivo y duradero.

¡Me fascina poder ayudar a la gente a conseguir sus objetivos de salud sugiriéndoles que se vayan por ahí a pasárselo bien! Sin embargo, aunque parece que nada podría ser más fácil, he visto una y otra vez a clientes luchar por encontrar un poco más de disfrute en sus vidas, tan ocupadas. Cuanto más ocupada sientas que estás (os hablo a vosotras: madres, perfeccionistas y complacientes), más probable es que te quedes sentada de brazos cruzados negándote a hacer nada agradable por ti. Entiendo. Sé de lo que me hablas. Estamos atareadas, cansadas, desbordadas y no queremos desperdiciar células cerebrales valiosísimas decidiendo qué hacer para divertirnos, no hablemos ya de ponernos a planearlo todo. Pero ¿qué tiene eso que ver con que haya más diversión en nuestra vida? Estar abierto a nuevas experiencias tiene beneficios físicos y mentales adicionales.

Fluir

Uno de los elementos esenciales de una vida plena y con sentido es la capacidad para disolvernos en las experiencias que nos resultan interesantes, disfrutables y gratificantes. El psicólogo húngaro Mihaly Csikszentmihalyi acuñó la expresión *estado de fluidez* para definir la experiencia de estar tan concentrados, tan absorbidos en una actividad que perdemos la noción del tiempo y nada más importa. El resultado de toda una vida dedicada a estudiar la psicología de la felicidad fue descubrir que nada nos hace tan felices como hallarnos en estado de fluidez, o «entrar en la zona». Así que es razonable pensar que reservar tiempo para este tipo de actividades es una parte importante de cuidarnos. ¿Qué áreas y actividades te vienen a la mente al pensar en el estado de fluidez? Se ha estudiado a jugadores de ajedrez, músicos, artistas y atletas para verificar este fenómeno psicológico. Por suerte, no nos hace falta ser expertos en algo para disolvernos en el disfrute. No es casualidad que hayan conseguido tanta popularidad los libros de colorear para adultos. Coloreando desde intrincados mandalas hasta grandilocuentes palabras, si eres capaz de sostener un lápiz de color en la mano, puedes diluirte en el extraordinario estado de fluidez.

Escuchar música es una actividad a la que casi cualquiera puede escapar o en la que encontrar inspiración, estímulo o motivación..., a veces todo en una misma canción. **Ya seas entusiasta de Mozart o de Metallica, lo cierto es que los efectos beneficiosos de la música se han celebrado e investigado durante siglos.** Se ha calificado a la música de antidepresivo natural por su capacidad para cambiarnos la perspectiva y la disposición de ánimo, alterándolas durante horas y hasta días.

Cualquier actividad con la que disfrutes y que te haga entrar en estado de fluidez puede ser saludable. Si te complace elaborar postres, regalarlos y compartirlos (y esto incluye saborearlos tú misma), hacerlos te levanta el ánimo, te pone de buen humor y te permite conectar con otras personas. Te convierte en alguien más feliz y te da energía, y con esa base estás en un sitio estupendo para seguir eligiendo expresarle amor a tu cuerpo.

¿Alguna vez te has tomado un día libre en nombre de tu salud mental y te has ausentado de todo? Cuando empiezo a soñar con ese día –¡y me ocurre, no creas!–, normalmente significa que ha llegado el momento de dejar de hacer lo que esté haciendo y de encontrar algo divertido en lo que ocuparme, aunque solo sea un momento. Mi amiga Pleasance Silicki,

instructora profesional de yoga en Washington D. C., asegura que la clave del éxito que ha conseguido con su trabajo y ayudando a otras mujeres está en los retiros que hace con frecuencia para «recalibrarse». Pasando un día en silencio o montando en un avión y yéndose a pasar una semana de yoga y meditación en algún sitio bonito, practica lo que predica, y te aseguro que irradia energía positiva a raudales. ¿Amor a tu cuerpo, decíamos? No te hace falta tener un pasaporte en regla para restablecerte, pero ¿por qué no te tomas un día libre para pasarlo en grande?

Hacer de anfitriona con alegría

Soy una persona muy sociable y me encanta hacer que la gente lo pase bien. A mí, organizar fiestas me da la oportunidad de disfrutar de verdad a lo grande. Puedo reencontrarme con amigos a los que no veo desde hace tiempo, reírme con ellos y contar y oír anécdotas saboreando buena comida y bebida. Es como ascender en espiral la noche entera. Pero ¿te ha ocurrido alguna vez que lo que habías imaginado sobre cómo sería dar una gran fiesta al final no ha tenido nada que ver con la realidad agotadora de organizarla? En la cabeza, las fiestas que planeo son alucinantes. Pero no falla: el día antes del gran acontecimiento estoy desbordada y aterrada. Una de cada dos palabras que me salen de la boca es malsonante, y tengo un dedo listo para pulsar *enviar*

sentada delante del correo electrónico que acabo de escribir para cancelar la fiesta debido a una «enfermedad inesperada». Pero cuando me recuerdo la alegría que le da a la gente reunirse para disfrutar y me doy cuenta de que lo importante para una ocasión de este tipo no es tener el plan perfecto, respiro hondo y me pongo inmediatamente en modalidad *manos a la obra*. He aprendido que a veces tenemos que pasarlo un poco mal antes de pasarlo verdaderamente bien. Planear algo puede ser también más divertido cuando prestas atención al *tono* que te gustaría dar a la fiesta. Mi «hoja de trucos» para planear menús con alegría puede ayudarte a tomar las grandes decisiones ineludibles que conlleva pensar en un menú para esos invitados tan especiales.

PLANEA EL MENÚ CON ALEGRÍA

Supera los temores que te provoca la cena pensando con el corazón.

Deseo:
¿Quieres impresionar o complacer? ¿Quieres que la comida sea el centro de atención o preparar algo sencillo que luego puedas recoger rápidamente mientras conectas con tus invitados?

Deseos

Medios disponibles

Invitados

La estación

Función

Qué tiempo hace

Antojos

La ocasión

Función:

Para alegrar a una amiga, hazle su plato favorito, o busca en Google "comidas que levantan el ánimo". ¿Quieres aumentarles a tus hijos la dosis de vitaminas? Incluye verduras en un guiso sabroso. O elabora un postre de frutas.

La ocasión:

¡Alegre y con colorido para una celebración! Con corazón, para aliviar la pena. Una presentación especial para dejar un buen recuerdo.

Antojos:

¿Hay productos que te apetezca saborear, morder, probar o volver a comer?

La estación:

Los productos de temporada contribuyen a dar frescura, colorido y sabor. Mazorcas de maíz frescas y tomates para un pícnic. Hortalizas de raíz a la parrilla para comer junto al fuego.

Medios disponibles:

Piensa en el tiempo, el dinero y lo que tienes en la despensa. Puede haber tanto cariño y elegancia en un plato de pasta como en una receta complicada.

Qué tiempo hace:

Comer al aire libre siempre resulta divertido ¡y te puede ahorrar tener que limpiar la casa! Métela todo en una cesta y pon rumbo al parque más cercano.

Invitados:

¿Qué preferencias o necesidades tienen tus invitados?

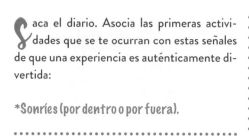

Asciende en espiral
DESCUBRE LO QUE A TI TE DIVIERTE

Saca el diario. Asocia las primeras actividades que se te ocurran con estas señales de que una experiencia es auténticamente divertida:

*Sonríes (por dentro o por fuera).

*Te mueres de ganas de repetirla.

*No quieres que termine.

*Has perdido la noción del tiempo.

*Luego, te sientes genial.

*Inesperadamente, ¡sueltas una carcajada!

*Desaparecen las preocupaciones.

¿Cuándo fue la última vez que participaste en esas actividades? ¿Cómo podrías vivirlas más a menudo y con más plenitud? Incluye cosas con las que disfrutas en el día a día y prométete que vas a saborear esos momentos un poco más.

Buscando sonrisas desesperadamente

No hay una forma única de divertirse. Diversión puede ser lo que tú quieras que sea. Tiempo para ti sola. Tiempo con tu familia. Tiempo de juegos. Tiempo de chicas. Es beber margaritas recién hechos en el patio de tu casa a media tarde o correr con tus hijos por delante del aspersor. Es desconectar del trabajo todo el fin de semana para dedicarte a tu familia. Diversión significa pararte en ese puesto que hay al lado de la carretera o esa peculiar tienda de antigüedades por los que llevas pasando de largo desde hace años. Es darte cuenta de que te mereces reservar tiempo para hacer ejercicio y darte una vuelta con una amiga, en lugar de elegir siempre la opción más productiva.

Por favor, no esperes a que te den permiso para abrazar la jocosidad y la alegría. Nadie te lo va a dar, y puedes ganar mucho bajando la guardia y arriesgándote a ser vulnerable. Una amiga me hablaba hace poco de una fiesta a la que había ido en la que tocaba un grupo en directo. Le encantaba la música, pero se había sentido «demasiado patosa y demasiado estrafalaria» como para hacer otra cosa que llevar el ritmo con el pie y mover las caderas, igual que una chica tímida que espera a que alguien la saque a bailar. Poco a poco se fue acercando gente a la pista de baile, y al cabo de un rato solo quedaban ella y otros cuatro allí de pie mirando. Cuando finalmente decidió dejarse de tonterías y salir a la pista con los demás, no solo se divirtió, sino que traspasó una limitación personal que se había impuesto. Cada vez que lo hacemos, la vida nos paga multiplicando por diez las oportunidades de volver a hacerlo. Estate abierta a la idea de probar algo divertido, nuevo y emocionante.

Hay momentos en que una dicha espontánea se presenta misteriosamente a deleitarte, regalándote una experiencia nueva, enseñándote algo y ayudándote a aprender y a madurar. Pero no es algo que puedas programar en el calendario; basta con que tengas el corazón y la mente abiertos. La mejor forma de pedirle a la vida más diversión es buscar experiencias nuevas. Empieza a decir «sí» más a menudo,

¡sobre todo cuando sientas curiosidad y un poco de temor al mismo tiempo! ¡Estate abierta a la aventura! Cuando veas una comida que tiene buen aspecto en el plato de otros, pídele al camarero que te traiga «lo mismo que están tomando ellos». O igual tenías pensado ir de compras y hacer algo en casa pero alguien te ofrece entradas para un espectáculo o un encuentro deportivo. ¡Hora de cambiar de planes!

Simplemente sé tú. No dejes que el temor a divertirte te haga más difícil de lo necesario expresarle amor a tu cuerpo, y consulta tu contador de felicidad tan a menudo como puedas. Pregúntate: «¿Qué me pondría contenta, o me haría sentirme tranquila o satisfecha ahora mismo?». Puedes aplicarlo también a la comida y al ejercicio. Todavía mejor, la próxima vez que estés a punto de echar mano de una copa de vino o una magdalena después de un día muy largo, vete a hacer algo divertido durante media hora y luego vuelve a pensar si lo sigues queriendo. Adelante, tómate la copa de vino o el postre si de verdad te apetece...; solo asegúrate de que saboreas de lleno la experiencia y no estás intentando encubrir el hastío. Verás que devolverle la diversión a tu vida te reconfortará el corazón y te llenará la mente de recuerdos dulces.

· ·

REFLEXIÓN DE AMOR AL CUERPO: dedica quince minutos a planear un poco de auténtica diversión para tu vida. ¿Cuáles son tus «horas felices»? Haz una lista de aficiones y pasatiempos que te están llamando. Escribe qué harías si mañana no tuvieras responsabilidades, y luego piensa en qué se necesitaría para que ocurriera. Probablemente, te divertirás con solo hacer planes. Ahora da un paso más, no importa lo pequeño o insignificante que sea: haz una sola cosa que te haga sonreír o que te acerque un poquito más a algo que esté en esa lista.

· ·

«No éramos conscientes de estar creando recuerdos, solo sabíamos lo bien que lo estábamos pasando».

–Anónimo

Capítulo 7

Resurge, y con más fuerza

. . . .

Tratar el cuerpo con amor
aumenta la resiliencia

Filosofía

Todos nos sentimos estresados en algún momento, a veces mucho y a veces un poco. Una sucesión prolongada de emociones intensas puede hacernos sentir que la tierra se tambalea bajo nuestros pies. Es muy difícil expresarle amor al cuerpo cuando nos sentimos impotentes para hacer frente a lo que se avecina. La resiliencia, la capacidad para recuperarnos de las adversidades, es una destreza que algunas personas parecen tener por naturaleza y que todos podemos cultivar. Se denomina *crecimiento postraumático* a salir fortalecidos de un suceso doloroso, como puede ser la muerte de un ser querido, un divorcio o haber perdido el trabajo. Puedes fortalecer tu estado emocional aprendiendo a aceptar y a replantearte la adversidad como parte natural de la vida y como oportunidad de madurar. Esa resiliencia te dotará de lo necesario para que sigas eligiendo amar tu cuerpo incluso en las situaciones más angustiosas y estresantes.

PILARES DEL AMOR AL CUERPO
Recupérate de lo negativo

AMA: cuando estés auténticamente decaída, el amor que sientes por ti es lo que en definitiva obrará tu curación.

CONECTA: cuando estés en medio del proceso de recuperación, la conexión te ayudará a volver a encontrar tu verdadero yo.

MÍMATE: cada vez que eliges expresarle amor a tu cuerpo reparas un poco el corazón y la mente, y eso te ayuda a recuperarte más rápido.

Los enriquecedores beneficios del estrés

«Estoy tan estresada». ¿Cuándo ha sido la última vez que lo has dicho o lo has pensado? No eres la única. La respuesta en estos tiempos a la pregunta: «¿Qué tal el día?» es cada vez con mayor frecuencia: «¡Una locura!». El estrés afecta diariamente a la mayoría de la población estadounidense...; de hecho, nos está matando. Atendiendo a un sondeo de la Asociación Estadounidense de Psicología realizado en el 2015, el estrés crónico está vinculado con seis de las principales causas de muerte. Y entre los que no morimos a causa de él, son muchos los que, aun así, sufren de ansiedad, depresión e insomnio provocados por el ritmo frenético de la vida.

«El estrés es perjudicial». Este es el mensaje que me llegó sin cesar durante toda la carrera, y siempre me pareció que mis propias experiencias lo corroboraban. El estrés abrumador era el principal detonante que me hacía lanzarme de bruces a la tarrina de helado de tamaño familiar, invariablemente. Cuando empecé a trabajar, a todo el mundo le hablaba de lo malo que era el estrés, a mi familia, mis amigos y mis clientes: «Te agobia, te acarrea dolor y sufrimiento; tienes que evitarlo a toda costa». Me convertí en una auténtica alarmista que allí adonde iba sembraba el miedo al estrés. Lamentablemente, tenía una idea muy equivocada de la naturaleza del estrés, y a pesar de que al querer aliviar el estrés de la gente lo hacía con la mejor intención, probablemente solo conseguía empeorar las cosas. La convicción de que mis clientes no eran capaces de lidiar con el estrés ellos solos los despojaba en realidad de la motivación para tomar medidas. **No es el estrés lo que te hace daño, sino el miedo a no ser lo bastante fuerte como para superarlo.**

Asciende en espiral

Escribe en tu diario sobre dos malas experiencias de tu vida, una importante y otra de poca trascendencia. Describe lo que sucedió, cómo te sentiste y qué influencia pudo tener en tus decisiones y tu salud física o mental. Describe cómo lo superaste. Reflexionando sobre ello ahora, ¿qué acciones de amor a tu cuerpo recuerdas? ¿Por qué es difícil tratarse con amabilidad cuando ocurre algo trágico o adverso? ¿En qué te beneficia expresarle amor a tu cuerpo cuando la vida te hace derrumbarte?

El estrés es una reacción psicológica natural a la percepción de un peligro. El cuerpo reacciona de inmediato a él con una diversidad de cambios fisiológicos, y una cascada de hormonas provoca una aceleración del ritmo cardíaco, enrojecimiento de la cara y una oleada de energía. Le sigue una respuesta del comportamiento (¿un helado o una respiración profunda?), y luego queda nuestra experiencia subjetiva (cómo nos sentimos por lo que acabamos de hacer). **La respuesta que demos al estrés es decisiva. ¿Qué haces tú con la energía que obtienes del estrés?**

El libro *The Upside of Stress* [El lado positivo del estrés], de la profesora de la Universidad de Stanford Kelly McGonigal, me ayudó a darme permiso para sentir el estrés y confiar auténticamente en que iba a poder salir de él sin problema. McGonigal aseguraba que el estrés es la forma que tiene el cuerpo de decir «esto me importa». Respondiendo a una situación estresante con el pensamiento «mi cuerpo está respondiendo a algo que me importa», pude reducir el poder que el miedo tenía sobre mí. De hecho, podía aprovechar la energía que el estrés me daba haciendo algo útil, como una inmensa y profunda inspiración, retener el aire y luego soltarlo lo más lentamente que podía, o poniéndome en la postura del perro mirando hacia abajo y dejando salir tres «espiraciones de león» lo más sonoras que me era posible.

Si no somos conscientes de nuestros problemas y de cómo nos hacen sentirnos, podemos acabar tomando decisiones que no coincidan con nuestro deseo de expresarle amor a nuestro cuerpo. Ni una tonelada de comida o alcohol ni el ejercicio más extenuante hacen desaparecer los sentimientos angustiosos, corrigen las equivocaciones ni impiden los sucesos indeseados. Si no nos ocupamos de lo que nos inquieta, podemos caer en una espiral de emociones negativas, elecciones desafortunadas, escasez de energía, tristeza interminable, angustia emocional o depresión. Lo bueno es que, haya sido grande o pequeño el retroceso, y hayas lidiado con el estrés en el pasado como sea que lo hayas hecho, puedes desarrollar la capacidad de recuperarte más rápido que nunca, e incluso de hacerte una persona más fuerte.

¿Cómo de importante es realmente tu problema?

Mi tío Paul me dio uno de los mejores consejos que me han dado en mi vida. Me dijo: «Beck, hay cosas importantes y hay cosas sin importancia. Necesitas decidir cuán importante es antes de tomar ninguna decisión. De lo contrario, puedes acabar en un gran embrollo sin ninguna necesidad». Ser capaces de evaluar con exactitud la magnitud de una situación es crucial, porque puede evitarnos un temor y un torrente de emociones innecesarios, que nos llevan a tomar decisiones muy poco acertadas. Pregúntate: «¿Importará esto dentro de un año?». Muchos de los problemas por los que nos preocupamos no tienen ya importancia ni al día siguiente. Tu pareja te ha hecho una broma de mal gusto, o una compañera de trabajo ha dejado la cocina de la oficina hecha un desastre. Los desengaños, los errores y los malentendidos inevitablemente forman parte de la vida, y tú decides cuánto vas a dejar que te afecten estas pequeñeces.

Episodio de pequeñez

Estaba de pie en la cocina sirviéndome una taza de café cuando mi hija de tres años, Audrey, gritó un «mamá» que me *sonó* a grito de socorro. De repente tuve una visión, una especie de fogonazo, que nada tenía que ver con el sitio donde estaba ni con lo que estábamos haciendo: me vi en un avión con mis hijas, y había fuertes turbulencias. El avión tenía problemas. «¿Qué haría si el avión empezase a caer?», pensé. Me imaginé diciendo: «Tranquila, Audrey, agárrate a la mano de mamá. Vamos a cantar una canción». Entonces sentí un sobresalto: «¿Y qué voy a hacer con Isla, mi pequeñina?». Decidí rápidamente darle de mamar para hacerla sentirse protegida. La ansiedad desapareció brevemente cuando pensé: «Estate con ellas, harás lo que haga falta». Pero el corazón me empezó a ir de nuevo a mil por hora al tener otra visión súbita: cuando el avión iba cayendo en picado, se partía en dos, e Isla se me escapaba de los brazos. Los ojos se me inundaron de lágrimas de solo pensar en no ser capaz de atender a mis hijas cuando más me necesitaban, y estuve a punto de ponerme a llorar a moco tendido sobre los gofres de Audrey. «¡PARA! –me grité en la cabeza–. ¡BASTA YA! No estás en un accidente aéreo. Estás en la cocina desayunando con tu hija antes de ir a la guardería». Conseguí recuperar la sensatez, pero me costó sacarme de encima las emociones. Me sentía a la vez desconsolada, angustiada e impotente. Pero me entró la curiosidad. ¿Por qué se me había ido la cabeza de esa manera? «¿Qué me pasa *realmente*?». Tuve que prestar atención dos segundos para saberlo. Estaba más estresada de lo habitual. Se acercaba la fecha en que tenía que enviar un libro a la editorial y estaba creando un *podcast*, terminando el cierre contable del ejercicio de ese año e intentando organizar el equipaje de los cuatro para irnos la familia entera de vacaciones. Nos íbamos al día siguiente. La casa estaba hecha un desastre y las maletas esperaban vacías al lado de una montaña de ropa para lavar. El día no iba saliendo según lo planeado, lo cual normalmente no me importa, pero esta vez sí. Había dormido poco y hacer ejercicio había dejado de ser una prioridad desde hacía unos días –dos de mis principales hábitos de amor a mi cuerpo–. Pero nada de todo ello –ni la casa desordenada, ni el viaje, ni siquiera los preparativos para las vacaciones–, absolutamente nada de todo ello iba a tener importancia al cabo de un año, ni por nada de todo ello merecía la pena perder la salud ni la alegría. *Todo* ello eran pequeñeces. Por un momento me había sentido desbordada, y nada más. Todos estábamos bien. Había tenido unos instantes de desvarío y la mente se me había ido a lugares tenebrosos. No pasaba nada. Me había tendido la mano a tiempo y me había sacado de la espiral descendente. Recordé PACTA y pude abrirme camino, y en lugar de tirar por la ventana el objetivo de mimarme, volví a tenerlo presente y encontré la manera de resolver las pequeñeces.

Las situaciones serias

–¿Qué pasó anoche? –le preguntó Michelle tímidamente a su marido cuando se despertó con un dolor de cabeza espantoso, la boca seca y sintiendo que todo le daba vueltas.

–Pues mira: estuviste agarrada a George justo delante de su novia. Le contaste a todo el mundo que no hemos tenido sexo desde hace meses. Empezaste a desvestirte cuando los vecinos todavía estaban aquí, así que te subí a la cama. Y me vomitaste encima subiendo por las escaleras.

Michelle respondió en voz baja:

–Debí de perder el sentido.

–¿Y te sorprende? –replicó él–. Se ha vuelto lo habitual en ti. Eres o una alcohólica o una idiota.

Michelle no decía nada. Se levantó a por un vaso de agua, se tomó un Tylenol y volvió a meterse en la cama, donde se pasó casi el día entero mientras su marido se ocupaba de los dos niños. Cuando volvió a aparecer, sobria, decidió que no quería vivir así, y se puso en contacto con un centro que tenía un programa intensivo para tratar el alcoholismo.

Una no se levanta de pronto una mañana y decide empezar una terapia sin que estén ocurriendo en su vida «cosas importantes» en abundancia. No era solo el alcohol; Michelle tenía un historial de trastornos alimentarios, perfeccionismo y baja autoestima, que se interconectaban y manifestaban de distintas maneras. La mayor parte de su vida estaba llena de problemas, de poca importancia e importantes. Y sabía algo: ni unos ni otros estaban ayudándola a tener una buena vida. Tomó medidas para ayudarse a resolver sus problemas y a trabajar para ser la persona que en verdad quería ser. Gracias al tratamiento, Michelle ha aprendido que entre el perfeccionismo y su intransigente crítica interior no le dejaban sitio para ser humana. Cada pensamiento y sentimiento la agobiaban sin límite, y las restricciones con la comida, hacer ejercicio hasta agotarse e incluso beber en exceso eran formas de demostrar que era ella la que decidía

Asciende en espiral
FORMAS DE RECUPERARTE

Cuando tienes una sensación que te dice: «Eh, algo no va bien», puede ser alentador tomarte un respiro, darte un pequeño descanso, hacer una pausa.

* Tómate un minuto, tómate una hora... o tómate el día entero.
* Ten fe, y llévala a la práctica rezando o meditando.
* Saca a pasear al perro y observa las «pequeñas cosas»: los árboles, las flores, la suciedad.
* Ten un detalle bonito con alguien.
* Lee un libro; te ayudará a pensar en una historia que no sea la tuya.
* Haz el tonto... Saca el Hula-Hoop, haz juegos malabares, canta una canción.
* Prepárate una reconfortante taza de té.
* Acaricia a alguna criatura peluda.
* Escucha música relajante, o de esa que parece expresamente hecha para levantar el ánimo.
* Respira, y encuentra algo por lo que estar agradecida.
* Túmbate y descansa o échate una siesta.
* Levántate y haz un poco de ejercicio para sacarte de encima los sentimientos.
* Regalo añadido: haz ejercicio al aire libre, donde la naturaleza puede alegrarte más deprisa.
* Habla de lo que sientes, llora, trata de conectar.

* Tacha de la lista de obligaciones todo lo demás; luego, haz algo que te haga sentirte bien.
* Recuerda un triunfo del pasado; eres una mujer de recursos.
* Prueba a hacer algo nuevo: una receta, un ejercicio u otra cosa que te despierte el interés.
* Rodéate de afecto en un sitio feliz.

PARA REINICIAR UN DÍA DE TRABAJO

* Haz un receso en el trabajo, con una comba o una tiza (¿recuerdas la rayuela?).
* Ten una cartera de diversión en el escritorio: un tarro para hacer pompas de jabón, plastilina, un audio de chistes, libros de colorear para adultos, un minijardín zen...
* Sonríe, finge la sonrisa hasta que se haga espontánea, y hazte unos *selfies* riéndote (¡no de ti!: ¡contigo!).
* Reflexiona sobre tres cosas buenas (de tu vida, que hayas visto, que puedas hacer, etcétera).
* Haz aflorar tu Buda interior con respiraciones profundas, una meditación de amor incondicional (capítulo 10), aceite de lavanda o un tratamiento termal casero.
* Ten una «carpeta de esplendor». Releer mensajes de felicitación, tarjetas de agradecimiento o cualquier mensaje afectuoso puede reavivar los buenos sentimientos.

sobre su vida. Intentaba lidiar con el estrés, pero la forma en que lo hacía no era la adecuada. Estaba anestesiándose. En algún punto del camino se quedó sepultada bajo los incesantes pensamientos y sentimientos autodestructivos que controlaban su vida. Afortunadamente, Michelle es una mujer resiliente. Fue capaz de despertarse de una larga y tumultuosa espiral descendente y empezar a ascender en espiral, elección a elección. Y ahora se está dando cuenta de lo fuerte que es en realidad. Durante el tratamiento, aprendió a aceptarse, a valorar su pasado y a poner la vista en el futuro, que son los elementos esenciales para superar los problemas importantes de la vida.

Busca la lección

Los problemas grandes y pequeños pueden hacernos perder de vista el objetivo de amar nuestro cuerpo, a pesar de que mimarnos aviva la energía y la perspectiva que necesitamos para salir de ellos. Tenemos la oportunidad de aprender y madurar con cada mala experiencia. Hazte estas tres preguntas: «¿Cuál es la lección? ¿Cómo puede ayudarme esta situación? ¿Cuál es la perspectiva más optimista que puedo adoptar en estos momentos?». ¿Puedes expresar gratitud por las dificultades en que te encuentras? Obviamente, esto no va a servir para todas las situaciones negativas. No te va a ser fácil cultivar la gratitud por la muerte de una persona querida o por haberte quedado sin trabajo. Pero puedes «re-crear» la pérdida. ¿Eres capaz de encontrarle sentido? Pon toda tu

energía en recuperarte, intentando verle el lado bueno, como sea. Cada vez que te permites un pensamiento positivo, tu cerebro segrega una mayor cantidad de la hormona DHEA, que te ayuda a aprender y a madurar, lo cual aumenta la resiliencia. Empezarás a sentirte mejor y a ascender en espiral elección a elección y día a día.

En el episodio que he puesto como ejemplo de hacer una tragedia de algo insignificante, fui capaz de ver que aquel pánico sin fundamento me había permitido por otra parte darme cuenta del estrés real que tenía. Estaba agradecida por las emociones dolorosas que había sentido porque eran las apropiadas para la situación desastrosa que me había inventado en la cabeza. Me hacían ver que el cuerpo y la mente funcionaban como debían, más o menos. Lo que no hice fue pasarme el día entero revolcándome en emociones negativas. Hubiera podido dejarme entrar en una espiral descendente, haber caído en un diálogo hipercrítico –«¡Estás loca!»– que me habría llevado a comer compulsivamente para acallar las emociones o a meterme en la cama y no querer saber nada de todas las tareas que tenía pendientes. Pero no lo hice. Encontré en ello una lección, abracé a mi hija y me fui dando un paseo hasta mi librería y cafetería preferidas. Disfruté comiéndome un cruasán y hojeando las últimas novedades. Me recuperé eligiendo la espiral ascendente en cada momento que pude elegir, y aun con todo, incluso después de haberme parado y dedicado ese rato, las cosas importantes se hicieron, y llegamos puntuales al avión al día siguiente con las maletas perfectamente hechas.

Cuando sucede algo serio, no lo podemos resolver dándonos un paseo o con un baño de burbujas. Para resolver situaciones de envergadura, se necesitan armas de envergadura: paciencia, compasión, flexibilidad, determinación, esperanza y una mente abierta. Resolver problemas serios exige tiempo, pero se lo dedicas encantada porque te quieres. En el fondo, deseas tener una vida mejor. Está en juego algo que te importa, y vas a seguir adelante y a hacerle frente a lo que se te venga encima. En momentos de importancia vital, el amor al cuerpo aparece para ocuparse de que tu energía y tu ánimo sigan ascendiendo en espiral, de que aprendas y madures con las dificultades.

También puedes aprender de los problemas importantes de otras personas, como en el caso de una buena amiga mía con una hija adolescente que estaba sumida en una depresión. A mi amiga, la pesadumbre por esta situación familiar traumática le hacía muy difícil expresarse ningún afecto. Pero estar decidida a hacer todo lo posible por tener una vida saludable le permitió reconocer sus propias espirales descendentes, entre ellas la de la «buena madre» que le hablaba en la cabeza con un sentimiento de culpa, diciéndole que no podía dedicar tiempo a ver a sus amigas o a hacer ejercicio. Y eligió hacer eso a pesar de todo, porque para ella era importante. Es ese «pensar primero en mí» lo que le permitía ser quien necesitaba ser por el bien de su hija: una madre fuerte y cariñosa que la ayudase a darle una patada a la voz débil y lastimera de la

Asciende en espiral
IMPORTA LO SERIO Y TAMBIÉN LO INSIGNIFICANTE

Sobre lo insignificante: ¿sueles tener reacciones desmedidas? ¿Sueles tratar las cosas de poca importancia como si fueran trascendentales? ¿Qué incidentes sin importancia te han hecho sentir emociones dolorosas y lidiar con ellas de modo poco eficaz? Escribe sobre esto en tu diario. Piensa en técnicas de atención plena que podrías aplicar para descubrir qué quieres hacer cuando te domina algo que dentro de un año no importará nada. Ahora reflexiona sobre los acontecimientos serios de tu vida, presentes o pasados. ¿Qué ganaste cuando conseguiste salir airosa aquella vez? ¿Cuál fue la lección? ¿Cómo puedes aprender y fortalecerte? ¿Tienes ejemplos de resiliencia? ¿Cómo te hubiera gustado proceder en situaciones difíciles?

depresión y mandarla ya sabes adónde. **Ve las «lecciones» que puedes sacar de las situaciones críticas como un entrenamiento para fortalecerte, que te enseña a poner en práctica tus recursos para ocuparte de ti, a lidiar con las emociones y a encontrar soluciones realistas y viables a los problemas.** Amar tu cuerpo significa tomarte en serio tu salud mental, entender que la mente y el cuerpo están conectados, sacar tiempo para la meditación y apreciar las alegrías de la vida, entre otras muchas cosas. Vuelve a leer las experiencias sobre

las que escribiste al principio del capítulo. Piensa en cuáles son las lecciones que puedes aprender y en el punto de vista más optimista que puedes adoptar. Busca ejemplos de tu fortaleza, de las oportunidades de madurar, y de resiliencia..., incluso aunque cometieras errores en la forma de lidiar con el estrés. No hay posibilidad de una vida sin estrés. Intenta ser consciente de lo serio y de lo insignificante en el momento en que están ocurriendo, y toma las medidas necesarias para salir airosa de las dificultades.

Ya es hora de que «suficientemente bien» sea suficiente

Cuando intentamos restablecernos, la actitud lo es todo. Los pensamientos extremos, perfeccionistas, son germen de espirales descendentes. Aspira a *progresar, no a ser perfecta*. Estar satisfecha con hacer las cosas «suficientemente bien» te permite avanzar, ahorrar energía mental y evitar pensar las cosas demasiado, lo cual a su vez influye en que puedas elegir aquello que es una expresión de amor a tu cuerpo.

Muchas tenemos que practicar ser imperfectas y tratarnos con compasión, porque no siempre es fácil. La primera semana que Michelle estuvo sobria, el ansia de azúcares era más intensa que nunca. Siempre había procurado alimentarse correctamente y se sentía culpable si no comía bien. Pero el ansia de azúcar la dominaba por completo (y es una respuesta

biológica a dejar de beber, cuando se ha convertido en una adicción). En su mente, lo que elegía comer reflejaba una «total renuncia a cuidar de su salud»: cantidad de postres azucarados, pasta, tortitas, comida a domicilio, y ni rastro de fruta o verdura en la mayoría de las comidas. Frustrada, y con la esperanza de sentirse mejor, decidió hacer una cura depurativa a base de zumos de fruta y hortalizas para restablecer los hábitos saludables. Pero lo único que consiguió fue sentir un hambre desaforada al cabo de solo unas horas, y una irritación manifiesta al cabo de solo unos días. Cuando le contó a su médico lo que estaba haciendo y por qué, recibió la reprimenda que necesitaba. «Déjalo de inmediato –le dijo el médico– y come la comida saludable y normal que tu cuerpo necesita». Después de hablar un poco más con él y conmigo, Michelle se dio cuenta de que cortar con la bebida le había dejado un vacío, al poner fin a los mecanismos de compensación. En cierto sentido, ahora la comida había reemplazado a la bebida como forma de lidiar con la vida, y a veces necesitaba permitirse que fuera así. Decidió que iba a intentar dejar de ser tan perfecta

con la alimentación en esos momentos de su vida. «Necesito dejar de juzgarme todo el tiempo. Si para cenar como tortitas y fruta, estupendo. Si es pasta, puedo añadirle unos champiñones o salsa de tomate. No tengo por qué preparar ensaladas de quinoa y col rizada para mí y una comida distinta para los niños».

Cómo obrar una recuperación prodigiosa expresándole amor a tu cuerpo

Todos conocemos a más de una persona que lo ha pasado muy mal, y a veces esa persona hemos sido también nosotros. Sabemos que los malos tiempos no duran para siempre, pero si entretanto hay alguna forma de que podamos tratarnos a nosotros mismos mejor, ¿por qué no ponerla en práctica? Este es mi plan de seis pasos para recuperarme expresándole amor a mi cuerpo:

1 Comprométete a utilizar el amor a tu cuerpo como guía para la recuperación. Este es el primer paso y tiene una importancia crucial, porque necesitas un punto de partida, y un punto al que retornar en caso de que tengas que volver a empezar de cero.

2 Siente el dolor y date permiso para sentirte mejor. Deja que las emociones negativas se expresen plenamente, reconociéndolas y asumiéndolas primero. Necesitas sentir el dolor, pero también tienes derecho a volver a sentirte bien. Algunas personas próximas a mí admiten albergar un sentimiento de culpa por sentirse bien muy poco tiempo después de que haya habido una tragedia en sus vidas. Creen que igual deberían reprimir esos sentimientos de bienestar hasta que haya transcurrido más tiempo. No es verdad. Sentirnos mal forma parte de lo que nos lleva a sentirnos bien. Puedes ser amable contigo mientras te abres paso a través de las dificultades, y hacerte así la vida más agradable en esos momentos difíciles.

3 Reserva un tiempo para hacer a diario una pausa sagrada. Ya acostumbres a

Asciende en espiral
RECUPÉRATE REFLEXIONANDO Y MADURANDO

Recuerda un momento difícil de tu vida que fuera también un periodo de superación personal.

*¿Qué lo hizo difícil o estresante?

*¿Qué era lo que más te importaba? ¿Qué inquietudes o preocupaciones tenías?

*¿Qué hiciste para mantenerte a flote? ¿Qué ayuda recibiste de otras personas mientras vivías esa experiencia?

*¿En qué te cambió esa experiencia la opinión que tenías de ti misma, de otras personas o de la vida en sí? ¿Qué descubriste sobre ti?

*¿Se te ocurre un ejemplo de algo que hayas sido capaz de hacer, afrontar o aceptar desde entonces que te haga valorarte?

*Si pudieras retroceder en el tiempo y decirte unas palabras de ánimo en aquel periodo angustioso, ¿qué te dirías?

rezar, meditar, repetir afirmaciones, escribir en tu diario o hacer de todo un poco, ahora es el momento en que necesitas ser constante y dedicar estas pausas simplemente a ser. Expresa la espiritualidad que sientes de la forma o formas que te resulten más naturales, y date cuenta de que tu alma es una parte valiosa de este universo. Planea y organiza prácticas de amor a tu cuerpo que tengan para ti un significado.

más sencillos los actos concretos de amor a tu cuerpo. Las rutinas nos dan tranquilidad, sobre todo en los momentos difíciles e inciertos de la recuperación. Atente a un plan en lugar de tomar continuas decisiones. Lo que hagas para demostrarle amor a tu cuerpo durante un periodo de recuperación, como en cualquier otro momento, es elección tuya. Cuidarte a través de la comida, la actividad física, la diversión y el sueño sanará tu mente y tu cuerpo.

4 Ya has sentado las bases para recuperarte, así que ahora deberían resultarte

5 Perdona. Cometerás errores durante los intentos de recuperación y tendrás que

perdonarte. O igual alguna persona que sea importante para ti se comporta de un modo insensible u ofensivo o comete otra trasgresión, y te derrumbas. Perdónala. Para seguir avanzando necesitas ser tolerante. Esto genera en la energía mental una disposición favorable para la recuperación. Desmond Tutu dice que «sin perdón no hay futuro».

6 Sé paciente. Es cierto que expresarle amor a tu cuerpo te ayudará a recuperarte más rápido, pero esto no es una carrera. No me refiero a que un día estás desolada y al siguiente te sientas de maravilla. No te digas que no estás consiguiendo nada, si la recuperación tarda más de lo que querías. Sigue practicando el amor a tu cuerpo a cada paso del viaje.

Volver a estar bien

El fundador de la psicología positiva, Martin Seligman, propone el modelo PERMA, acrónimo formado con las iniciales en inglés de los elementos que él considera esenciales para la felicidad, que define como un bienestar subjetivo. No se refiere a un estado de felicidad pasajero, sino a una felicidad duradera, basada en la evaluación general de que nuestra vida tiene propósito y sentido.

El acrónimo PERMA ha resistido al rigor de décadas de investigación psicológica y ha demostrado ser una forma válida de evaluar la felicidad. A mí, me sirvió de inspiración para orientar la filosofía del amor al cuerpo hacia un estado positivo de bienestar. PERMA puede ser particularmente útil durante una recuperación porque nos recuerda lo que es prioritario en la vida.

P (*POSITIVE EMOTIONS*) = EMOCIONES POSITIVAS. La capacidad para generar sentimientos que te hagan sentirte bien (¡y ascender en espiral!).

E (*ENGAGEMENT*) = ENTREGA. Esa sensación que tienes cuando haces algo con auténtico interés y es puro disfrute..., ya sea trabajar, atender a tus hijos, estar con tus amigas o entregarte a una afición (¡cuando te diviertes!).

R (*RELATIONSHIPS*) = RELACIONES. La conexión íntima y profunda que tienes con las personas a las que quieres: una de las emociones positivas más potentes.

M (*MEANING*) = SENTIDO. Piensa en recuerdos entrañables. ¿Qué es lo que le da pleno sentido a tu vida?

A (*ACHIEVEMENT*) = LOGRO. Piensa en todas las pequeñas y grandes «victorias» de tu vida. ¿De qué logros te sientes orgullosa, cuáles te hacen sentirte fuerte y te dan confianza en ti misma?

Asciende en espiral
30 DÍAS DE EMOCIONES POSITIVAS

Hazte con treinta fichas de notas y un rotulador. En cada una escribe una idea simple, fácil y viable para generar energía positiva. Incluye cualquier actividad con la que disfrutes, pero asegúrate de que podrás poner en práctica con facilidad cualquiera de esas imaginativas ideas la mayoría de los días.

Cómo arrancar una emoción positiva: date un paseo largo, juega a pillapilla con tu perro, actualiza tus listas de reproducción de música, alquila una película divertida, vete a la biblioteca, saborea el café de la mañana, llama a una amiga, hojea los álbumes de fotos, escribe una carta de agradecimiento, compra un ramo de flores, pinta sobre un viejo lienzo, envía una felicitación, disfruta en un paraje natural, vete a hacerte la pedicura, sal a comer, date un largo baño con sales o deléitate en un capricho que te hayas estado comiendo con los ojos.

Cada día, saca una ficha, haz la actividad que lleve escrita y dedica un momento a escribir acerca de ella. Repítelo hasta haber acabado todas las fichas. Al finalizar el mes, comprueba si notas un aumento general de emociones positivas. ¿Qué tipos de actividades te inspiran, te despiertan el interés, te hacen sentirte esperanzada, conectada, orgullosa? Comenta cualquier actividad que tuviera para ti un significado especial. Plantéate incluirlas en tu vida más a menudo y que formen parte de tu plan de recuperación.

Durante el periodo de recuperación, usa PERMA como amable recordatorio de que hay muchas formas de ascender en espiral, de sentirte mejor y de recuperarte de las adversidades cuando se presentan.

Recupérate y asciende en espiral

La felicidad está a todo tu alrededor cuando te paras a percibir su existencia. Estar plenamente atenta te hace ser más consciente de cuanto te rodea y te ayuda a estar más conectada con lo que piensas y lo que sientes. Incluso pequeñas cosas que por lo general te pasarían desapercibidas, porque forman parte hasta tal punto de la dinámica cotidiana que se desvanecen en el telón de fondo de tu vida, adquieren un mayor brillo, colorido y viveza cuando te paras a percibir los destellos de la felicidad.

Busca pequeños momentos de felicidad en los rituales del día a día. Por ejemplo, la próxima vez que estés fregando los platos, párate a mirar por la ventana de la cocina y deléitate con las flores del patio, o detente unos instantes en los recuerdos que adornan el alféizar de la ventana. ¿De dónde es cada uno? ¿Qué significan para ti? Recuérdate que en muchos sitios del mundo tener agua corriente y potable es un lujo. De camino al trabajo, dedica unos momentos a apreciar la belleza del sol que asoma entre los árboles o a escuchar un *podcast* que te sirva de inspiración, en lugar de las noticias de la radio. No se trata de forzarte a hacer nada de esto para obtener un resultado –«Veamos, ¿me siento feliz ya?... ¡Vaya rollo!»–. Cada vez que eliges conscientemente estar presente y aprecias algo en el momento, tu ánimo se levanta sutilmente y el cociente de felicidad para el día aumenta.

Tres cosas buenas es una actividad respaldada por numerosos estudios que muestra que tienes más probabilidades de experimentar emociones positivas si reflexionas a diario sobre tres cosas buenas que haya en tu vida. Pasa el tiempo que puedas con gente optimista e inspiradora, o crea un «círculo de gratitud» de textos o mensajes de correo diarios con un grupo privado de amigas. Acostúmbrate a empezar cada entrada del diario hablando de algo por lo que te sientas agradecida,

o pon en la encimera de la cocina un tarro de «pensamientos de gratitud» y anima a toda la familia a echar en él los suyos. Una vez que el tarro esté lleno, leed juntos su contenido. La felicidad nace de actos tan simples como saludar a un desconocido con una sonrisa o pagarle el billete de autobús a la persona que tienes al lado. Estas conexiones tan simples generan emociones positivas y crean una espiral ascendente de generosidad que te fortalece emocionalmente.

Como cualquier otro hábito de salud, para cultivar emociones positivas se necesitan atención y esfuerzo. Planea, por orden de prioridades, una diversidad de actividades que *crees* que te generarán emociones positivas con regularidad. Y no te desanimes si las espirales ascendentes no siempre resultan como esperabas. No estamos buscando gratificación instantánea. El objetivo es inclinar la balanza hacia las emociones positivas dedicando más tiempo a hacer aquello con lo que disfrutamos de verdad. Además de subrayar los momentos placenteros de la vida, estas espirales de energía ascendentes pueden transformarnos para mejor, abrirnos el corazón y la mente y sentar una base sólida sobre la que cultivar otros hábitos de amor al cuerpo. Espero que las aportaciones que te has hecho a ti misma en esta parte del libro te ayuden a sentir gratitud por todo lo que las emociones hacen por ti y a recordar incluso en los momentos más difíciles que nada dura para siempre.

REFLEXIÓN DE AMOR AL CUERPO: nadie es inmune a las adversidades, pero todos disponemos de la vacuna: la resiliencia. Al principio del capítulo te pedía que pensaras en dos circunstancias indeseadas, una importante y otra no tanto. Vuelve a leer lo que escribiste. ¿Cómo de resiliente eres ya? ¿Cómo te gustaría recuperarte en el futuro? Cuando ocurre algo doloroso, ¿cómo te ayuda a recuperarte expresarle amor a tu cuerpo? Escribe tu plan personal de recuperación basándote en lo que has aprendido hasta ahora.

«No soy lo que me ha sucedido.
Soy lo que elijo ser».
—Carl Gustav Jung

Tercera parte

Quién eres

· ·

Sé quien quieres ser

Capítulo 8

Decide lo que quieres encarnar

Para triunfar, márcate objetivos
que reflejen tus valores

Filosofía

Con cada elección que haces, tienes la posibilidad de acercarte un poco más a la vida que quieres vivir. Cuando te fijas objetivos que son coherentes con tus valores, creas una conexión emocional con quien verdaderamente eres –la persona que quieres que el mundo vea–, defines lo que es más importante para ti y pones en marcha los planes para conseguirlo. Vivir conforme a tus valores te da la fuerza para tomar decisiones valientes y la confianza y la habilidad para sortear los obstáculos. Funciona así: identifica tus valores. Fíjate objetivos que de verdad valgan la pena. Con esos valores y objetivos, decide qué hacer en primer lugar, y asume el compromiso de llevarlo a cabo. Por último, haz lo que sea necesario para mantenerte fiel a ese compromiso. Es un proceso muy efectivo porque favorece la creatividad, la entrega y la satisfacción, tres elementos decisivos para gozar de un saludable bienestar y una vida plena.

PILARES DEL AMOR AL CUERPO
Vive tus valores como expresión de amor a tu cuerpo

AMA: como acto de amor a ti, ten la valentía de fijarte objetivos que reflejen tus valores.

CONECTA: busca en tu cuerpo y en tu mente la respuesta a si estás viviendo en consonancia con tus valores.

MÍMATE: tomar las medidas necesarias, fundadas en tus valores, te transformará desde dentro.

Sé quien quieres ser

Es posible que en estos momentos estés pensando: «No estoy segura de cómo llevar a la práctica el amor a mi cuerpo en la vida real». Si es así, no eres la única. Muchos de mis clientes se sienten un poco perdidos, atrapados o dubitativos al comenzar el viaje de transformación. Este capítulo te dará la estructura y la orientación que te ayudarán a poner en marcha los planes de amor a tu cuerpo. Te crearás nuevos hábitos en cuanto empieces a fijarte objetivos que sean coherentes con los valores que quieres encarnar y con cómo quieres comportarte. Posiblemente sea un método muy diferente de todo lo que has probado en el pasado. **Los objetivos de amor a tu cuerpo son concretos, realistas iy apetecibles para ti!** Te comprometes a repetir acciones una y otra vez porque te importa el resultado: alcanzar tus objetivos.

Tómate un momento para entender con claridad el verdadero sentido de que hayas llegado hasta aquí. Ser amable con tu cuerpo te ayudará a construirte una vida mejor. La apariencia que tenga esa vida es elección tuya. Ten esto presente: es muy importante para ti lo que está en juego. Hay personas y cosas que te importan, de corazón. **Esto es más trascendental que tener o no una figura estupenda.** Hay cambios fundamentales que quieres llevar a cabo porque para ti es importante hacerlo. ¿Por qué? ¿Qué vida te estás perdiendo de vivir por haberte quedado estancada en algún punto? ¿Qué no has podido hacer? ¿De qué te lamentas? ¿Cuántas ganas tienes de cambiar el discurso que resuena en tu cabeza? Tu *porqué* rebosa de emoción. Puede ser un recordatorio molesto de lo que no tienes, que te provoque un sentimiento de ineptitud y desate a los acosadores mentales, y por tanto intentas

Asciende en espiral

Imagina que recibes el Premio a Toda una Vida. Estás en una sala rodeada de todas las personas a las que quieres y respetas. Están aquí para celebrar contigo la ocasión y el regalo que eres para el mundo. Alguien muy cercano a ti está a tu lado en el escenario, haciéndote la entrega del premio. Imagina qué te gustaría que dijera de ti..., la clase de persona que eres, lo que has significado para ella. ¿Qué podría decir sobre tu bienestar? Escribe en el diario lo que se te ocurra.

zafarte de él rápidamente. Responder a ese *porqué* con delicadeza es la forma de ser amable con tu cuerpo. Porque favorece el amor, la conexión y el mimarte como mereces y ayuda a que se revele el sentido y el propósito que late detrás de lo que decides y de cómo lo vas a hacer.

La gente cambia. Es legítimo decirle adiós a la persona que ya no quieres ser. Sigues siendo tú en lo más hondo, pero cuando ya no deseas identificarte con ciertos hábitos, cuando las convicciones y comportamientos ya no te ayudan a crearte una vida mejor, es hora de cambiar. No te equivoques; este es tu viaje..., tu aventura imperfecta e ignota. Tengo la esperanza de que ahora seas al fin tu «yo» más abierto y creativo, al dejar que tus valores marquen el camino. Cuando se da en ti un giro radical de actitud a fin de vivir una vida más auténtica, empiezas a ser quien eres por naturaleza, a vivir plenamente tu potencial. La revolución ya está en marcha. No tienes por qué esperar a que suceda algo extraordinario. ¡Ya está sucediendo!

Encarnar tus valores genera un cambio

Tus valores constituyen una forma de ser que para ti es importante. Una vez que reflexiones sobre ellos y descubras lo que más te importa, puedes fijarte objetivos viables –algo sobre lo que tengas control– para asegurarte de que cada elección que hagas para cuidarte reafirmará esos valores. Decides qué medidas quieres tomar para alcanzar tus objetivos, y al alinear objetivos y valores, empiezan a formarse nuevos hábitos. Tienes entonces un sistema de creencias sólido y fiable, y cuando en algún momento ves *con claridad* que lo que estás eligiendo no concuerda con tus valores, piensas: «¡Esto no está bien!», y te llega como un cohete la motivación para tomar una decisión distinta. Quieres que tus actos sean expresión de aquello en lo que crees. Igual simplemente no te habías dado cuenta de cuándo lo que elegías hacer contradecía tus valores... ¡hasta ahora!

¿Recuerdas PACTA, el acrónimo del que te hablaba en la segunda parte (vuelve a la página 126) y que te ayudaba a actuar con eficacia? PACTA (Presencia, ACeptación, Toma un decisión, Actúa) te enseñaba cómo elegir aquello que más te interesa, aun a pesar de pensamientos desfavorables y sentimientos dolorosos. Aprendiste que si estás en duda entre una u otra opción opuestas, no hay problema. Puedes contemplarlas ambas y elegir la que más te interese. La opción que tenga más sentido estará en consonancia con tus valores..., valores con los que vas a volver a establecer contacto ahora mismo. ¿Ves la belleza, la generosidad y el amor implícitos en esta vía de acción para crearte una vida mejor?

Su estructura se fundamenta en un método terapéutico llamado terapia de aceptación y compromiso (ACT, por sus siglas en inglés),* basado en la práctica de la atención plena y que popularizó el escritor y doctor en psicología Russ Harris. Sus libros *La trampa de la felicidad* y *ACT Made Simple* [ACT simplificado]

contribuyeron decisivamente a hacerme comprender cómo ayudar a la gente a cambiar colaborando con su mente. Poniendo en práctica los principios de ACT, mis clientes han vencido costumbres que les impedían cuidarse (como llevar una vida sedentaria, tener una imagen de sí mismos deplorable o estar eternamente a dieta) y trastornos alimentarios. Personalmente, he usado ACT para resolver mis problemas de imagen más conflictivos, el perfeccionismo y comer por motivos emocionales. En esta terapia, *aceptamos* aquello que no somos capaces de controlar personalmente, y a la vez nos *comprometemos* a tomar medidas que mejoren nuestra calidad de vida. Esto significa desprendernos de objetivos como «caber en la ropa de hace unos años» o «adelgazar cinco kilos antes del verano» y sustituirlos por un compromiso con objetivos alcanzables de amor a nuestro cuerpo. El peso y los centímetros no son objetivos alcanzables porque no puedes controlarlos y crearte así una vida mejor. Lo importante son las medidas que sí puedes tomar, como cocinar en casa, comer con plena atención y dormir las horas que necesitas. Son acciones que están en tu mano. Y cada esfuerzo es un pequeño éxito, que te va recompensando con un gratificante placer a cada paso del camino.

---

* *Acceptance and Commitment Therapy.* ACT, que casualmente en inglés significa «actúa». (N. de la T.)

El mapa de valores que te conducirá a tus nuevos hábitos

Preguntarte «qué clase de persona quiero ser?» y «¿qué es lo que más me importa?» es la manera más rápida de resolver cualquier obstáculo interior que se interponga entre tú y la vida que quieres vivir.

Saca el diario o un cuaderno y completa a mano las actividades que te muestro a continuación. Igual quieres hacerlo enteramente por tu cuenta o prefieres compartirlo con alguien que sea importante para ti. Los estudios indican que hablar de nuestros valores fortalece la conexión que tenemos con ellos. Por otra parte, trabajar con alguien de confianza puede ayudarte a superar el malestar, las dudas o... ¡las ganas de saltarte estos pasos! Si lo haces con una amiga o un amigo o un pequeño grupo de amigos, puede resultaros energizante y terapéutico y ser más revelador para ti que si intentas hacerlo sola.

Primer paso: identifica tus valores

Escoge el área de bienestar por la que quieres empezar. Vas a crear para ella un valor, un objetivo y una breve lista de acciones concretas. A continuación te hago algunas sugerencias para ayudarte a empezar:

- **Alimentación**
- **Ejercicio/forma física**
- **Sueño**
- **Diversión/ocio**
- **Pensamientos y sentimientos**
- **Relaciones/vida social**
- **Atención plena (*mindfulness*)**
- **Cuidados y afecto (a ti y a otros)**

Ahora piensa en un valor que te conecte con esta área de tu vida. Puedes pensar varias opciones y luego elegir una si quieres. Siempre puedes volver atrás después y elegir otros valores.

Completa esta frase: *Quiero ser una persona que_____[inserta un valor]*.

Estos son simplemente algunos valores posibles, para ayudarte a que la mente se te llene de ideas:

- **Quiero ser una persona que coma con atención.**
- **Quiero ser una persona que cocine con regularidad.**
- **Quiero ser una persona que sea constante con el ejercicio.**
- **Quiero ser una persona que duerma lo suficiente.**
- **Quiero ser una persona que trabaje como voluntaria.**
- **Quiero ser una persona que encuentre tiempo para divertirse.**
- **Quiero ser una persona que se hable a sí misma con dulzura.**

- **Quiero ser una persona que invierta en las relaciones que valora.**

Ten en cuenta que un valor es una «forma de ser» que puedes controlar. Cómo te comportas, lo que eliges y cómo actúas para tener una vida mejor se consideran valores. Los sentimientos no pueden ser valores porque no tienes control sobre ellos. Si las palabras que se te ocurren expresan un sentimiento, comprueba qué hay detrás de cada uno de ellos. Por ejemplo, supón que el valor es: «Quiero ser una persona que *se sienta a gusto cuando le hacen una foto*». Formula de nuevo ese valor escribiendo qué objetivo intentarías alcanzar si te hubieras propuesto tratar de sentirte a gusto: «Quiero ser una persona que *se acepte a sí misma como es en el momento presente*». En este ejemplo, igual aún te incomoda que te hagan una foto, pero a la vez estás deseando salir en la foto como práctica de aceptación de quien eres. Y por si tienes alguna duda, pesar un número determinado de kilos o caber en la ropa de hace unos años no son valores.

Segundo paso: descubre el significado de cada valor

Elige uno de los valores que has enunciado y escribe sobre él. Descubrir su verdadero sentido aumenta tu motivación, te ayuda a detectar los posibles obstáculos y revela opciones para alcanzar tus objetivos.

- ¿Por qué te importa este valor?
- ¿Cómo cultivas este valor en tu vida actualmente?

- ¿Por qué te cuesta vivir este valor en estos momentos?
- ¿Qué vas a hacer para acordarte de tus valores cuando lo necesites?

Un ejemplo (el valor es «alimentar bien a mi cuerpo»):

Deseo ser una persona que alimente bien a su cuerpo porque quiero estar sana. Quiero vivir muchos años y quiero disfrutar mi vida. Necesito energía para llevar bien el día y poder hacer mi trabajo y cuidar de las personas a las que quiero (estos valores son los más importantes para mí). Sé que cuando dedico un poco de tiempo a organizar y comer comidas equilibradas, tengo más energía y me siento mejor. Una de las mayores dificultades que tengo para alimentar bien a mi cuerpo es sacar tiempo para sentarme tranquilamente a saborear la comida. Si estoy sola, lo más probable es que busque lo primero que encuentre y me lo coma a todo correr. Sin embargo, si dedico un poco de tiempo a organizarme, tendré a mano productos que me facilitarán comer bien a diario. Porque es más probable que coma bien si tengo preparada una comida saludable, lista para hincarle el diente. Cuando quiera posponer objetivos que contribuyen a que mi cuerpo esté bien alimentado, me acordaré de este valor pensando en mis plantas. Cuando no las cuido, se las ve tristes, lacias y débiles. Me imaginaré que soy una de mis plantas que no recibe lo que necesita para crecer y relucir. Me diré: «Es la hora de nutrirte».

No a todo el mundo se le ocurren valores con facilidad. Si quieres indagar de otra forma, puedes probar otras dos posibilidades: *entrevistarte y escribir sobre ti.*

ENTREVÍSTATE PARA IDENTIFICAR TUS VALORES

Haz como que te estás entrevistando. Puedes incluso usar la técnica terapéutica de la «silla vacía». (¡Existe de verdad! Teclea en Google «técnica de la silla vacía»). Siéntate en una silla como si fueras la entrevistadora y hazte la pregunta. Cambia de silla y responde. Estas son algunas preguntas, para que te hagas una idea:

- ¿Qué es lo que más te importa?
- ¿En qué esperas que haya cambiado tu vida de aquí a unos años?
- ¿Por qué normas riges tu vida?
- ¿Cómo describirían tus amigos lo que de verdad te motiva?

ESCRIBE SOBRE TI PARA IDENTIFICAR TUS VALORES

Reflexionar sobre tus valores es el punto de partida para reinventarte. Escribir, contar un cuento o hacerte confidencias en tu diario son formas muy eficaces de ingeniar ideas, ganar confianza en ti misma y responder a tus preguntas cuando atraviesas momentos de incertidumbre. Estas son algunas formas en que puedes probar a escribir sobre ti y que quizá te den pistas sobre los valores más afines a tu forma de ser.

Tu futuro «yo» te escribe una carta de agradecimiento. ¿Qué te dice sobre cómo es la vida ahora que has cambiado y sobre lo que hiciste para llegar adonde ahora está?

Querida Kate:

Solo puedo decirte que me asombras. Has avanzado mucho este último año. Solías vivir obsesionada con la báscula, anotar las calorías en una hoja de cálculo, compararte con todo el mundo, y eras profundamente infeliz. Por mucho que te esforzaras, nunca era suficiente. Pero gracias a que te comprometiste a tener verdadera salud, has sanado la relación con tu cuerpo y con la alimentación. Ya no te juzgas a ti misma por lo que diga la báscula. Sabes que vas a hacer cuanto esté en tu mano por comer comidas equilibradas sin necesidad de contar calorías, solo con confiar en lo que el hambre te dicte. Te atreviste a decir: «¡Puedo comer postre si quiero!» y ahora te lo comes con tu marido. Eres una mujer infinitamente más feliz y segura, Kate. Siempre has sido preciosa, pero ahora has empezado a creer de verdad en lo fabulosa que eres, por dentro y por fuera.

Escribe tu «declaración de principios». Describe tu propósito en la vida, tus esperanzas y sueños.

Lee lo que has escrito al principio de este capítulo sobre tu «Premio a Toda una Vida» y redacta el discurso de aceptación.

La información que inevitablemente revelará cualquiera de estas fórmulas te hará sentirte inspirada por tus valores y te ayudará a marcarte objetivos realistas.

Camina hacia atrás:
¿qué se interpone en tu camino?

Igual has visto que al realizar estos ejercicios de redacción has identificado problemas de tu vida que te gustaría solucionar y obstáculos ocultos que te están entorpeciendo. Quizá tengas incluso una lista bastante larga en tu diario, de los que has ido descubriendo en actividades anteriores de este libro. Esta información te será útil para dar los siguientes pasos: fijarte objetivos basados en tus valores y tomar medidas eficaces para alcanzarlos. Ahora es un buen momento para que repases el trabajo anterior y el manifiesto de amor al cuerpo, en busca de inspiración.

Cuando quiero indagar el origen de un problema, lo llamo *caminar hacia atrás*. Es una forma de rastrear una preocupación desandando su trayectoria hasta llegar al comienzo, a fin de poder decidir cómo actuar al respecto y ponerlo en práctica. Hazte la pregunta: «¿Qué ocurrió que dio lugar a este problema?». A medida que vas descubriendo detalles, empiezas a entender mejor lo que está aconteciendo en tu vida en este momento. Esto es atención plena, ni más ni menos. **No deberías intentar averiguarlo todo, basta con que te pares para tener una visión de tu vida un poco más clara.**

Junto con la evaluación de tus valores, esta información puede llevarte hacia una vida con más sentido, servirte de brújula ética que te indique qué elegir y quizá qué límites tienes que poner en tu vida para conseguir lo que quieres.

Anna llegó a la consulta sabiendo perfectamente que estaba comiendo y bebiendo demasiado para poder sobrellevar el estrés. Agravaba todavía más sus preocupaciones verse romper continuamente las promesas que se hacía de compensar los errores –yendo a correr hasta reventar, comiendo solo una manzana a mediodía–, lo cual acababa haciéndola sabotear cada iniciativa. Examinamos qué era lo que la hacía vivir en conflicto con sus valores y averiguamos cómo alinear lo uno con lo otro. Al indagar, descubrimos que le costaba mucho poner límites. Esto la movió a comprometerse con una acción: «Decirlo claramente, cuando algo me molesta». Esta resolución tan sencilla la obligaba a preservar diligentemente su espacio vital y saber dónde estaba el límite en todo momento: «Soy principalmente una obra en marcha, a este respecto. No siempre consigo poner en palabras lo que pienso, pero mi cabeza es capaz de identificar mucho más rápido por qué una situación me está creando ansiedad y la forma correcta de resolverlo. Un cambio así de simple me ha ayudado a renunciar a soluciones "consoladoras" como el alcohol y la comida».

Cómo fijarte objetivos alcanzables

Con la declaración de valores y la narración en la mano, puedes empezar a pensar en objetivos realistas y con sentido..., objetivos que puedas controlar, que sean coherentes con tus valores y que te ayuden a crearte una vida mejor. Puedes pensar a la vez en objetivos y en acciones. Al escoger un objetivo, identificarás acciones concretas que te ayuden a conseguirlo. Hay un sinfín de acciones que se te pueden ocurrir basándote en lo que has aprendido en el libro. Solo necesitas elegir. No pienses en si serán o no las acertadas. Todas las acciones que te ayuden a conseguir tus objetivos son acciones estupendas.

Nunca pierdas de vista la trascendencia de comprometerte con una acción. La fuerza interior es un ingrediente muy potente. Nace de lo más profundo de tu mente y de tu cuerpo. Cuando llevas a cabo una acción con entrega y compromiso, tienes un inmenso poder. Puedes conquistar tus pensamientos y sentimientos; puedes superar todos los obstáculos que hasta ahora te hayan entorpecido. Eres más fuerte de lo que crees. Ten claro que es así, compruébalo por ti misma; porque en este mismo momento, mientras piensas en objetivos y acciones, probablemente estés oyendo sin cesar una de esas voces que suelen rondarte la cabeza, criticándote, juzgándote y diciéndote todo lo que deberías hacer. Date cuenta de que está ahí, dile «hola» y sigue adelante alegremente, demostrando tu extraordinaria destreza en fijarte objetivos. Eres una guerrera. Levanta esos brazos, golpéate el pecho como demostración de fuerza y sigue centrada en este trabajo tan importante. Las voces dañinas no pueden interponerse en tu camino a menos que se lo permitas.

Te voy a dar tres indicaciones para ayudarte a crear objetivos realizables: primero, elige solo objetivos que te interesen de verdad; segundo, opta por objetivos que supongan un reto, y tercero, no te pongas como objetivo algo que solo pueden cumplir los muertos.

Elige solo objetivos que te interesen de verdad

El peor objetivo que puedes elegir es aquel que «deberías» ponerte porque alguien te lo ha sugerido o que crees que tienes que ponerte porque al parecer es lo que hace todo el mundo. No te molestes en proponerte nada que no te atraiga. La vida es demasiado corta y hay demasiadas opciones como para elegir una que te aburra. Haz algo que te interese de verdad; disfrutarás mucho más y experimentarás esas espirales ascendentes. Entraña mucha fuerza decir: «No, no es lo mío». Los objetivos que conseguirás serán los que te parezcan más interesantes. Si te oyes decir: «Esto es agotador, pero divertidísimo» o «Me muero de ganas de volver a hacerlo», sabrás que vas por buen camino.

Opta por objetivos que supongan un reto

Ponte objetivos de distintos niveles de dificultad. Esto es importante para lograr una combinación equilibrada de conquistas rápidas, seguir a la vez entregada y abrirte a posibilidades asombrosas que te pueden transformar. Los tres tipos de metas te ayudan, cada una a su manera. A algunas personas, usar la imaginación para encontrar objetivos realistas les resulta motivador; a otras las agobia y las bloquea. Haz lo que sea apropiado en tu caso. Lo único que necesitas para probar suerte es un objetivo y una iniciativa que lo apoye. Si empiezas por proponerte un pequeño cambio, te será más fácil ir avanzando a partir de ahí y pasando al siguiente nivel de dificultad.

Suelo clasificar los objetivos difíciles en tres categorías: deseos, sueños y audacia. Los *objetivos deseados* son divertidos, no te exigen el menor esfuerzo mental; son objetivos que sabes que te harán disfrutar y que conseguirás. Además, lograr esas victorias nada más empezar será de por sí una gran motivación. Ahora añade algún objetivo nuevo que te haga tener que trabajar un poco más. Los que exigen mayor esfuerzo suelen traer consigo una mayor recompensa. A estos los llamo *objetivos soñados*. Y luego están los *objetivos audaces*. Son objetivos que parecen estar fuera de tu alcance. No tienes la menor certeza de que los conseguirás, pero el simple hecho de pensar en ellos te resulta estimulante. Te hacen imaginar la mejor versión de ti misma.

Los objetivos audaces suelen ser experiencias sustanciales y transformadoras. Por supuesto son los que más te van a costar, pero incluso aunque nunca los consigas del todo, pueden mantenerte en contacto con la sensación de prodigio y propósito que te hizo crearlos. Si mantienes un íntimo contacto con tus sueños más valientes y optimistas, abres la puerta a otros deseos y sueños inesperados y más asequibles, a medida que avanzas. Y cada vez que alcanzas un objetivo deseado o soñado, ¡te sitúan un paso (y un pensamiento) más cerca de tus grandes objetivos audaces!

No te pongas como objetivo algo que solo pueden cumplir los muertos

Hay cosas que solo un muerto puede cumplir a rajatabla, entre ellas: «no volver nunca a probar el azúcar», «no volver nunca a comer rosquillas en las fiestas de la oficina» y «no volver nunca a encargar comida china a las diez de la noche». Cuando te impones restricciones como estas, sin darte cuenta estás pidiéndole a tu cerebro que haga precisamente aquello que quieres evitar hacer. Los científicos han estudiado este fenómeno, denominado «efecto rebote», y han visto que quienes hacen dietas para adelgazar son los más vulnerables a él. Han descubierto que cuanto más intentamos reprimir un deseo, con más frecuencia e intensidad pensamos en él. Hasta el punto de que los pensamientos se desbordan rápidamente y agotan el área cerebral encargada del autocontrol. Cuando la mente te dice: «No te comas la chocolatina. ¡No te comas la chocolatina! ¡QUE NO TE COMAS LA CHOCOLATINA!», intentas con más fuerza aún reprimir los pensamientos... y el deseo de sucumbir a ellos se intensifica. Y si resulta que los recursos mentales de que dispones para combatir esa ansia están agotados, ya sea porque te sientes cansada, o es muy tarde, o porque llevas demasiado tiempo pensando en no hacerlo, hay más probabilidades de que cedas a la tentación. Es como un pulso entre el increíble Hulk y el pollito Calimero.

La forma de ganarle la partida al efecto rebote es fijándote un objetivo que refleje una medida positiva que puedas tomar. En lugar de jurarte que nunca volverás a comer dulces, dale la vuelta y pregúntate: «¿Cómo me gustaría actuar?». Piensa en qué harías como sustitución del hábito que quieres evitar. El deseo de dejar de comerte las chocolatinas de la sala de descanso se convierte en: «Me gustaría seguir trabajando y quizá comer algún dulce más tarde, cuando pueda disfrutar de verdad comiéndolo. De momento, voy a saborear el dulzor de este café y a seguir haciendo el trabajo que tengo que hacer».

Elige tus deseos, sueños y audacias

Ahora que tienes criterio para elegir objetivos y acciones, escríbelos. El siguiente ejemplo incluye como objetivos un deseo, un sueño y una audacia, y está tomado de una sesión real con una clienta. Su valor inicial era: «Quiero ser una persona que sienta que puede confiar en que elegirá comer lo adecuado». Como las palabras que empleó expresaban un sentimiento y por tanto estaban fuera de los límites de acción (porque no se pueden controlar los sentimientos), volvió a formular su valor, esta vez en una acción factible. Decidió que si el objetivo era sentir que podía confiar más en que elegía comer lo adecuado, algo que tendría que empezar a hacer era comprometerse a optar por alimentos saludables. Su situación actual consistía en una planificación inadecuada de las comidas y una frecuente elección impulsiva –un «qué más da»– de alimentos que en realidad respondían más al cansancio y la frustración derivados de su conducta que a sus auténticas preferencias gastronómicas y su deseo de alimentarse bien.

....

VALOR. Quiero ser una persona que *alimente bien su cuerpo*.

....

OBJETIVO. Preparar un plato equilibrado (un *deseo*).

....

ACCIONES. Hacer todas las semanas listas de la compra que incluyan frutas y hortalizas. Preparar refrigerios con antelación, en el momento de sacar la compra.

....

OBJETIVO. Ir a una clase de cocina saludable (un *sueño*).

....

ACCIONES. Buscar clases esta semana. Ver vídeos en Internet este fin de semana para aprender de un modo autodidacta.

....

OBJETIVO. Hacer un viaje a otro país en calidad de «amante de la buena cocina».

....

ACCIONES. Este mes, leer libros y hablar con gente que lo haya hecho. Probar a preparar una receta nueva o ir a un restaurante de un país al que me gustaría viajar algún día.

....

Danielle tenía una lista de objetivos de un kilómetro de largo. Quería dejar de beber, de fumar y de ahogar sus emociones en la comida todo al mismo tiempo, pero en lugar de intentar poner limitaciones a estas conductas, decidimos identificar sus principales valores y fijar objetivos que los reflejaran. Los amigos eran muy importantes para ella, así que una de las primeras cosas que identificamos como valor fue el deseo de pasar más tiempo con personas que tuvieran sobre ella una influencia positiva. Luego dijo que también era importante para ella alimentarse mejor y hacer ejercicio con regularidad. En el pasado, Danielle se identificaba con la imagen de «la niña gorda y feliz». Era el alma de todas las fiestas y usaba el sentido del humor para conectar con la gente. Cuando empezamos a trabajar juntas, no tenía ni idea de cómo ser una persona diferente y temía perder a sus amigos si cambiaba. **Pero aunque quería desesperadamente contar con el apoyo de sus amigos, quería todavía más vivir una vida auténtica.** Llegó al final un momento en que se sintió lo bastante fuerte como para decir: «Si la gente se va, tendré que aceptarlo.

No quiero ser esa chica a la que le importa más *ser divertida* que cuidarse». Cuando dio un giro y puso la atención en valores como la verdadera amistad, comer sano y moverse más, descubrió que seguía teniendo muchos amigos con los que divertirse a la vez que trabajaba para alcanzar sus objetivos. Y en el proceso de cambio hizo también amigos nuevos y la relación con algunos que ya tenía se hizo más fuerte. Descubrió que era una mujer interesante en muchos más sentidos de lo que imaginaba y empezó a crearse hábitos que le dieran verdadera satisfacción, como hacer senderismo, correr un 5K y cocinar recetas nuevas para sus amigos y su familia.

Tus valores personales son un poderosísimo catalizador del cambio. Una vez que tus decisiones sean coherentes con tus valores, una verificación intuitiva instantánea es la manera más rápida de mantener el rumbo hacia cualquiera que sea el objetivo que esperas conseguir. Y si es necesario, puedes reorientar tu energía y tus decisiones rápidamente porque tu brújula interior es una guía de confianza. Los valores pueden motivarte e inspirarte. Honrarlos como merecen creará en ti continuas espirales ascendentes de energía y buen humor y te alumbrará el camino cuando no esté claro qué dirección tomar. Tus valores pueden ser fuente de fortaleza y afirmación en momentos difíciles, y estos a su vez te dan una forma mensurable y sin igual de poder celebrar los éxitos conseguidos en la andadura. Porque, en definitiva, el éxito no está en alcanzar manifiestamente un objetivo que te hayas propuesto conseguir, sino en vivir una vida de la que te sientas orgullosa.

REFLEXIÓN DE AMOR AL CUERPO: abre el diario y reflexiona durante quince minutos sobre tus valores y objetivos. ¿En qué aspectos no estás viviendo los valores que has visto que de verdad te importan? En una escala del 1 al 10, ¿cómo de dispuesta estás a cambiar esos hábitos? ¿Cuánto confías en que puedes hacerlo? ¿Cómo vas a recordar tus valores cuando lo necesites para emprender una acción y comprometerte con ella?

«Averigua quién eres
y hazlo a propósito».
—Dolly Parton

Capítulo 9

Transforma tu salud con acciones concretas

La planificación y la gestión del tiempo son las claves

Filosofía

Si el secreto para transformar tu salud está en emprender acciones y comprometerte con ellas, es esencial que sepas cómo mantener la mirada puesta en tus objetivos y la determinación de conseguirlos. No dispones de tiempo, dinero, energía o fuerza mental ilimitados. Son bienes que pueden desperdiciarse con facilidad si no cuentas con un plan hecho a tu medida. El plan de amor al cuerpo te ayuda a estar plenamente atenta y motivada mediante recordatorios y formas sencillas de organizarte.

PILARES DEL AMOR AL CUERPO
Vive tus valores con amor a tu cuerpo

AMA: demuéstrate el amor que te tienes respetando tus bienes más preciosos: tiempo, dinero y energía.

CONECTA: cuando emprendas la acción, tu mente y tu cuerpo te indicarán si está surtiendo efecto y te dirán si tienes que modificar tu plan.

MÍMATE: impulsadas por espirales ascendentes y gracias a tu compromiso, tus nuevas acciones empiezan a arraigar, y mimarte es cada vez más fácil y gratificante.

Plan maestro de amor al cuerpo

Una vez que sabes cuáles son tus valores y objetivos y las acciones que vas a emprender, tienes casi todo lo que necesitas para generar espirales ascendentes y transformar tu salud desde dentro. En lugar de considerar cada uno de estos elementos por separado, contémplalos como parte de un *sistema integral para cuidarte* constituido por aquello que es importante para ti. Esto podría incluir alimentación, ejercicio, sueño, relacionarte y dedicar tiempo de calidad a estar con las personas a las que quieres. Incluso aunque no lo tengas todo en cuenta (y te recomiendo que no lo hagas), con solo observar cómo están relacionados entre sí todos tus objetivos, te harás una imagen más completa de las dificultades, generarás ideas para tu plan de acción y averiguarás qué opciones se ajustan más a ti para crearte hábitos duraderos. Yo lo hago con cada nuevo cliente, creando un *plan maestro de amor al cuerpo*. Empiezo con un folio en blanco, dibujo un círculo en el centro con el nombre de la persona. A medida que va hablándome de su vida, tomo notas y voy dibujando más círculos para crear una guía visual que podamos usar para la planificación.

Cuando mi clienta Sheryl vino a la primera sesión, frustrada y decepcionada consigo misma, expresó sus serias dudas de que fuera capaz de cambiar. Sus principales problemas de salud eran que había engordado hacía poco y las pruebas de laboratorio habían mostrado niveles bastante altos de colesterol y de azúcar en la sangre. Solía quedarse hasta tarde en el trabajo, y luego volvía a una casa vacía, ahora que sus hijos eran ya mayores y estaba divorciada. Como se sentía agotada y sola, no se molestaba en prepararse

Asciende en espiral

Imagina que el hada del tiempo te ha concedido un día más a la semana, un octavo día que no tiene nadie más que tú. ¿Qué harías con él? Escribe todas las ideas que se te ocurran, por muy descabelladas que parezcan. Ponles una estrella a las que te resulten más estimulantes.

la cena y echaba mano de las patatas fritas, el helado y otros bocados que «guardaba» para los momentos en que no quería enfrentarse a sus emociones. Llena de remordimientos y temiendo que las cosas pudieran empeorar, estaba impaciente por poner manos a la obra y empezar a hacer todo lo que sabía que debía estar haciendo. Mientras esbozaba su plan maestro de amor al cuerpo, hablamos de *límites*. Admitió que era una perfeccionista, que rara vez le parecía suficiente lo que hacía y que le costaba decir no a lo que le pedían. Se quedaba hasta tarde en el trabajo porque tenía siempre muchísimo que hacer. En lugar de relacionarse en el gimnasio o preguntarle a una amiga si le apetecía dar un paseo con ella después de trabajar, se quedaba atada a la silla de la oficina. Aunque había muchos alimentos saludables que le gustaban, llevaba haciendo dietas toda su vida, y la lista de alimentos «permitidos» le resultaban un aburrimiento. Solía disfrutar cocinando para su familia, pero cuando le pregunté por qué no se preparaba la cena para ella, respondía: «Pfff, no tengo ganas». Normalmente, cuando iba al supermercado se dejaba llevar por los antojos, y lo habitual era que comprara

comida precocinada y caprichos que le resultaba difícil comer con moderación. Llegó incluso a compararlo con la sensación que tendría una alcohólica que no pudiera ni plantearse dejar de comprar cervezas. «¿Por qué meto esta comida en el carro sabiendo que voy a echar mano de ella cuando no tenga ganas de cuidarme?», cavilaba.

Le pregunté cómo se las arreglaba con los demás sentimientos, dejando aparte el tema de la alimentación, y me respondió: «No tengo sentimientos. Bueno, sé que tengo sentimientos, pero no tengo tiempo para sentirlos». La hice reflexionar sobre qué sucedería si dedicara un momento a reconocer que estaba cansada, frustrada y agobiada de trabajo? En lugar de comer compulsivamente para evadirse, podría hacer algo que la hiciera sentirse mejor, como cocinarse algo rico o salir a cenar.

Su plan maestro de amor al cuerpo revelaba que no estaba organizándose el tiempo para poder incluir en él comer bien y hacer ejercicio. Cuando repasamos hora a hora lo que hacía a lo largo del día, vio con claridad que necesitaba salir de trabajar a una hora más razonable. Disfrutar

197

EL PLAN MAESTRO DE SHERYL

EL AMOR AL CUERPO EN ACCIÓN

El plan maestro de Sheryl especifica sus planes particulares para cambiar.

Sheryl

QUERERSE
Escribir en el diario todos los días, leer el manifiesto de amor al cuerpo cuando necesite un empujón.

AFICIONES
Una vez al mes, progresar en un objetivo divertido: una clase de pintura, hacer queso en casa, tejer una bufanda...

DORMIR
Estar lista para irme a la cama a las 10:30 de la noche. Leer hasta las 11:00 para poder dormir ocho horas.

RELACIONES SOCIALES

Una cena a la semana con una amiga, clases de ejercicio, una actividad social para el fin de semana.

TIEMPO

Salir de trabajar puntual. Atenerme al horario ¡sea como sea!

ALIMENTACIÓN

Elaborar un plan organizado de comidas, ir a la compra con una lista, usar la perspectiva del "taburete de tres patas", incluir comidas que me encantan.

FORMA FÍSICA

Tres clases de ejercicio a la semana, andar diez mil pasos al día los fines de semana, poner la atención en los beneficios para la salud, no en adelgazar.

de una tarde-noche agradable le levantaría el ánimo y le daría energía, con lo cual tendría menos probabilidades de sentirse impulsada a «comerse» las emociones. Utilizando el plato equilibrado como guía, se nos ocurrieron bastantes posibilidades de cenas fáciles y deliciosas. Aunque no estaba entusiasmada con la idea de volver a cocinar, sabía que con el tiempo podía llegar a estarlo. Sheryl decidió excluir de la lista de la compra las patatas fritas y el helado: «Necesito evitarlos un tiempo. Quiero habituarme a resistir la tentación de comer ese tipo de cosas cuando estoy cansada o me siento sola».

Cuando repasamos su plan maestro, comprobó claramente que el sistema de cuidados personales que había decidido era factible, y fue como si lo viera ya en marcha. Hasta ese momento, la combinación de dormir poco, trabajar demasiado y aislarse de todo la dejaba sin energía y sin ánimo, y le era muy difícil establecer unos hábitos de cuidado personal eficaces. El plan que habíamos elaborado constaba de acciones que la harían ascender continuamente en espirales de emoción positiva, gracias, por ejemplo, a las endorfinas resultantes de un entrenamiento, a la energía que le proporcionaría dormir y a la satisfacción por relacionarse. Se dio cuenta de que «doña Perfecta» estaba extenuándole el cerebro, haciéndola sentirse mal y saboteándole la motivación. Tenía que cultivar una voz interior más compasiva para poder defenderse y recuperar sus tardes y sus noches, una voz que dijera: «Es hora de apagar el ordenador y ponerte la ropa de gimnasia».

Apenas unas semanas después de que elaboráramos su plan maestro de amor al cuerpo, Sheryl me dijo que había hecho progresos admirables: «Cuando salgo de trabajar a la hora, hago ejercicio. Y la energía que me da hace que luego tenga ganas de cocinarme algo bueno. Sé que no debería tener la mirada puesta en adelgazar, pero la ropa empieza a quedarme floja. No estoy a dieta. Como *más*, y estoy cuidándome por entero. Todavía me siento tentada a comer por razones emocionales, pero las tácticas funcionan». Tres meses después los análisis reflejaban una mejoría de los niveles de colesterol y azúcar en la sangre. Y todo hay que decirlo, había adelgazado casi cinco kilos, aproximadamente lo que había engordado cuando aquello de comer compulsivamente se le había ido de las manos. Ahora está tratando de aceptar el cuerpo que tiene: «No voy a retroceder, pero me está costando mucho asumir que este sea mi cuerpo. Tengo por resolver décadas de dietas y de avergonzarme de mi físico; todavía no lo he conseguido. ¡Soy una obra en marcha!».

Crea tu plan maestro de amor al cuerpo

Dibujar tiene la cualidad de abrirnos la mente, y de ese modo el cerebro genera ideas que nos permiten resolver los problemas de un modo imaginativo. Los diagramas visuales te ayudan a tener una perspectiva más amplia y a ver de antemano lo que podría entorpecer tus planes. Te sirven también para organizarte con más facilidad el tiempo y planificar las acciones que quieres emprender. ¡Tranquila, no vas a programar nada, todavía! Solo vas a mirar detenidamente en qué inviertes tu tiempo y a representarlo luego con un dibujo.

1 **Describe con palabras un día típico.** Da cuenta de cada hora del día, desde que te levantas hasta que te acuestas, y también de cuánto duermes −¿es suficiente?−. Describe lo que haces y cómo te sientes generalmente en los distintos momentos del día, tomando nota muy especialmente de aquellos en que te sorprendes con hambre, aburrida, cansada o decaída. Lee ahora cómo es tu día, y anota cualquier inquietud. ¿Te paras a comer cuando tienes hambre? ¿Cuándo bebes agua, café o alcohol? Piensa en situaciones que muy a menudo sean causa de espirales descendentes, anota cada pequeño temor que te invada ante la idea de cambiar. Pregúntate: «¿Por qué me da miedo esto? ¿Qué más me está ocurriendo?».¿Eres capaz de detectar algún detonante que parezca ser la causa de que te saltes los entrenamientos, comas compulsivamente

o te quedes despierta hasta muy tarde? ¿Qué podría impedirte actuar y conseguir los objetivos que te importan? Escribe todos los detalles que necesites para poder entender a qué obstáculos te enfrentas. Por ejemplo, cuando piensas en hacer ejercicio, igual notas una sensación de cansancio o de que no tienes tiempo. En el caso de la comida, tal vez el problema es que no te gusta cocinar o que te da pereza recogerlo todo luego y que en realidad no te gusta mucho la verdura. Quizá quieras repetir esta actividad contemplando el típico fin de semana. Habrás terminado cuando tengas una sensación clara de a qué dedicas tu tiempo en este momento y de cómo podrías sortear los obstáculos y tomar medidas eficaces que te acerquen a tus objetivos.

2 **Dibuja tu plan maestro de amor al cuerpo.** Con los valores y objetivos que estableciste en el capítulo anterior y una sensación clara de a qué dedicas el tiempo, dibuja tu plan maestro. Te recomiendo que empieces por la alimentación, el ejercicio, el sueño y la diversión. Comienza por escribir tu nombre dentro de un círculo y luego, debajo, dibuja círculos conectados con él, y dentro de ellos ideas de acciones que quieras comprometerte a llevar a cabo. Es importante que te des cuenta de la relación que hay entre tus distintos patrones de comportamiento. ¿Cómo te va a ayudar en otros aspectos tomar medidas para dormir más? Es de esperar que te vayas sintiendo más motivada y segura a medida que vas elaborando tu plan. Pero quizá te entre también la duda, por ejemplo: «Sí, ya, pero ¿cómo voy a conseguir hacer todo esto en un día?». En lugar de agobiarte, imagina qué acción concreta podrías realizar en este momento para resolver las dificultades y escríbela. Debe estar en consonancia con lo que tú entiendas que es expresarle amor a tu cuerpo: ser interesante o placentera, que te dé energía y te haga ascender en espiral y sentirte mejor y que sea factible en este momento.

Tu plan maestro de amor al cuerpo es un recordatorio visual de tus valores y objetivos. Puede ayudarte a programar actividades y a evaluar los progresos tener en un mismo sitio la lista de todas tus acciones. Cuida de que el plan maestro sea sencillo y viable. Si no te resulta útil, eso significa que es demasiado complicado. El dibujo debería darte la sensación de que es «justo» lo que necesitas. Plantéate actividades que supongan un reto. Y sobre todo no te agobies; si luego ves que «es demasiado», recórtalas. Puedes hacer un plan maestro nuevo cada semana, o a medida que necesites recordatorios visuales de qué es importante para ti en ese momento. Emprender cualquier acción que esté en consonancia con tus valores (por muy pequeña que sea) es el paso correcto que debes dar a continuación.

Planea cómo alcanzar tus objetivos

Vas a conseguir transformar tu salud del mismo modo que consigues cualquier otro «gran» objetivo en la vida: planificando y comprometiéndote con el plan. Concédete un espacio de tiempo razonable cada semana para planear *cuándo* vas a emprender una acción, organizar *lo que* necesitas y *anotarlo* todo en un calendario que tienes intención de cumplir. Esto te recordará lo que te has comprometido a hacer y te tendrá al tanto de los progresos. Te permite también cambiar de idea y probar algo diferente, o redefinir tu plan para que se ajuste mejor, de semana en semana.

Sobre las acciones que te comprometes a llevar a cabo, tengo un dicho: «*Planéalas para el segundo día*». Deja todo tu compromiso para el segundo día. El primer día suele ser el afortunado que recibe toda tu atención y determinación, y el segundo se olvida fácilmente. Y este es un problema para adquirir cualquier hábito, porque un hábito exige repetición. Piensa en cómo te sientes después de lograr un objetivo de ejercicio físico, por ejemplo. Te pones en marcha el primer día, llena de dudas. Lo terminas. Lo más probable es que no te haya ido tan mal como imaginabas, al terminar te sentías mejor y estás orgullosa de tu logro. Pero estate muy atenta a si esas felicitaciones están sugiriéndote que te des un descanso: «Ya lo hice ayer, así que hoy me lo salto». Podría parecer una opción aceptable y lógica. Podría ser también una recompensa justa, la posibilidad de no cansarte en exceso o simplemente de dedicar ese tiempo a algo distinto. Ahora imagina que tu objetivo fuera el segundo día, y que volver a hacer el ejercicio fuera el reto y la recompensa. Vale, recorta un poco la actividad, la duración o la intensidad del ejercicio; pero no te lo saltes. Cumple el compromiso que has adquirido con tus objetivos tan a menudo como tus obligaciones te lo permitan. Ponlo en práctica observando los pensamientos que intentan hacerte desistir de ponerte en marcha, y ponte en marcha de todos modos. En el futuro todo irá siendo más fácil, una vez que los hábitos hayan empezado a arraigar. Es más, llegará el día en que tendrás verdadero «antojo» de ejercicio, de dormir y de platos equilibrados. Pero tienes que darle a tu cerebro la oportunidad de aprender a base de repetición.

Un plan efectivo es el que a ti te sirve de verdad. Por tanto, sé sincera respecto a los rasgos de tu personalidad (por ejemplo, me acuesto tarde o trabajo hasta tarde) y tenlos en cuenta a la hora de tomar decisiones sobre cómo invertir tus recursos, los importantes: tiempo, dinero y energía. Toma en consideración tu entorno. ¿Cómo puedes hacer que tu espacio *ascienda en espiral* para facilitarte la vida, reducir las distracciones y tener que pensar menos? ¿Cómo vas a evitar las opciones trampa, para que puedas decidirte por lo que realmente quieres? Más adelante, en este mismo capítulo, te haré algunas sugerencias para ayudarte a ahorrar tiempo y dinero en los planes diarios de alimentación y ejercicio.

Una vez que veas que todos los objetivos de amor a tu cuerpo influyen unos en otros, comprenderás el valor que tiene comprometerte con acciones diarias

que los favorezcan. Sheryl solía rebelarse, incluso contra ella misma. Para que mantuviera la mirada puesta en su plan de acción, le pedí que se escribiera una carta contándose sus objetivos y por qué eran importantes para ella. Se escribió explicando lo que quería lograr, y cómo *no* lograr esos objetivos afectaría negativamente a su bienestar. Se dijo que lo iba a conseguir, y describió una imagen de su futura «yo», la que había alcanzado esos objetivos. Leía la carta antes de ir a hacer la compra o después de un día duro de trabajo para recordarse sus valores y seguir comprometida con sus objetivos.

A lo largo de los años Sheryl había probado el programa de *Weight Watchers*, el de Jenny Craig, el Nutrisistema y otros..., cualquier cosa que pensara que podía hacerla bajar de peso. Cuando trabajamos juntas en su plan maestro de amor al cuerpo, comprendimos *por qué* estaba haciendo ahora lo que estaba haciendo. No le bastaba con contar las calorías o evitar comer ciertas cosas, necesitaba determinar quién quería ser verdaderamente y comprometerse a trabajar para ser esa persona. Necesitaba empezar a actuar en consonancia con sus objetivos y sus sueños. Su plan le sirvió de brújula para dirigirse hacia su nuevo destino, para alejarse de las dietas y encaminarse hacia la práctica del amor a su cuerpo. Tu plan solo sirve para algo si te ayuda a ponerte en marcha. Si no lo pones por escrito, es poco probable que se haga realidad. Por supuesto, necesitas tener muy en cuenta tus horarios y obligaciones y discurrir acerca de cómo vas a lograr tus objetivos.

El mito de tener una agenda muy apretada (dispones de más tiempo de lo que crees)

Para crearte la vida que quieres, necesitas intención y atención. Aunque las acciones que te propongas pueden indudablemente reducirse a unidades de tiempo más pequeñas y breves, idear la manera de aprovechar el tiempo lo mejor posible te va a exigir un poco de esfuerzo. A veces el miedo a no ser capaz de conseguir algo puede encubrirse con frases como: «No puedo hacerlo. ¡No tengo tiempo!». Si alguna vez has tenido la sensación de que tu tiempo no te pertenece, o de que la falta de tiempo te impide tener la vida que quieres, es hora de que lo reestructures y hagas un hueco para lo que más te importa.

En su famoso libro *Overwhelmed: Work, Love, and Play When No One Has the Time* [Agobiados: trabajo, amor y ocio cuando nadie tiene tiempo], Brigid Schulte hace un estudio de por qué los norteamericanos le dan tanta prioridad a estar «ocupados» y del efecto desastroso que tiene esto en sus vidas. Efectúa una deconstrucción sorprendente de un hecho que han revelado ya muchos estudios: estar «tremendamente ocupados» se ha convertido en algo de lo que alardeamos, un símbolo de estatus del que presumimos delante de nuestros amigos, nuestros colegas y nuestra familia como indicativo de nuestra valía para la sociedad. Cuenta que hemos acabado por despreciar permanecer sin hacer nada y por considerar que el ocio es innecesario, un derroche. A esto,

los investigadores replican que no somos conscientes de los beneficios que nos reporta el tiempo de ocio. Lo trivializamos, y esto interfiere a nivel generalizado en la posibilidad de tener salud y felicidad. En pocas palabras, el ocio es tiempo libre para hacer lo que nos apetezca. Técnicamente, casi todo lo que haces por amor a tu cuerpo podría considerarse ocio, siempre que elijas actividades que te gusten. Ya es hora de que empecemos a considerar que *eso* es un logro. Schulte se quedó de piedra cuando una investigadora del uso del tiempo le dijo que ella, como la mayoría de los estadounidenses, tenía alrededor de treinta horas de ocio a la semana. Sin embargo, sus días estaban repletos de pequeñas «obligaciones» que caían sobre ella como una lluvia de confeti y que no le permitían disfrutar de su tiempo. Asegura Schulte que el problema se debe en parte a que los lugares de trabajo no están diseñados para dar cabida a las necesidades familiares, y también a ese sentimiento que se da sobre todo entre las madres de que debemos hacerlo todo, tenerlo todo y serlo todo (¡un miedo terrible a quedar excluidas y perdernos algo importante!). Deshazte ya de la idea de que estar eternamente atareada es una insignia de honor. Puede que seas una persona ocupada, pero no tienes por qué vivir agobiada ni tu salud tiene por qué sufrir. Mientras esperamos a que nuestra cultura cambie, vamos a no sentarnos de brazos cruzados. Vamos a aprovechar bien el tiempo que tenemos. ¡Agasajémonos con una auténtica fiesta de amor a nuestro cuerpo!

Regálale a tu agenda un cambio de imagen en nombre del amor a tu cuerpo

El método que te propongo para **organizar el tiempo** es muy sencillo. Vas a desprenderte de cualquier historia que te cuentes sobre lo que significa ser una buena madre, esposa, colega, amiga, etcétera, y a recuperar uno de los recursos más valiosos que tienes: tu tiempo. Y lo vas a conseguir poniendo límites a todo lo demás, límites basados en lo que es esencial y en lo que para ti es más importante. Aquí tienes cinco pasos para empezar:

1 Deshazte de lo que te estorba.

2 Haz una lista de «tareas domésticas necesarias» para que todo funcione.

3 Programa lo que *debes* hacer.

4 Programa lo que *quieres* hacer.

5 Aprende a decir esta frase preciosa y completa: «No».

DESHAZTE DE LO QUE TE ESTORBA

¡Es hora de sacar la basura! Ponte delante el calendario y el plan maestro de amor a tu cuerpo y empieza a despejar. Haz una lista de «que-no-haceres». Piensa en cosas que te ronden la cabeza y que te estén distrayendo y agobiando. Cosas que no tienen verdadero sentido ni objetivo y, en realidad, la única razón por la que te siguen rondando es por algún sentimiento de culpa. Despréndete de ellas. Quítatelas de encima. Elimínalas. ¿En qué pierdes el tiempo? Demasiada televisión, redes sociales o incluso limpieza y organización... ¿De verdad crees que se te va a hundir el mundo si tu armario no está a la altura de los de Marie Kondo, la gurú del orden? Todos tenemos proyectos importantes, pero si llevas un año sin tiempo para cuidarte porque estás demasiado ocupada restaurando los muebles, tienes un problema de prioridades. Deshazte de lo que te roba el tiempo inútilmente. Todo lo que se quede en la lista va a ser una distracción potencial, un gasto de energía mental y un «cometiempo». No te saltes este paso. Si quieres empezar a hacer algo, tienes que disponer de tiempo para hacerlo. Seguirás quitándote cosas de encima con los siguientes pasos.

LAS TAREAS DOMÉSTICAS NECESARIAS PARA QUE TODO FUNCIONE

Tanto si en casa sois uno, dos o muchos, ya va siendo hora de que todos lo que viven bajo el mismo techo colaboren para hacer lo que hay que hacer. Empieza por la hora en que se levanta la primera persona hasta la hora en que se acuesta la última y haz una lista de tareas domésticas *imprescindibles* para los momentos del día en que estás más atareada, generalmente las mañanas, las noches y los fines de semana. Por ejemplo: levantarme, hacer café y preparar el desayuno, dar de comer y sacar a los perros, despertar a los niños, prepararme para ir a trabajar, preparar los bocadillos de los niños, comprobar las mochilas, salir por la puerta. La rutina de la tarde-noche podría ser parecida e incluir además desde encargarte de la cena hasta limpiar, o ayudar a los niños con los deberes. Con el tiempo, dividirás los trabajos o te organizarás un horario viable si estás sola. Asegúrate de que la lista final de quehaceres contiene solo lo esencial: comer, dormir, limpiar un poco y llevar a cada persona adonde necesita ir. Si algo es importante pero no es esencial todos los días –como hacer la colada, ir a la compra u organizar las facturas–, ponlo en la lista del fin de semana.

PROGRAMA LO QUE DEBES HACER

Dejando cierto margen de maniobra en el calendario, empieza a anotar todas las acciones de amor a tu cuerpo y otras cuestiones de la vida cotidiana que solo tú puedes realizar. Solo tú puedes hacer tus ejercicios, solo tú puedes lavarte los dientes. Igual tienes que estar en el trabajo determinadas horas o tienes que recoger a los niños del colegio a una hora concreta. Apúntalo todo en el calendario para tener una sensación realista de cómo es tu día de «obligaciones».

Ahora es el momento de concretar. Quizá necesites ponerte un recordatorio en el calendario del trabajo para salir a la hora. Tal vez decidas irte a dormir más pronto para tener tiempo de hacer ejercicio nada más despertarte, o empezar a trabajar antes para poder salir antes del trabajo y tener tiempo por la tarde para dedicarlo a lo que sea importante. Tal vez programes un descanso para la comida, y te lo tomes; ese es el momento en que te pones las zapatillas deportivas y disfrutas de un paseo por los alrededores seguido de un almuerzo ligero, antes de volver al trabajo. Cuando incorpores al calendario acciones de amor a tu cuerpo, no hagas trampas e intentes embutirlas en momentos inoportunos o incluso saltártelas. Este calendario además ayuda a las personas de tu entorno a saber cuándo estás disponible y cuándo no. Por otra parte, al dividir en bloques tu orden del día, es posible que descubras pequeños espacios de tiempo que antes no veías. Antes de seguir adelante, asegúrate de que has tenido en cuenta, si no todo, al menos una parte de tu plan maestro en tu lista de «deberes».

PROGRAMA LO QUE QUIERES HACER, ¡Y DELEGA LO DEMÁS!

Ahora vuelve a la lista de «tareas domésticas necesarias» y concédete el privilegio de ser la primera en elegir aquello que de verdad te gusta, o que prefieres *no* delegar en nadie, e inclúyelo en tu calendario personal. Igual decides que quieres encargarte de planificar las comidas, hacer la compra y ocuparte en general de cocinar. Delega la limpieza, la colada, la basura, los recados y otras pequeñas tareas. Asigna a las actividades que elijas más tiempo del que crees que necesitan, porque al final siempre tardas más en hacerlas de lo que pensabas. Yo normalmente asigno tres horas del fin de semana a elaborar un plan de comidas, la compra y preparaciones de antemano. Lo juro por mis reuniones de «asuntos» familiares. Una vez a la semana, mi marido y yo nos sentamos delante de un desayuno de beicon y gofres mientras las niñas ven dibujos animados y repasamos nuestra lista para apuntalar el programa de actividades de la semana siguiente. Nos vamos quitando preocupaciones de encima a medida que nos repartimos las tareas domésticas, nos aseguramos de que cada uno va a tener tiempo del que disfrutar a su antojo y dejamos fuera de la lista, para la semana siguiente, lo que no es prioritario, aquello de «qué bonito sería». Y si solo haces esta clase de reuniones una vez al mes, entretanto puedes guardar lo que te preocupe en un documento de Word, en lugar de dejar que quede flotando en tu cabeza, donde lo más probable es que se convierta en una acosadora mental. Si te resulta difícil delegar, míralo de otra manera. Forma parte de tu labor de madre y pareja poner límites y que trabajéis juntos. Los niños necesitan aprender a asumir responsabilidades y a hacer cosas necesarias en la vida. Incluso los más pequeños pueden ayudarte aquí y allá. Saben recoger juguetes. Solo porque tú sepas hacerlo más rápido no significa que deberías hacerlo tú. Ten presente que todo el mundo necesita tiempo para ajustarse a un nuevo programa hasta que se convierte en lo normal. Tú, ocúpate de *ti* primero. No dejes que te distraiga nada que no esté en tu lista. Cuando inevitablemente haya algún contratiempo, usa la información para corregir el curso de acción en la siguiente reunión de asuntos familiares. Cuenta con que todo el mundo cometerá errores y las operaciones domésticas serán un poco desastrosas cuando empieces a recuperar tu tiempo y a hacer sitio para mimarte.

APRENDE A DECIR UNA FRASE PRECIOSA Y COMPLETA: «NO»

Muchas no nos damos cuenta de que «no» es una frase completa. Cuando lo que está en juego es el amor a tu cuerpo, aprovechar la fuerza de esta palabra puede ser transformador. Al repasar el calendario de los «debo hacer» y «quiero hacer» que has esbozado para ti, es necesario que elimines de él cualquier actividad que no esté en consonancia con tus objetivos de amor a tu cuerpo y tus responsabilidades imprescindibles. Una forma rápida de saber si realmente quieres hacer algo es formularte la pregunta: «¿A qué le estaré diciendo no si digo sí a esto?». Por ejemplo, una amiga redujo el número de actividades que hacía como voluntaria en el colegio de sus hijos cuando se dio cuenta de que aquello de vender bizcochos y organizar fiestas para una u otra clase le estaba en realidad dejando casi sin tiempo para estar con su familia: «Lo siento, cariño, mamá no te puede leer un cuento en este momento. Tengo que terminar esta hoja de cálculo en Excel para la feria del libro del colegio (o para esa organización que recauda fondos para hacer escuelas en África)». Otra forma de mantener a raya al «Monstruo del sí» es recordarte que «ahora no» no significa «nunca». Plantéate tomarte un descanso de todas las distracciones, por respeto a tus objetivos de amor a tu cuerpo que son importantes para ti. Si todavía te queda sitio en el calendario después de toda esta programación, ¡hurra! Comprueba que no se te ha olvidado dejar tiempo para el ocio, para no hacer nada o para divertirte con tus amigos y tu familia; o vuelve a tus valores y objetivos y programa algo de tiempo para uno de tus objetivos *soñados* o *audaces*.

TÓMATE TU TIEMPO PARA ENCONTRAR TIEMPO

Cualquier programa de actividades puede tardar meses en cuajar. Ten paciencia con esta transformación. Si todavía te agobia cómo organizarte el tiempo y te preocupa lo que va a quedarse sin hacer, comprométete a hacer un experimento de dos semanas con tu nuevo calendario. Igual simplemente estás siendo pesimista, y necesitas una oportunidad de poner a prueba las nuevas rutinas antes de tomar ninguna otra decisión. O podría ser una señal de alarma, que te avisa de que incluso después de haber dado una serie de pasos para deshacerte de lo que te estorba y para poder decir no, aún no has empezado a actuar para alcanzar tus objetivos de amor a tu cuerpo. ¿Podría ser que «doña Perfecta» siguiera llevando la voz cantante? No creo que sea realista esperar que nuestros programas sean fáciles de poner en práctica. Sigues siendo una persona ocupada. La diferencia es que ahora sientes que tienes un poco de libertad y de espacio para actuar como quieres. ¿Estás cayendo en «opciones trampa»? Interésate por lo que te está impidiendo trabajar para conseguir tus objetivos. ¿Sigue siendo el tiempo el culpable? Para algunas personas, la clave para disponer de tiempo es buscar ayuda externa, es decir, pagarle a alguien para

que haga una tarea y conseguir así que todo el mundo tenga más tiempo. Demasiado a menudo he visto a clientes que podían permitirse contratar a alguien para que se ocupara de la casa, o encargar comidas a domicilio unos cuantos días a la semana, pero que se sentían culpables por gastarse así el dinero. En lugar de eso, seguían viviendo estresadas y con sus objetivos estancados. Contratar ayuda externa no es una solución para todo el mundo, pero si la única razón por la que no lo pruebas es porque crees que *deberías* ser capaz de hacerlo todo tú sola, recapacita sobre esas expectativas. En cualquier caso, independientemente de que la ayuda externa resuelva o no tus problemas de tiempo, todos podemos aprender a aprovecharlo mejor y a ahorrar dinero practicando el amor a nuestro cuerpo.

Ahorra tiempo, ahorra dinero y come bien

Las preocupaciones económicas son una de las principales causas de estrés, y la friolera de un 70 % de la población vive al día. A la mayoría no nos queda otro remedio que estirar el dinero. En lo que se refiere a comer bien, mucha gente está convencida de que no puede permitírselo. Pero es un mito que comer sano sea caro. ¡No tienes por qué comprarte una botella de diez dólares de zumo de espinacas prensadas en frío para comer verdura! Los huevos cuestan quince centavos la unidad, y las legumbres son una inmejorable fuente de proteína y fibra y tienen un precio diez veces menor que el de la carne de ternera.

En general, preparar la comida en casa la mayoría de los días te sentará mejor y no tiene por qué costarte mucho. El plan que te propongo te ayudará a no tener que tirar nada, ya que te da consejos de cómo aprovechar todo lo que tengas. Engordarás el monedero y elaborarás platos baratísimos y equilibrados con sobras de aquí y allá. Y además te diré cómo hacerlo rápido.

AHORRO DE TIEMPO/ DINERO NÚMERO 1: PLAN DE COMIDAS PARA LA SEMANA

La clave para ahorrar dinero en comida es ponerte un presupuesto e intentar comprar cada semana solo lo que necesitas. Para ello, tienes que planificar un menú, hacer una lista y ajustarte a ella. Una planificación de comidas semanal te evitará además la clásica situación caótica de mitad de semana de no saber qué hacer para cenar, y que se resuelve encargando por teléfono algo de comer, siempre carísimo, o saliendo a todo correr a comprar algo al supermercado, lo cual te robará tiempo.

Empieza por comprometerte a que el plato equilibrado se haga realidad. Esta es la lista para el plan de comidas: fruta, hortalizas, cereales integrales y proteína. ¡Comprobado! Yo siempre empiezo a planificar contando con lo que ya tengo. Mientras repasas la nevera, el congelador y la despensa, haz dos listas: la del menú y la de la compra. Voy a contarte un secreto culinario: con un plato equilibrado, no hay posibilidad de error. Las sobras del lunes y del martes las puedes servir juntas para cenar el miércoles. Aunque no tengas lechuga, cualquier combinación de hortalizas crudas picadas hará las veces de una

ensalada. Añade unas alubias y una mahonesa ligera, pesto o zumo de limón y aceite de oliva, y un poco de fruta como guarnición y ¡tienes lista una comida! Plantéatelo como un experimento. Si te gusta cocinar con una receta delante y necesitas ideas, comprueba lo que tienes y busca alguna en Internet. La página web Supercook.com te permite incluir los ingredientes que quieras y publica recetas de las páginas web de cocina más populares. Cuando tengas el menú completo, asegúrate de que la lista de la compra contenga solo los productos que necesitas para preparar las comidas; eso te ahorrará tiempo y dinero cuando vayas al supermercado.

ÉCHALE IMAGINACIÓN Y RECONVIERTE LAS SOBRAS

Las sobras duran alrededor de cuatro días en el frigorífico. Antes de que llegue el momento de tener que tirarlas, reinventa un plato nuevo y ahorra dinero.

ARROZ que sobró del que encargaste al restaurante chino: caliéntalo en el microondas, luego ponle encima un huevo frito y añade cualquier verdura cocida que tengas a mano.

HORTALIZAS. Recaliéntalas en una sartén, añade huevos batidos y deja que se cuajen.

FILETES. Trocéalos y haz un estofado, o úsalos para una *strata* (mezcla los trozos de carne con hortalizas y pan en dados.

Añade huevos batidos y leche y hornéalo a 180° hasta que esté cuajado).

....

MEXICANO. Envuelve las sobras de relleno en una tortilla con un huevo revuelto. Cubre con aguacate, queso, alubias y salsa verde o salsa para tacos.

....

ITALIANO. Convierte las albóndigas con salsa que hayan sobrado en *pizzas* muy personales. Cubre un pan de pita con la carne, la salsa, hortalizas y queso y hornea diez minutos a 180°.

....

Si no vas a poder hacer uso de las sobras en cuatro días, congélalas. Escribe la fecha en el paquete y planea usarlas en un mes. El congelador puede resultarte una máquina de ahorrar dinero. Entre los alimentos que se congelan bien están, sorprendentemente: leche, queso rallado, huevos crudos, pan, hierbas aromáticas frescas con aceite de oliva y ajo en una bandeja para cubitos de hielo, porciones que no hayas utilizado de salsas o alimentos en conserva y la mayoría de las hortalizas y frutas, por nombrar unos pocos. Envuelve bien los alimentos, en papel para congelar, film de plástico o aluminio doméstico, o introdúcelos en bolsas para congelación o contenedores de plástico o cristal y sácales todo el aire posible.

AHORRO DE TIEMPO/ DINERO NÚMERO 2: COMPRA LO QUE HAY EN LA LISTA

Mantén la calma y cíñete a la lista, dentro de lo que cabe. Quiero decir, si por ejemplo tenías pensado cocinar judías verdes pero los espárragos tienen mejor aspecto o están baratísimos, está claro, opta por los espárragos. Recuerda, si compras mucho te estarás dando más trabajo: tendrás más productos que organizar y más comida que podría estropearse. Sé minimalista cuando compras, para maximizar tu tiempo y tus ahorros. Me entusiasma encontrar una oferta interesante, pero no pierdas la cabeza con los artículos rebajados, ¡sobre todo si tienes los armarios repletos de productos a los que quieres dar salida!

AHORRO DE TIEMPO/ DINERO NÚMERO 3: PREPARACIONES DE ANTEMANO

Ahora que tienes todo lo que necesitas para la semana, haz un último esfuerzo y deja preparadas con antelación algunas de las comidas para ahorrarte esfuerzos durante los próximos siete días. Saca la tabla de cortar y trocea las hortalizas y la mayoría de las frutas (ni manzanas ni frutos rojos). Guárdalas en contenedores herméticos: uno para refrigerios o almuerzos del colegio o la oficina, uno para ensaladas y uno listo para saltear, gratinar o hacer ensaladilla rusa. Prepara los almuerzos fríos de toda una semana y métetelos en el frigorífico. Congela bolsas con todos los ingredientes necesarios para un batido, y solo tendrás que ponerlas a descongelar en el frigorífico la noche anterior. Si vas a hacer una parrillada el fin de semana, trocea más hortalizas para añadir a las quesadillas, las ensaladas, las fajitas o la *pizza*. Te quedarás asombrada de la cantidad de preparativos que puedes tener listos en media hora en cuanto vuelves del supermercado. Te ahorrará tiempo todas las noches de la semana, y cocinar te resultará mucho más agradable.

AHORRO DE TIEMPO/ DINERO NÚMERO 4: PONTE A COCINAR

Nada va a enseñarte mejor a cocinar que remangarte y poner manos a la obra. Elige recetas que no requieran una larga preparación, por ejemplo de pescado, tacos y guisos en cazuela sencillos. Las ollas de cocción lenta son ideales para comidas que se cocinan solas. También me gustan los estofados que puedes dejar ya preparados el fin de semana y que solo tendrás que meter en el horno una noche de entresemana que estés muy ocupada, lo cual te dejará tiempo para hacer un poco de ejercicio. Si tienes ganas de aventura, prueba la olla a presión. Los modelos actuales son fáciles de usar y te permiten poner en la mesa un guiso de carne con patatas en un tiempo récord.

Cada noche después de cenar, guarda en el frigorífico o en el congelador los alimentos que estén a temperatura ambiente. Este puede ser un buen momento para ajustar el menú si tienes más sobras de lo que esperabas. Cuando llegue el próximo fin de semana, repetirás estos pasos y empezarás de nuevo a elaborar el plan de comidas con lo que en ese momento tengas a mano. Si eres como la mayoría de nosotras, probablemente no hayas utilizado todo lo que pensabas que utilizarías. Igual tienes productos que te servirían para la comida de un par de días y te da miedo que puedan estropearse, pero ¡no será así si los usas o los congelas! Rétate a hacer algo interesante con ellos (y la próxima vez, compra menos). Deberías notar que ahorras en el supermercado, que tiras menos comida y que tienes más tiempo, si pones en práctica estas sugerencias.

AHORRO DE TIEMPO/ DINERO NÚMERO 5: HAZ QUE TU COCINA SE AMOLDE A TI

Mientras vas familiarizándote con estas rutinas culinarias, hay algo más que puedes hacer, y es convertir tu cocina en un sitio en el que de verdad *quieras* cocinar..., o al menos un sitio donde puedas trabajar mejor porque sabes dónde está todo. Renueva la cocina, sin necesidad de gastarte una fortuna en remodelarla, con estos cuatro simples pasos: saca, limpia, tira y organiza.

SACA. Sácalo todo. Si algo tiene un aspecto repulsivo o parece un experimento de la clase de química, adelante, tíralo. Pero no pierdas tiempo con este paso. El objetivo ahora es ponerlo todo a la vista para agilizar los pasos siguientes.

LIMPIA. Lava todas las superficies con una solución de agua templada y unas gotas de lavavajillas. Desinfecta con una solución de vinagre blanco y agua al 50 % o usa cuatro litros de agua y media taza de lejía para obtener un resultado impecable. Dales luego una pasada solo con agua.

....

TIRA. Mientras las superficies se secan, ¡es el momento de tirar! Comprueba la fecha de caducidad de todos los productos, vitaminas, suplementos, hierbas aromáticas y especias. Tira todo lo que esté caducado. Ponte un temporizador para obligarte a trabajar rápido; si no, podrías pasarte el día entero devanándote los sesos e intentando encontrar una razón por la que necesitas conservar el horno tostador y también la tostadora, o por la que no puedes deshacerte de unas cuantas tazas, aunque seas incapaz de cerrar las puertas del armario. Si hay algo que no usas al menos una vez a la semana, ¿por qué está ocupando sitio? Y si de verdad no *puedes* desprenderte de ello, prueba a meterlo en una caja y guardarlo donde no te estorbe, al lado de los adornos navideños. Y si cuando lleguen las Navidades ves allí la caja y hasta entonces no lo has echado de menos, ¡dónalo de inmediato a la tienda de beneficencia!

....

ORGANIZA. Pásale un paño húmedo a todo lo que vas a conservar antes de volver a colocarlo en su sitio ideal. Agrupa los alimentos que tengan relación entre sí, por ejemplo condimentos, productos secos y productos enlatados que utilices en el mismo plato. Yo guardo el tomate en pasta cerca del tomate troceado y de la salsa de tomate; los garbanzos cerca del atún, y las judías negras cerca de los chiles, el maíz y la salsa picante. Cuida de que lo primero en entrar sea lo primero en salir, para no tener que tirar comida. Los productos que quieras usar en primer lugar tienen que estar en la parte delantera del frigorífico, del congelador y de la despensa. Mientras lo organizas todo, es el momento de anotar ideas para comidas utilizando algunos de los productos que no has querido tirar, y de tomar nota si tienes un exceso de cualquiera de ellos. Date cuenta también de si necesitas sustituir algún contenedor o comprar algún utensilio que pueda ayudarte a trabajar más rápido y más a gusto. Comprueba los productos de limpieza. Antes de terminar, pon un frutero de fruta fresca en la mesa de la cocina o la encimera para tener un rico tentempié a mano y un precioso centro de mesa.

En Internet encontrarás muchas más ideas de cómo crear una cocina a tu medida. Empieza por estos cuatro pasos y ve avanzando a partir de ahí. Cuando haces el esfuerzo de limpiar y organizar la cocina, la satisfacción que sientes genera una espiral ascendente de energía y te da ese empujoncito que necesitas para tener ganas de usarla. Y cuando se desordena cada semana (o cada día), es mucho más fácil volver a ponerla bonita con cuatro movimientos rápidos.

....

Cómo sacarle el máximo partido al ejercicio físico

....

La mayoría de las sugerencias que te he hecho hasta ahora para ahorrar tiempo –y dinero– se han centrado en la comida, pero no quiero pasar por alto darte un poco de información útil sobre el ejercicio. La manera más mágica de ahorrar tiempo y dinero con el ejercicio es elegir actividades gratuitas o baratas e incorporar el movimiento a tu día a día. Si aunque te lo propones no haces ejercicio, ¿cuál es el motivo? ¿Qué necesitas que no tengas en estos momentos? Si el tiempo sigue siendo un problema, plantéate la sesión de ejercicios más breve posible que puedas hacer en casa, en el trabajo o dondequiera que estés. Repasa las ideas del capítulo 3 sobre el ejercicio físico, sobre todo, cómo resolver el obstáculo del «no tengo tiempo», y echa un vistazo a las notas de tu diario si necesitas inspiración.

Un programa semanal de ejercicio plausible para una persona que *no tiene tiempo* podría ser algo así:

LUNES. Siete minutos de ejercitar el cuerpo entero (aplicación gratuita).

MARTES. Quince minutos de caminar a paso rápido con una compañera de trabajo para ir a comer. Y volver a casa andando al salir del trabajo (gratis).

MIÉRCOLES. Clase de yoga, una hora, más veinte minutos del viaje en coche.

JUEVES. Veinte minutos de ejercicio con un DVD mientras la cena se cocina en el horno.

VIERNES. Treinta minutos de correr antes de ir al trabajo (gratis).

SÁBADO. Queda con una amiga para hacer los recados a pie. Luego, un café juntas (gratis, si el café lo paga ella).

DOMINGO. Pon música a todo volumen y bailotea con tu familia mientras hacéis las tareas domésticas (gratis).

Comprueba el progreso diario

Puede que te ayude tener a diario la sensación de que estás consiguiendo algo. Te animo a que cada día hagas una comprobación de lo que has hecho, usando herramientas rudimentarias, papel y lápiz quiero decir, y un diario de reflexiones, por ejemplo, o una simple lista de amor a tu cuerpo. Deberías poder echarle un vistazo y saber en poco tiempo si estás progresando en objetivos que sean importantes para ti. Dedica unos minutos a componer una lista de acciones de amor a tu cuerpo. Estos son algunos ejemplos de elementos que podrías incluir en ella:

¿Me han gustado hoy las comidas?

¿He comido con atención, con una buena sensación de estar comiendo?

¿Me está dando energía lo que como?

¿He elaborado platos equilibrados?

¿He conseguido «surfear el antojo» de «comerme» mis emociones?

¿He movido el cuerpo y he disfrutado haciéndolo (al menos un poco)?

¿He dormido suficiente?

¿He sido amable con los demás y conmigo?

¿He apagado todos los aparatos tecnológicos antes de las ocho de la tarde?

¿Me he reído y he sonreído hoy?

¿He bebido suficiente agua?

¿He afrontado el estrés y las emociones negativas con eficacia?

Por encima de todo, ¿me he sentido satisfecha con cómo me he cuidado hoy?

También puedes ser más consciente de tus progresos escribiendo en tu diario sobre los altibajos del día, lo cual puede hacerte prestar atención además a cómo te hablas a ti misma. Si te equivocas y eliges algo que no está en consonancia con tus objetivos, estate tranquila. Permaneciendo atenta, reconoces que la elección que has hecho no era la mejor, lo aceptas y a continuación eliges la mejor opción para ascender en espiral. Empieza poco a poco, sé realista y perdónate con facilidad cuando te despistes. Lo importante es volver una y otra vez a la dinámica que has planeado porque está basada en lo que a ti más te importa.

Una reflexión a última hora del día es una buena ocasión para establecer propósitos para la jornada siguiente. Cuando te despiertas por la mañana, puedes hacer una comprobación: «¿Cómo me siento? ¿Cómo de comprometida me siento con los objetivos de hoy?». Igual te notas cansada o baja de energía, a pesar de la determinación de tratarte bien. En mi experiencia, la razón principal de que la gente no desarrolle los hábitos de salud que quiere es su excesivo pesimismo e insuficiente determinación. Si no respetas plenamente el proceso de cambio de comportamiento, interpretarás cada dificultad como un fracaso y una señal de que lo debes dejar. Los acosadores mentales están en plena forma y no utilizas tus recursos para desactivarlos. No abandones, échale valor. Angela Duckworth, autora de *Grit: El poder de la pasión y la perseverancia*, asegura que cualquiera puede cultivar la fortaleza y la determinación poniéndose retos constantes; considéralo una «práctica», disfruta con tus esfuerzos sea cual sea el resultado y sé valiente. Haz lo que es importante aunque tengas miedo y acoge la frustración como signo de progreso: estás haciendo algo para cambiar, y ya sabemos que es difícil.

• •

REFLEXIÓN DE AMOR AL CUERPO: dedica quince minutos a pensar en lo que te va a suponer reorganizar tus horarios. Piensa en cómo de importante es para ti ser capaz de cumplir el plan maestro de amor a tu cuerpo. Si surge algún pensamiento negativo, sé consciente de él y escribe por qué estás decidida a encontrar el tiempo que necesitas para ti.

• •

«Un objetivo sin un plan
es solo un deseo».
-Antoine de Saint-Exupéry

Capítulo 10

Hazte amiga tuya

· ·

El prodigioso poder de la
compasión hacia ti misma

Filosofía

La relación más importante de tu vida es la que tienes contigo. Tratar esta relación con amor incondicional, como si fueras tu mejor amiga, te hará progresar más rápido hacia tus objetivos. Tanto si quieres aprender a honrar tus valores personales como si necesitas concederte una tregua en una guerra sin cuartel contra ti misma, el amor a tu cuerpo te ofrece un marco para transformar tu relación contigo. Hacerte amiga tuya es el siguiente paso fundamental que vas a dar para tener una vida más saludable y más feliz. Los beneficios de establecer unos lazos fuertes entre tu corazón, tu cuerpo y tu mente son, entre otros, sentir más emociones positivas, tomar decisiones con más facilidad y confiar en el proceso de cambio de comportamiento incluso en medio de las adversidades. Respetar a quien ya eres te ayudará a ser un día la persona que quieres ser.

PILARES DEL AMOR AL CUERPO
Haz las paces contigo

AMA: tratarte con compasión y aceptarte son actos de amor. Cuando cometas errores, y te bloquees, o cuando sencillamente no sientas que te estás tratando con afecto, intenta ser comprensiva, amable y respetuosa contigo.

CONECTA: entabla un diálogo contigo para crear una alianza. Cuéntate cómo te va y a qué debes prestar atención en el momento presente, mientras te esfuerzas por cambiar de hábitos.

MÍMATE: trátate bien pase lo que pase. Confía en que serás delicada, sincera y justa al cuidar de ti, como lo serías con una niña que necesitara tu ternura.

Por qué es necesario que te hagas amiga tuya

Imagínate en un coche con una persona que no te cae demasiado bien –quizá un compañero de trabajo o una vecina no muy cordial–. Pero ahí estáis, uno al lado del otro. ¡Desagradable! Ahora imagínate que ese viaje en coche no acaba nunca. ¡Insoportable! Vas a estar contigo mucho tiempo. Sería genial encontrar la manera de que os llevarais bien e incluso que disfrutarais del viaje.

A mis clientes les digo: «No puedes pretender estar sana si te aborreces». Por mucho que te reprendas por no ser como piensas que deberías ser, no te crearás realmente esa vida mejor que deseas a menos que de entrada te trates con amor. Pero no a todo el mundo le resulta fácil quererse, menos aún cuando se tiene un sentimiento general de ineptitud o de vergüenza. Al empezar a intentar cambiar de hábitos, puede resultarte particularmente difícil ser amable contigo en los momentos en que no consigas hacer sin esfuerzo lo que te has propuesto. Fíjate entonces en lo que has logrado. Has hecho todo esto pensando en lo que de verdad quieres, has identificado tus valores, ideado objetivos y creado un plan al que atenerte. Puede que hayas llegado más lejos de lo que nunca antes habías llegado. Aun así, no tienes ninguna garantía de que a la larga vayas a alcanzar tus objetivos. ¡Da miedo! Es de lo más normal que te invadan la incertidumbre y las dudas. Cuando tienes que atravesar las encrucijadas del cambio, lo que quieres es dejar atrás tu vida actual y escapar de todo lo que ahora te disgusta y, ¡BUM!, ser de repente esa persona nueva,

Asciende en espiral

Imagínate que tuvieras una segunda oportunidad. Que tu yo mayor y más sabio pudiera retornar a cualquier momento de tu vida e inspirarte, contarte lo que ha aprendido o de qué se lamenta. Dedica quince minutos a escribir en tu diario. Piensa en diferentes edades y etapas de tu vida hasta este momento. ¿Qué le dirías a la niña que fuiste a los diez años, a la chica que estaba en el instituto, a la joven que iba a la universidad? ¿Qué te muestran tus palabras sobre la aceptación y la compasión hacia ti misma? ¿Qué quieres que tu «yo» futura y más sabia te diga ahora mismo para ayudarte en este viaje de amor a tu cuerpo?

transformada. Pero no existen los atajos. **La magia de la transformación está en el proceso: los momentos buenos, los malos, los fracasos y los triunfos.** Serás quien quieres ser trabajando ahora con la persona que ya eres..., tomando medidas en colaboración con ella para alcanzar tus metas, aprendiendo y creciendo juntas a cada momento. Hasta que un día de repente te des cuenta de que ya has llegado. Te diré una cosa. Tu miedo es fundado. Tus dudas son fundadas. Habrá días complicados. Madurar como persona es de las cosas más difíciles de lograr. Todos forcejeamos, ¡incluso aunque nuestras vidas sean mucho mejores de lo que eran! Te espere lo que te espere en el futuro, nunca has estado más preparada que en este momento. Nunca has tenido una oportunidad mayor para conseguir un éxito duradero.

Ahora es cuando necesitas dar la cara por ti más que nunca. No te rechaces. Hazte amiga tuya. Empieza por dejar que «lo bueno» cale. Reconócete hasta el menor pasito que hayas dado desde que empezaste a leer este libro. Celebra el esfuerzo «lo suficientemente satisfactorio» que has hecho, aunque quieras que sea aún mayor. Recuerda que tienes lo que necesitas para triunfar: el deseo y los recursos para que los cambios arraiguen. Solo necesitas ser paciente contigo y seguir practicando. *Actuar. Repetir. Meter la pata. Reflexionar. Actuar de nuevo.* Ese es el auténtico camino para crear nuevos hábitos. No es una línea recta que avanza siempre hacia delante. Es un camino ventoso, con barro, retorcido, escabroso y a veces difuso. Camina hacia las dificultades sin miedo; es como un entrenamiento de fuerza para el cerebro. No importa si te equivocas; lo que importa es que estás haciendo un esfuerzo. Cada vez que intentas algo, estás cambiando. Y estarás mucho más animada a seguir intentándolo cuando oigas tu voz alentándote: «Venga, amiga, adelante. Lo has conseguido».

Prácticas que te ayudarán a ser tu amiga

Estos fundamentos de amor a tu cuerpo te ayudarán a tratarte mejor, y quizá te des cuenta de que utilizar las técnicas que has aprendido, como PACTA (Presencia, ACeptación, Tomar una decisión, Actuar), conlleva utilizar estas prácticas:

CONSCIENCIA PLENA (*MINDFULNESS*). Prestar atención a lo que esté ocurriendo en el momento presente, si es posible sin emitir juicios.

COMPASIÓN HACIA TI MISMA. Valorar tu bienestar y responder a las dificultades con amabilidad y apoyo.

AUTOACEPTACIÓN. Reconocer lo bueno, lo malo y lo feo de lo que significa ser humana, y darte permiso para ser ni más ni menos que quien eres.

GRATITUD. Cultivar un agradecimiento vivo y consciente por los regalos de la vida.

AFIRMACIONES. Reforzar el cuidado personal con frases positivas que reflejen amor incondicional hacia ti misma.

Tengo la corazonada de que ya has hecho progresos en algunas de estas áreas, o quizá las veas reflejadas en tus valores, en tus objetivos y en tu plan maestro de amor a tu cuerpo. Por ejemplo, probablemente hayas practicado la atención plena («Me doy cuenta de estos pensamientos y sentimientos»), la aceptación («Los pensamientos y sentimientos tienen permiso para estar aquí») y la compasión hacia ti misma («Esto es difícil, pero puedo con ello y lo voy a conseguir»). Aunque es cierto que cada una de estas facultades es incomparablemente importante de por sí, forman todas una especie de conjunto de medidas. Por eso, es probable que mejores un poco más en todas estas áreas al practicar una de ellas. Cuando te comprometes a tener una relación sincera y de colaboración contigo, estás conectando con tu cuidadora interior y sentando una sólida base para todos tus objetivos de amor a tu cuerpo.

La atención plena es lo primero

Para ser tu amiga, la atención plena supera a todos los demás fundamentos de amor a tu cuerpo, y es el primer paso cuando utilizas la técnica PACTA para hacer una elección (la presencia). Incluso teniendo la mejor disposición, lo cierto es que cuidarnos, atender nuestro trabajo, la casa y a las personas a las que queremos puede ser absolutamente agotador. Te puede dar la sensación de que te pasas el día corriendo, intentando desesperadamente tachar tareas de la lista de obligaciones, y no hay suficientes horas en el día. Cuando las cosas se tuercen, y es inevitable que ocurra, es cuando posiblemente oigamos el sonsonete de uno de los habituales acosadores mentales criticándonos duramente. Muchas veces no somos conscientes de nuestro dolor o sufrimiento cuando está ocurriendo. **Vivir plenamente atenta te abre la puerta a una forma distinta de afrontar la vida cuando tienes la sensación de que eres tu peor enemiga.**

Al prestar atención al momento presente, sin hacer juicios sobre lo que experimentas y observas, fortaleces la capacidad natural de tu cuerpo y de tu mente para responder al estrés. Y como ocurre con cualquier forma de ejercicio, cuanto más lo practiques mejores resultados puedes conseguir. Igual te vienen a la mente otras actividades de capítulos anteriores que te recuerdan mucho la atención plena; no es una casualidad. El estado de observar en lugar de juzgar abre la mente a la posibilidad de pensar racionalmente en qué quieres elegir a continuación. Cuanto más practiques esta delicada atención en cualquier aspecto de tu vida, más espirales ascendentes experimentarás.

Desarrollar una sencilla práctica meditativa basada en la atención plena te puede ayudar a centrarte, a reducir el estrés y a tener claridad antes de reaccionar a una situación. Podría ser tan simple como hacer unas respiraciones profundas o un ritual diario consistente en pasar cinco minutos sola dándote cuenta de lo que ves, oyes y sientes de una manera más consciente. Hacer un esfuerzo por estar de verdad presentes nos permite

reconectarnos con nuestro cuerpo y le da un respiro a nuestro cerebro hiperactivo. Estar atenta puede ayudarte también a ser más consciente de cómo te hablas y hablas de ti. Muy a menudo decimos cosas hirientes sin siquiera darnos cuenta. ¿Qué te has dicho a ti misma en algún momento que no te gustaría que tu amiga o tu pareja supieran que te has dicho por lo extremadamente hiriente que es? No nos cuesta nada soltarnos un puñado de reproches. Todos lo hacemos. Pero hablarnos en tono despectivo no es beneficioso ni motivador, y puede ser perjudicial y tener una influencia permanente en nuestra autoestima. Así que cuando veas a un acosador mental colarse en el diálogo, intenta responder con compasión. Pero antes, trata de hacer un repaso del cuerpo entero para establecer una relación más cordial contigo y cultivar la atención plena al mismo tiempo.

CULTIVA LA COMPASIÓN HACIA TI

Cuando al estar plenamente atentos percibimos nuestro sufrimiento, la compasión hacia nosotros mismos trae consigo una generosa respuesta que nos levanta el ánimo y nos inspira a seguir adelante. Mucha gente cree que tiene que tratarse con dureza para poder cambiar. No solo no es verdad, sino que tiene el efecto opuesto al deseado. Ser despiadada contigo misma hace que de hecho tengas menos probabilidades de comprometerte con ningún objetivo que te pongas. En cambio, cuando la compasión hacia ti misma es elevada, tienes muchas más probabilidades de asumir la responsabilidad de tus actos y de hacer algo por cambiar de dirección.

EXPLORA TU CUERPO
INTENSIFICA LA ATENCIÓN Y LA PERCEPCIÓN CONSCIENTE

YA SEA A través de pequeñas molestias y achaques o de cierta tensión muscular, nerviosismo o desasosiego, lo cierto es que nuestro cuerpo se comunica constantemente con nosotros. Los músculos nos dicen que debemos bajar el ritmo o hacer un estiramiento, y el sistema nervioso nos hace saber cuándo ocurre algo importante o hay algo a lo que debemos atender. Para desarrollar una percepción consciente de todas estas señales, lo primero es dedicar unos momentos a establecer contacto con el cuerpo. Prueba el siguiente ejercicio de exploración. Será más eficaz si estás abierta a conectar con tu cuerpo. Si en algún momento te sientes molesta, recuerda que es una observación neutral e intenta no juzgar lo que percibas.

1. Túmbate o siéntate en posición cómoda, preferiblemente en un sitio tranquilo donde nada vaya a interrumpirte.

4. Puedes empezar de la cabeza a los pies o viceversa. Yo suelo comenzar por los dedos de los pies y voy subiendo.

2. Empieza por notar cómo suben y bajan el pecho y el abdomen con cada inspiración y espiración.

3. Hazlo durante varias respiraciones, y luego ve expandiendo la percepción consciente hasta abarcar el resto del cuerpo.

5. Presta atención detallada a cada parte del cuerpo: avanza desde cada dedo de los pies hasta la parte anterior de la planta, y sube por el arco hasta el talón. Tómate tu tiempo.

6. Es importante que no intentes ajustar ni corregir nada. Simplemente, percibe atentamente todas las sensaciones. Date cuenta de si cada parte del cuerpo está fría o caliente tensa o relajada, inquieta o tranquila. Si realizas algún pequeño movimiento, traslada a él tu atención.

8. Todos retenemos el estrés en distintos puntos del cuerpo. Cuando llegues a los hombros y al cuello, quizá notes tirantez, pesadez o incluso dolor. A veces basta con darnos cuenta de esas sensaciones para notar un alivio y que estas zonas se relajen.

7. A medida que vas subiendo, presta atención a los músculos, las articulaciones y los huesos. ¿Hay algún dolor, tensión o están relajados? ¿Cómo sientes la piel? ¿Está acelerado el corazón o late con normalidad?

9. Continúa con la mandíbula, la boca y la lengua. ¿Tienes los músculos de la cara contraídos? ¿Tienes el ceño fruncido? Acusa recibo de esas sensaciones y déjalas disolverse.

10. Termina en la cúspide de la cabeza y déjate reposar en ese estado de conexión plenamente consciente. Yo suelo dedicar entre diez y veinte minutos a la exploració completa, pero incluso una exploración rápida de cinco minutos reforzará la conexión mente-cuerpo. La práctica de observar te ayudará a ser más consciente de ti la próxima vez que te exaltes.

Asciende en espiral
DESCUBRE LA COMPASIÓN
HACIA TI MISMA

Puedes hacerte una idea de cómo de compasiva eres contigo misma reflexionando sobre momentos de tu vida en que es más fácil que te trates con delicadeza y momentos en que es más probable que seas contigo inflexible y despiadada. Abre el diario y completa estas frases:

Momentos de fortaleza: Tiendo a tratarme con verdadera compasión cuando _____ .

Momentos de dificultad: Me cuesta ser compasiva conmigo misma cuando _____ .

Si fuera capaz de ser más compasiva conmigo misma, haría más _____ cuando estoy_____. Haría menos _____ cuando estoy_____.

Piensa en cómo te podrían ayudar estas respuestas a crearte una vida mejor y a acercarte a tus objetivos de salud. ¿Cómo te ayudaría tu cuidadora interior en momentos en que te cuesta ser compasiva contigo?

Ser compasiva contigo misma significa tratarte con amor y respeto en la vida cotidiana: cuando no estás en tu mejor momento, cuando los acosadores mentales llegan al ataque o cuando inevitablemente debes afrontar errores y dificultades. Podrías decirte algo como: «Lo que estoy haciendo es muy difícil. No soy la única que se siente así. ¿Qué puedo hacer por mí en este momento?». Las personas que se tratan a sí mismas con compasión tienen una mayor autoestima, una mejor imagen física de sí mismas y una motivación intrínseca a hacer de su cuidado personal una prioridad. Sentir compasión hacia uno mismo está fuertemente relacionado con un menor índice de depresión, ansiedad, perfeccionismo y tendencia a rumiar pensamientos negativos. Estas personas suelen ser también menos dadas a compararse con las demás, lo cual normalmente acaba siendo una tortura (recuerda aquello de «la comparación es desesperación»), y más a sentirse optimistas, curiosas, agradecidas y satisfechas con la vida. Pero estas facultades no son necesariamente algo con lo que ya nacemos, e indudablemente este mundo competitivo no nos va a enseñar la compasión hacia nosotras mismas. Pero son facultades que pueden desarrollarse, y eso es una suerte porque son vitalmente esenciales para que puedas amar tu cuerpo.

Practicando la compasión hacia ti puedes poner en marcha la atención plena. Piensa en algún momento reciente en que notaras que estabas entrando en una espiral descendente e intervinieras para darle la vuelta. ¡Fue poniendo en práctica la atención y la compasión como lo conseguiste! Y cada vez que asciendes en espiral, tu capacidad para estar plenamente atenta y tratarte con compasión se hace más fuerte. Para poder invertir la dirección de las espirales descendentes, necesitas darte cuenta de que están ocurriendo y necesitas sentir el deseo de responder con amabilidad. Por ejemplo, mi amiga Pam me confió cómo una buena dosis de compasión hacia sí misma la ayudó a transformar su vida:

Me pasé casi diez años reprendiéndome de un millón de maneras distintas por no ser un ama de casa feliz. Cada vez que el suelo de la cocina estaba pegajoso, me hundía en una espiral de culpa por no ser capaz de llegar a todo. Recuerdo estar sentada con mis hijos en el parque mirando a las demás madres, pensando en lo sencilla y feliz que parecía ser su vida. Dejé de hacer la mayoría de las cosas que me gustaba hacer, con la esperanza de que estando menos ocupada podría cumplir con mis obligaciones. Pero cuanto más simplificaba mi vida, más vacía me sentía y más errores parecía cometer. Llegó un momento en que la voz que me sermoneaba en la cabeza se volvió tan demoledora que empecé a pensar que no me quedaba otro remedio que sufrir durante los siguientes dieciocho años hasta que llegara el día en que hubiera menos tareas que hacer en la casa. Me entristece tanto ahora pensar en cómo me trataba... ¡No

era una incompetente! Era humana. Dedicaba todo el tiempo y la energía a cuidar de los demás, y no hacía absolutamente nada por cuidarme yo. Al final, cuando la terapeuta me animó a empezar a escribir un diario, afloró la parte creativa de mi ser que había quedado sepultada bajo todas aquellas palabras desmoralizadoras. Algo en mí resucitó, y ahora tengo una salud como no he tenido nunca. Mi mantra actualmente es «la perfección no es la meta», ¡y lo pongo mucho en práctica! Todos tenemos dones y talentos que aportan bondad al mundo, y los míos no tienen nada que ver con tener la casa limpia. No es una casualidad que mi matrimonio, mi trabajo y mis hijos sean más felices ahora que he empezado a tratarme con la misma compasión y respeto que siempre les había mostrado a todos los demás.

La mejor forma que he encontrado de enseñar a mis clientes a tratarse con compasión es representar cómo responderían a sus problemas si los estuvieran oyendo de un amigo. Primero, piensa en un amigo muy querido. Imagina que está atravesando un momento difícil por la razón que sea. ¿Cómo responderías a su situación? ¿Qué dirías y harías, y en qué tono de voz le hablarías? Prueba a usar ese mismo tono de voz y a tener esos gestos de cariño la próxima vez que empieces a notar que la voz del desánimo se filtra entre tus pensamientos. **Cuando los acosadores mentales se vuelvan demasiado escandalosos, ¡detente en el acto y plántales cara!: «¡Ya basta, ¿queréis hacer el favor de darle un respiro a esta mujer que se está dejando la piel? Miradla, el día entero haciendo** malabarismos. Necesita que le deis ánimo, ¡no que la critiquéis! Si no tenéis nada agradable que decir, ¡dejadla en paz!». A continuación copio un fragmento de una carta que una clienta le escribió a la jovencita que había sido, como recordatorio de la compasión que intenta cultivar ahora que es una mujer mayor y con más experiencia.

Querida Maggie:

Podría escribir una novela sobre todo lo que desearía que hubieras hecho de forma diferente, sabiendo lo que ahora sé. Te habría dicho que estudiaras en el extranjero, que estudiaras en la universidad algo que te gustara, que aprendieras otro idioma, que bebieras menos Coca-Cola Light, que fueras menos insegura, que invirtieras más tiempo en descubrir qué te hace feliz, que nunca te hubieras puesto a dieta para adelgazar (o mejor aún, que nunca te hubieras preocupado por la comida), que hubieras saboreado más los pequeños momentos, que usaras hilo dental y que estuvieras contenta de tener el pelo rizado mientras durara.

Pero la verdad es que te diría todo esto y luego te pediría que no escucharas a esta yo mayor. Porque todos los tropezones y las malas experiencias consiguieron misteriosamente crear una persona a la que ahora estoy contenta de conocer. Hay momentos de alarmante imperfección en mi vida y un millón de cosas que probablemente debería haber hecho o se hubieran podido hacer de forma diferente a nivel microscópico, pero a nivel macroscópico, todo está saliendo bien.

Así que, en resumidas cuentas, te diría que disfrutaras de la vida y no te preocuparas tanto de los «errores», porque, a la larga, todo se resuelve.

Así es como necesito tratarme ahora. Necesito darme permiso para cometer errores, y hasta estar agradecida por ellos porque forman parte de lo que me hace ser una mujer completa.

Con cariño,
Maggie

Kristin Neff, escritora y destacada investigadora de la compasión hacia nosotros mismos, señala que la compasión tiene tres elementos esenciales. Ya hemos hablado de dos de ellos: la atención plena y la amabilidad hacia nosotros mismos. El tercero es la humanidad que nos es común a todos. A mí me resulta de lo más eficaz para aliviarme de la autocrítica decirme, por ejemplo: «¡No soy la única que está pasando por esta maldita situación!». Es un alivio tan grande saber que no estoy sola... Todos sufrimos y todos podemos perseverar. Cuando oigo a algunos clientes poner como excusa el típico «es que estoy hecho un lío», suelo contestar: «Perdona, pero eso no tiene nada de particular». Y a continuación les cuento el caso de alguien que tuvo que resolver un problema parecido. Saber que otras personas tienen problemas, incluso gente que ha triunfado en la vida, acaba creando una espiral ascendente. Un día estaba escuchando un coloquio de «madres influyentes» en el que participaba la astronauta de la NASA Cady Coleman, que pasaba seis meses en una estación espacial internacional –¡en el espacio!–. Cuando les preguntaron qué lamentaban, respondieron con el clásico: «Ojalá trabajara menos. Ojalá estuviera más presente cuando estoy con mi familia, en lugar de estar distraída con el trabajo y lo que tengo en la cabeza. Ojalá fuera capaz de organizarme el tiempo mejor». Me alegró el día, porque lo que sentían aquellas madres es exactamente lo mismo que siento yo la mayor parte del tiempo. Y la siguiente vez que quise encerrarme en la «cárcel de madres» por no llegar a todo, me inspiró a pensar en la condición humana que tenemos todos en común.

Si deseas evaluar cómo de compasiva eres contigo misma, haz el test gratuito que Kristin Neff ofrece en SelfCompassion.org y utiliza los métodos que propone para dar cabida a más compasión en tu vida.

MEDITACIÓN DE AMOR INCONDICIONAL

Esta meditación se ha practicado durante años y puede adoptar muchas formas distintas. Numerosos estudios han demostrado que contribuye a crear bienestar, y como parte de él, compasión. Encontrarás cantidad de versiones de la meditación de amor incondicional (también llamada *metta*) en Internet. Aunque hay muchas maneras de practicarla, una forma simplificada es repetir en silencio, sentada cómodamente, frases como las siguientes durante cierto tiempo: **«Que me sienta a salvo. Que sea feliz. Que me sienta sana y fuerte. Que viva en paz»**, y regresar una y otra vez a estos pensamientos cada vez que la mente empiece a divagar.

Se ha visto que la meditación de amor incondicional cambia la estructura y función del cerebro y es una manera enormemente efectiva de fortalecer la compasión y la aceptación hacia ti misma y hacia los demás. Puedes dirigir pensamientos similares a personas queridas, desconocidas o a aquellas con las que tengas algún conflicto o haya tensión. Algunos de mis clientes prefieren empezar la meditación dirigiendo sus pensamientos a otra persona durante unos minutos antes de enviarse amor incondicional a sí mismos.

No sé si te das cuenta de lo fundamental que es sentir compasión hacia ti misma para poder ser tu amiga. En mi experiencia, los clientes no quieren ni oír hablar de ello. Se mueren de vergüenza de solo pensar en enviarse a sí mismos buenas vibraciones y sentimientos tiernos, sobre todo si se sienten defraudados por algo. No podría decirte la cantidad de veces que he oído las palabras: «Yo me quiero; ese no es el problema». Pero sí es el problema. Dicen que se quieren, pero en ciertas situaciones no se tratan como si se quisieran. Dejan que se apodere de ellos un sentimiento de rabia, de indignación, y de un instante para otro se impacientan y se rinden. A las personas a las que queremos no les decimos que son unas ineptas. No les decimos que dejen de intentar conseguir sus metas. La mayoría no nos plantearíamos siquiera insinuarle a alguien que es gordo, feo o vago. Pero no tenemos reparo en decírnoslo a nosotros mismos. Va siendo hora de que nos ofrezcamos el mismo apoyo compasivo y alentador que ofrecemos a los demás.

EL FRACASO ES UN REGALO

Admitamos que el fracaso es algo que todos conocemos. Cuando hago un avance hacia mi objetivo, la alegría por lo que he logrado va seguida inmediatamente por un: «¡Ay, Dios, podría perderlo todo!». Me reprendo con dureza, me digo que no estoy haciendo lo suficiente para conseguir lo que quiero y que pronto me señalarán con la letra escarlata «F» de fracasada. Me digo que no tengo ni idea de lo que estoy haciendo (no es verdad) y que la gente a la que más quiero va a sufrir por mis desatinos (tampoco es verdad). **En el momento en que nos encontramos en un aprieto, el miedo y sus viles secuaces —el juicio, la crítica feroz y el perfeccionismo— asoman invariablemente sus horrendas cabezas.** Lo bueno es que puedes elegir decirle «adelante, estoy lista» a todo lo que el fracaso te puede enseñar. Cuando no te criticas, puedes ser tu amiga y estar a tu lado para volver a ponerte en pie si te caes.

En su libro *Fail, Fail Again, Fail Better* [Cae, cae otra vez, cae mejor], la maestra budista Pema Chödrön asegura que el fracaso es de hecho la manera más directa que tenemos para hacernos seres humanos más completos, compasivos y verdaderamente felices. Si queremos vivir una vida satisfactoria, tenemos que estar abiertos, arriesgarnos y estar presentes cuando las cosas no salen según lo previsto. Cuando valoramos el fracaso por lo que en verdad es —una oportunidad de que nos enseñe algo, de que nos ponga al tanto de lo que está ocurriendo realmente, de obtener información—, podemos aprovechar lo que acabamos de aprender cuando tengamos que volver a elegir.

Fracaso puede ser cualquier situación que no nos parece un éxito o en la que el resultado no cuadra con nuestras expectativas. Puede ser algo tan sencillo como haberle dado un grito a alguien a quien quieres o tan doloroso como el fin de una relación importante. La mayoría tendemos a sumar nuestros fracasos y a ponérnoslos delante de los ojos como prueba del desastre que somos como personas,

sobre todo si el fracaso es no haber alcanzado una meta que considerábamos importante. Estoy segura de que todas las que estáis leyendo este libro habréis empezado alguna vez un ejercicio que nunca terminasteis o una dieta que abandonasteis en algún momento. Puede haber fracasos muy bochornosos, pero son estos precisamente los que mayor oportunidad nos dan de reflexionar y crecer. Siento un gran respeto por Bernie Salazar, mi querido amigo que quedó segundo finalista en la quinta temporada del programa de televisión *The Biggest Loser* [El mayor perdedor]. (Fue el concursante que más peso perdió de los que se fueron a casa, así que «ganó» el segundo premio). Ocho años más tarde, Bernie hablaba con franqueza sobre lo que había sufrido para tener una verdadera salud cuando la fama se esfumó. Cuando se dio cuenta de que las expectativas que se había creado haciendo entrenamientos intensivos y ateniéndose a un régimen de comida estricto no eran sostenibles, me escribió la «Carta del perdedor» y me la leyó durante uno de mis *podcasts* de amor al cuerpo. Su intención era ayudar a los concursantes de la última temporada, pero pronto se dio cuenta de que estaba hablándose a sí mismo y a cualquiera que intentara aprender algo de los fracasos en el proceso de cambiar de conducta. Animaba a la gente a esforzarse por llegar al fondo de la cuestión, con ayuda de profesionales y el apoyo de personas de confianza. Les sugería que evaluaran sus relaciones, que estuvieran abiertos a relaciones nuevas y preparados para que algunas de toda la vida se desvanecieran. La tercera sugerencia fue la que más importante me pareció, porque representa la causa fundamental de su fracaso y la solución que lo llevó a triunfar. Esto es lo que decía en su carta:

Redefine lo que significa para ti la salud. *Con mucho trabajo y atenta reflexión, he dejado atrás la retórica y entiendo y valoro por fin aquello de lo que solo hablaba y hablaba como un bocazas cuando me fui del programa. Sabiendo que entrenar de tres a seis horas al día no es un planteamiento realista y que lo de contar cada caloría que comes acabará quedando en el pasado, ¿cómo decides definir «la salud» para que esa definición contribuya a hacerte sentir bien y no represente algo que temes constantemente no ser capaz de conseguir? Redefinir lo que «la salud» significa para ti te ayudará a superar los obstáculos que te encontrarás inevitablemente en el viaje. Y lo que es más importante, tener una definición clara te dejará espacio para reflexionar sinceramente sobre ti mismo, cuidarte por completo, tratar verdaderamente al cuerpo y disfrutar de una felicidad duradera.*

Bernie no tenía una definición viable de la salud cuando empezó a hacer cambios de comportamiento. Aprendió sus «lecciones de perdedor» a base de errores, luchando contra su cuerpo para poder seguir aferrado a ideales y comportamientos nada realistas. Pero el fracaso que sintió no fue solo culpa de sus hábitos. Según los datos clínicos que presentan algunos estudios recientes, parece ser que después de una pérdida de peso el cuerpo se defiende ralentizando el metabolismo, y así, a pesar de comer pocas calorías y pasar hambre, el cuerpo mantiene los kilos que tiene o recupera los que ha perdido. Es un mecanismo evolutivo, y nada puede hacer contra eso la fuerza de voluntad. No estamos hechos para actuar *en contra* de nuestro cuerpo. Necesitamos tener una idea más cabal de lo que significa realmente la salud para los individuos, las familias, las comunidades y la raza humana. Debemos preguntar si es ético someter a la gente a dietas, si el objetivo de la atención sanitaria es no hacer daño..., porque las dietas, en general, son dañinas.

Gracias a haber sido capaz de profundizar en sí mismo y de compartir con sinceridad su experiencia, Bernie sigue influyendo positivamente en muchas más vidas de lo que nunca hubiera imaginado, aunque el resultado que personalmente ha obtenido no se ajuste precisamente a la idea tradicional (y tan poco realista) de una historia con «final feliz». La gran pregunta para ti ahora es: cuando sientas que has fracasado, ¿cómo vas a perdonarte y a seguir adelante?

Cuando cometas errores, grandes o pequeños, tienes que poder recordar tus valores –lo que te importa y por qué– para poder seguir avanzando. Una decisión, la decisión que tomes inmediatamente a continuación, puede hacerte ascender en espiral nuevamente en la dirección correcta. Quedarte enredada en sentimientos de culpa, vergüenza o ineptitud significa quedarte enganchada a experiencias del pasado. No puedes volver atrás y cambiarlas, pero puedes soltarlas y seguir avanzando. La habilidad que tengas para reconocer los errores, aprender, planear para la vez siguiente y seguir viaje contribuirá a determinar la rapidez del cambio y cómo te sientes durante el proceso. Escribir tus experiencias y hacer uso de la creatividad te ayudará más de lo que imaginarías a pasar del sentimiento de fracaso al perdón. Si sientes que estás atascada en un espacio emocional negativo, te animo a que grabes todo lo que sientes, sin juzgarlo, y a que luego te empujes un poco más, a que excaves un poco más hondo para contar la verdadera historia que se esconde bajo la superficie.

Acéptate como eres

Ha llegado el momento de aplicar la segunda parte de la estrategia PACTA (la ACeptación) a tu relación personal contigo. Quiero dejar una cosa clara: *aceptación* no es *apatía*. No es rendirte. No es ignorar tus objetivos y negarte a mejorar. Aceptarte significa reconocer lo que haces y no tienes posibilidad de cambiar, para que puedas seguir avanzando y ser un día la persona que quieres ser.

Mi cuñada Hayley es una mujer ocupada y segura, madre de dos niñas, y poca gente imaginaría la cantidad de cosas que ha aprendido a aceptar de sí misma a lo largo de los años para ser la persona afectuosa y alegre que es hoy. Desde primero de primaria, las dificultades que ha tenido a causa de la dislexia y el déficit de atención han afectado a su relación con los demás y a su imagen de sí misma. No solo se burlaban de ella porque era diferente, sino que en cierto momento tuvo unos inexplicables síntomas fisiológicos y empezó a circular el espantoso rumor de que tenía sida. No hace falta saber demasiado sobre preadolescentes para imaginar lo que esto supuso para su autoestima y su vida social.

Dijeran lo que dijeran sus padres y sus profesores, cargada de tantos problemas académicos y sociales Hayley sentía que no servía para nada. Se volvió retraída y perdió el interés por actividades que antes le gustaban. Pero un día alguien le presentó el maravilloso mundo del arte japonés del origami. «Me parecía increíble todo lo que se podía crear con papel. Me pasaba horas sentada haciendo pájaros, peces ángel y ranas de origami. Gracias al origami descubrí que me gustaba dibujar y diseñar. Para mi sorpresa, tenía habilidades que otros no tenían. ¡Era creativa! Aprender era una liberación tan grande que me hice más fuerte que la discapacidad». Y poder compartir esa parte suya creativa con otras personas le abrió un mundo de servicio y expresión personal en el que Hayley continúa floreciendo.

Ya esté haciendo manualidades con sus hijas u organizando una recaudación de fondos en la asociación de padres y madres, la capacidad de Hayley para aceptar sus limitaciones le llega de saber centrarse y confiar en su fortaleza. «Me siento segura y querida. Contribuyo a algo que importa. Crece así mi confianza en mí. Me llega cierta energía cuando hago algo como esto, y me siento bien conmigo misma en todos los sentidos. De pronto las críticas sobre mi cerebro o mi cuerpo no me importan».

Cuando abraza sus capacidades naturales y afirma su valor en otras áreas de su vida, crece su confianza en sí misma a la hora de enfrentarse a situaciones que en el pasado habrían supuesto una lucha. «Hay ciertas cosas para las que siempre tendré una mayor dificultad, como por ejemplo preparar una receta sencilla. A veces me siento muy frustrada. Pero he aprendido

Asciende en espiral

Escríbete unas notas cariñosas. Haz uso de la fuerza comunitaria y pídeles a tus amigos de las redes sociales que te escriban algo inspirador, o busca tarjetas de felicitación que te hayan enviado en el pasado y copia o imprime unas frases en notas que vas a colocar a tu alrededor para que te den un empujón cuando lo necesites. Estas son unas cuantas frases rápidas que me enviaron mis amigos cuando les pedí que me escribieran unas palabras inspiradoras de amor a uno mismo:

* **¡Piensa en ponerte guapa!** Guapamente amable. Guapamente divertida. Guapamente lista y guapamente fuerte.

* **Es normal que estés asustada.** Estás a punto de hacer algo que importa.

* **Págate a ti primero** con tiempo para estar sola, para tus aficiones, para viajar; y todos los demás pueden quedarse con el resto.

* **«Sé paciente** con todo lo que no está aún resuelto en tu corazón, trata de amar tus propias dudas» –Rainer Maria Rilke.

* **Creía de verdad** que podía, así que pudo.

* **La perfección** está TAN sobrevalorada... Es estéril y antipática.

* **Sé amable.** Sé auténtica, verdaderamente amable contigo y con los demás.

* **Sé musical.** Hazte una lista de reproducción titulada «Todo sobre mí» para que te sientas genial con lo alucinante que es ser TÚ. *Born This Way*, de Lady Gaga, y *Happy*, de Pharrell, son temas divertidos para empezar.

a aceptar, e incluso a abrazar, mis impedimentos, lo cual me ha ayudado a ser más compasiva conmigo misma y en definitiva más feliz».

¿Qué se te da verdaderamente bien? Pasa más tiempo celebrando esa parte de ti y conectándote con ella. Si lo haces, te será mucho más fácil aceptar y abrazar partes de ti que te retienen y te pesan.

HAZ LAS PACES CON TU CUERPO

Lo primero que se me vino a la mente cuando me senté a escribir sobre aceptar el cuerpo fue: «Rebecca, ¿quién te has creído que eres? Tú eres la última persona del mundo que debiera decirle a nadie cómo hacer las paces con su físico». Por suerte, practico la compasión hacia mí misma y tengo suficiente flexibilidad como para tolerar ese pensamiento tan estúpido. La verdad en cuanto a mí es que estoy más cualificada *porque* he sufrido lo que es tener una imagen pésima de mi cuerpo durante años. He vivido con la vergüenza de no creerme merecedora de amor y amistad o de un bikini. Siendo dos chicas todavía solteras, mi amiga Lindsay y yo nos pellizcábamos los michelines para formar un par de labios parlantes que decían cosas denigrantes de sus dueñas (nosotras). Aunque solo estábamos haciendo el tonto, ahora me doy cuenta de que con ello no expresábamos precisamente aceptación, sino que más bien nos sentíamos culpables y nos castigábamos de esa manera, y lo hacíamos riendo.

No es que fuéramos las únicas en atacar nuestro cuerpo. De hecho, una mayoría escalofriante de mujeres tiene todos los días algún momento en que aborrece su cuerpo. Casi la mitad de las niñas de entre tres y seis años tiene miedo a estar gorda. La edad a la que por término medio empiezan las niñas su primera dieta es a los ocho años. Las cicatrices de esto se nos quedan dentro, y solo unas pocas tenemos la suerte de que nuestro físico no sea para nosotras un problema. La verdad es que indiscutiblemente se nos estigmatiza a causa de nuestro peso, lo interiorizamos, y bien luchamos contra ese estigma o lo usamos para luchar contra nosotras.

Una de mis clientas escribió: «Me ha tocado la maldición de tener un cuerpo con forma de pera. Una genética horrorosa. Tengo los hombros muy estrechos, las caderas tan anchas que parece que estuviera a punto de dar a luz a gemelos luchadores de sumo y las piernas cortas. Tengo la sensación de haber probado todas las

dietas y ejercicios del mundo, pero ninguno me ha servido de nada. Y el solo hecho de estar en el gimnasio rodeada de cuerpos esculturales, sabiendo que nunca podría asemejarme ni remotamente a algo así, me deja desolada. A veces quiero escaparme de este cuerpo [carita triste]».

Otra clienta, Robby, decía que había tenido que dejar de culparse para poder aceptar su cuerpo y cuidarlo de verdad: «Mi peso, mi talla y la forma de mi cuerpo han sido una tortura durante años. Cuando pensé que tenía un problema de origen genético, me enfadé con lo que la naturaleza me había dado. Cuando supe que el problema no era genético, empecé a enfurecerme con las circunstancias y el ambiente en que vivía si algo no iba bien. Leí que cuando batallamos contra algo es normalmente porque nos negamos a aceptar las cosas como son. Cuando finalmente dejé de echarle la culpa a todo, incluida yo misma, empecé a reconciliar la disonancia entre lo que creía, cómo actuaba y el aspecto que tenía. Luchar contra mí misma no me facilitaba las cosas; el sentimiento de culpa no hacía sino distraerme de la acción que realmente podía ponerme en el camino de tener el cuerpo y la vida que quería. Necesitaba hacer las paces con el pasado y aprender a quererme (a *todo* mi ser, incluido el «traje de gorda») como era y como soy. La determinación a encontrar esa paz me ayudó a descubrir el inmenso amor y admiración que sentía por mí. Ahora me doy cuenta de cuándo me estoy castigando, y tengo la fuerza (y la potencia de voz) suficiente para defender o proteger mi ser imperfectamente maravilloso de una sociedad que vive precisamente de la aversión que sentimos por cómo somos. Sé que estoy

¿ CUÁNTO APRECIO SIENTES POR TU CUERPO?
Haz este test para averiguarlo

Escala Tylka de satisfacción con el cuerpo*
Para evaluar cada respuesta, debe utilizarse la siguiente escala: 1 = Nunca; 2 = Rara vez; 3 = A veces; 4 = A menudo; 5 = Siempre.

1. Respeto mi cuerpo.

2. Me siento bien con mi cuerpo.

3. Siento que mi cuerpo tiene al menos algunas buenas cualidades.

4. Adopto una actitud positiva hacia mi cuerpo.

5. Estoy atenta a las necesidades de mi cuerpo.

6. Siento amor por mi cuerpo.

7. Valoro las características diferentes y únicas de mi cuerpo.

8. Mi comportamiento revela la actitud positiva que tengo hacia mi cuerpo; por ejemplo, mantengo la cabeza alta y sonrío.

9. Me siento cómoda en mi cuerpo.

10. Siento que soy hermosa, aunque sea distinta de la imagen de persona atractiva que difunden los medios de comunicación (modelos, actrices y actores).

PUNTUACIÓN: calcula la media una vez sumados los puntos obtenidos en cada respuesta.
Cuanto más cerca esté de 5, más aprecio sientes por tu cuerpo. Repasa las puntuaciones bajas, escribe sobre por qué tienes problemas en esos aspectos e idea formas de hacer que crezca el aprecio.

* Coryright doctora Tracy Tylka

sana y que soy fuerte, y creo que lo mínimo que puedo hacer por contribuir a cambiar esta sociedad es aceptarme como soy. Quizá si todos nos aceptamos como somos, la sociedad empezará a aceptar la diversidad de los cuerpos».

Conozco a muchas mujeres que no tienen el cuerpo «ideal» y están sanas y fuertes. Son profesoras de gimnasia, atletas de triatlón, entrenadoras personales, profesionales en activo, madres, profesoras y estudiantes de posgrado. Sin embargo, conozco a otras que podrían estar más sanas y fuertes si hicieran de una vez las paces con su cuerpo y pusieran toda la carne en el asador, a pesar del mensaje desalentador de esta sociedad llena de prejuicios.

Aceptarnos como somos es el viaje de toda una vida. Vas a necesitar tiempo y paciencia para amoldarte a ser una persona decidida a expresarle amor a su cuerpo... y que no se ponga a dieta. El hábito que más íntimamente se corresponde con que estemos satisfechos con nuestra vida por encima de todo –el de aceptarnos como somos– suele ser a menudo el que menos practicamos. Cuando nos aceptamos de verdad, somos capaces de abrazar *todas* las facetas de la persona que somos, no solo las que más nos gustan. La autenticidad es esencial para hacerte amiga tuya y abrirte a ti de todo corazón. No necesitas fingir una actitud positiva que no está en ti. No tienes por qué decir: «Me encanta cada curva de mi cuerpo, cada arruga, cada peca y cada uno de mis defectos» si de verdad no lo sientes. Puedes tener una actitud positiva hacia tu cuerpo y seguir siendo un ser humano veraz. Aunque está bien reconocer las debilidades e inseguridades que tenemos, aceptarnos de verdad como somos es incondicional. Sacar a la luz tus creencias y opiniones te permite verlas por lo que son y, a pesar de ellas, elegir el camino que te lleva hacia la posibilidad real de una vida mejor, y que incluye «amar» (o al menos respetar) las partes imperfectas de ti de un modo que para ti tenga un valor.

Mi querida escritora Anne Lamott podría considerarse una experta en el tema. En las redes sociales y en sus libros, habla con franqueza de su larga batalla con la comida y con la imagen, y de haber comprendido en cierto momento que el camino para una vida más saludable tiene que estar hecho de profundo amor a uno mismo, amabilidad y gracia. Dice: «Desafortunadamente, es un trabajo más que solo depende de ti. Si no te sientes bien contigo porque pesas ochenta y cinco kilos, tampoco te sentirás bien con setenta, ni siquiera con sesenta. El respeto que quieres inspirar y la tranquilidad que anhelas no te van a llegar de fuera. Están en ti. Me enfada que sea así. Me da mucha más rabia de lo que podría contarte. Pero es la verdad. Igual algunas podemos intentar comer un poco menos y andar un poco más, y tratar de ponernos pantalones que no nos maltraten los muslos ni los sentimientos».

El mensaje en realidad es que para tener una vida más satisfactoria, necesitas aceptar tu cuerpo, no adelgazar. Aunque las redes sociales y nuestra cultura en general quieran hacernos creer que hay un solo molde en el que deberíamos encajar todos, una de las características más sensacionales de ser humanos es que cada uno somos únicos e irrepetibles. Puede que muchos tardemos la vida entera en ser capaces de diferenciar nuestra voz interior de la voz de la multitud. Pero cuando aprendemos a respetar y a valorar las diferencias y la diversidad de la naturaleza humana, el siguiente paso es expandir esa aceptación para incluirnos en ella.

Repite después de mí: «Mi cuerpo no es el problema». La imagen que te has hecho de tu cuerpo tiene poco que ver con su tamaño o forma reales. Todo depende de cómo lo percibas. Tiene una imagen corporal sana la persona que es capaz de aceptar, apreciar y respetar su cuerpo. Date cuenta de que esta definición no

Asciende en espiral
BALANCE GENERAL DE AMOR A TU CUERPO

CADA VEZ QUE:	EQUILÍBRALO CON:
Te insultes	Un elogio
Pases demasiado tiempo ante el espejo	Tápalo con una toalla durante unos días o cúbrelo con un precioso envoltorio: un regalo a ti misma
Veas que una prenda no te cabe	Dónala y cómprate algo nuevo y cómodo
Te hagan un cumplido	Recuerda que «gracias» es una frase completa, y no hay necesidad de discrepar del cumplido de nadie
Te compares con alguien	Di en voz alta cinco cosas que hagas bien
Cometas un error	Di te perdono
Te escondas de la cámara de fotos	Hazte un *selfie* con alguien a quien quieras, ¡y sonríe!

habla de peso, y por tanto honra el hecho de que, por naturaleza, hay personas de todas las formas y tamaños.

Si el test de aprecio por tu cuerpo ha revelado que estás descontenta con el tuyo, intenta profundizar un poco más y conectar con el valor que se refleja en ese descontento. ¿Eres tú personalmente la que quiere sentirse mejor en su cuerpo, o te sientes mal porque los demás desean que tengas un físico distinto? ¿Qué concepto tienes de lo que es estar sana y resultar atractiva? Es agotador evaluarnos según los parámetros de los demás –o de las empresas de *marketing*–. Pero, recuerda, solo porque tengas un pensamiento no significa que sea un hecho –¡suele ser justo lo contrario!–. No olvides que si ese pensamiento no te ayuda a crearte una vida mejor, no te sirve. *Siguiente, por favor.* A medida que vayas integrando más compasión y empatía hacia ti misma en la vida diaria, empezarás a poder pararte a tiempo en cuanto los acosadores mentales se lancen al ataque y podrás elegir redirigir la conversación hacia un diálogo más positivo.

Ahora vamos a aplicar el proceso de PACTA a tus objetivos de hacerte amiga de tu cuerpo y apreciarlo:

PRESENCIA. Por ejemplo, estás mirando unas fotos que alguien acaba de publicar en Internet: «¡¡Uff!, mira qué papada se me ve en esa foto! Todas las demás tienen un aspecto genial. A mí se me ve sosa, cansada y triste». ¡Ñiiiii! Hora de pisar el freno. Pregúntate qué información útil puedes obtener al darte cuenta de ese pensamiento.

ACEPTACIÓN. Intenta olvidarte de todo lo demás y fíjate en la parte que te es útil. Darte cuenta de que no tienes un aspecto feliz y darte cuenta además de la forma en que acabas de insultarte pone de manifiesto un conflicto con uno de tus valores: «Quiero ser una persona que se hable a sí misma con dulzura».

TOMA UNA DECISIÓN. Has tenido un pensamiento negativo sobre tu barbilla y tu aspecto. No pasa nada. Ahora decide qué quieres hacer (si es que quieres hacer algo) para cambiar la situación. ¿Le pedirás a tu amiga que elimine la foto? ¿O vas a dedicar unos instantes a reemplazar

tu diálogo interior por otro más amable y más dulce? Cualquiera de las respuestas es válida, y tú decides qué opción conecta más con tus objetivos de amor a tu cuerpo.

ACTÚA. Cierras los ojos y te dices: «Te quiero. Te quiero. Te quiero...», hasta que la tensión que sientes en el pecho se relaje un poco y la reacción que has tenido a la fotografía parezca un recuerdo lejano. Toma la determinación de hacer esto cada vez que te sorprendas tratando mal a tu cuerpo.

Cuando lo que quieres es sentirte segura de ti misma con el cuerpo que tienes, no sabes lo valioso que puede ser mantener una buena charla contigo para levantarte el ánimo. En cualquier momento en que estés sola en el cuarto de baño, mírate de frente en el espejo y regálate cualquiera de las frases siguientes (o todas): «Hola, guapa, lo estás haciendo muy bien. Te quiero. Es un gusto cuando dejas de agobiarte por cosas que en realidad no importan».

Una vez estaba tomando un café con una amiga cuando me dijo: «¡No sé cómo dejas que esté colgada en Facebook esa foto tuya saltando a la piscina en bikini!». Conteniendo las ganas de lanzar en su dirección el café con leche humeante que tenía en la mano, le dije: «Perdona, ¿cómo dices?». Respondió: «Hablo en serio. ¿*Cómo* lo haces? Dímelo. Yo no soporto ver fotos mías, menos aún en traje de baño». Le di una respuesta simple y clara: «No quiero borrar todos los recuerdos de mi vida solo porque no tengo un físico determinado. Sí, claro que hay fotos mías que no me gustan.

Pero elijo que me decepcione la foto, no la persona».

Dite: «Soy suficiente». Y luego da otro paso adelante y añade: «Soy más. Más que un cuerpo. Más que belleza. Más que cuántas calorías como o qué clase de ejercicio hago. Soy más que mis pechos y mi trasero. Soy más que un objeto. Soy más que lo que he comido en el desayuno. Soy más que una foto bonita publicada en las redes sociales. Soy una persona fuerte, atenta, cariñosa y audaz. Soy inteligente. Soy digna de amor y respeto. Soy más, y me niego a que nadie me encorsete en ser menos».

Sanar la imagen corporal que tenemos es un compromiso de por vida. Practicar el amor a tu cuerpo ayuda a tener una imagen corporal más sana, pero por mucho espacio de comprensión y confianza que te ofrezca en este libro, nada puede reemplazar al valor de contar con la ayuda profesional adecuada y el apoyo de aquellos en los que confías. Por muy desesperanzada que te sientas en este preciso momento, pregúntate si merece la pena tener una mala imagen de tu cuerpo cuando el precio que pagas por ella es no poder comprometerte a alcanzar tus objetivos y tener una vida mejor.

LIBÉRATE DE LAS TRAMPAS INEVITABLES DE CUALQUIER PROGRESO

Si algo puedo garantizarte es esto: tropezarás. Nadie cambia de comportamiento a la perfección. Todo el mundo se equivoca en cuestiones importantes y no importantes. De hecho, la mayoría de las personas que han triunfado en el mundo fracasan repetidamente y consideran que sus errores forman parte de lo que las hace extraordinarias. Cuando mis clientes llegan lamentándose de un fracaso, ahí estoy yo para recogerlos con una sonrisa y un «¡hurra!, ¡me encantan las equivocaciones!». En serio. Para poder equivocarte, antes has tenido que actuar..., y no hay cambio de comportamiento sin acción. Los errores son nuestros maestros. Nos ayudan a aprender y a crecer. Nunca he estado más en contacto con mis deseos, mis valores y conmigo misma que cuando cometo errores. Me preocupo cuando no hago alguna barbaridad. Ama tus errores. Ama tus fracasos. Cada uno de ellos.

Basándome en la información que me llega de mis clientes, voy a contarte cuáles son los principales errores que suelen cometer y que les hacen tropezar y estancarse, y también lo que hacen para liberarse.

MALESTAR. Cuando te enganchas a pensamientos y sentimientos negativos, sientes un malestar emocional. Para evitar ese sentimiento, quédate donde estás, sin cambiar nada. La realidad es que tienes que experimentar cierto malestar para alcanzar tus objetivos. Las recompensas superan con mucho a las dificultades. Sigue intentando observar los pensamientos y los sentimientos practicando la atención plena. Deja que surjan cualquier pensamiento o sentimiento, y practica haciendo lo que harías si no te sintieras mal. Así cultivarás una tolerancia al malestar y estarás familiarizada con él cuando surja.

EXTREMOS. Cuando te fijas objetivos y te creas expectativas que no son realistas, fracasas en algo que posiblemente nunca habría estado hecho a tu medida. Baja el listón. Haz ahora mismo algo minúsculo que esté en consonancia con tus valores. Asciende en espiral y repítelo. Si ves que no estás haciendo lo que te has propuesto, redúcelo. Conseguirás tu objetivo acción a acción y logro a logro.

....

DESCUIDAR LOS VALORES. Cuando no te paras a comprobar: «¿Estoy viviendo mis valores en este momento?», no eres consciente de si ha habido una desconexión y sigues haciendo lo mismo que has hecho siempre: elegir cosas que no concuerdan con tus valores. Lo achacas a la falta de motivación, de fuerza de voluntad o de aptitudes, y quizá te rindas demasiado pronto. Recordarte tus valores supone de por sí un esfuerzo.

A los miedos se los vence plantándoles cara, dejándolos afirmar su presencia, y no intentando echarlos. En psicología lo llaman *terapia de exposición*, y se trata de planear experiencias de ese suceso o sentimiento que provoca miedo, hasta que nos sintamos más cómodos con él. Sientes el miedo mientras haces precisamente eso que temes. Un ejemplo es mi cliente Barb, que tenía tantos miedos y tan fuertes que evitaba cualquier ejercicio. Su padre había muerto de un ataque al corazón, y cada vez que sentía que el ritmo cardíaco se le aceleraba o se hacía irregular, paraba de inmediato. Tenía miedo también a que se fueran a reír de ella porque le costaba subir cuestas y tenía que pararse de vez en cuando, e incluso del aspecto que tenía con la ropa de gimnasia. Lo que estaba claro era que Barb no haría ejercicio

con regularidad si lo seguía evitando. Tuvo que ir enfrentándose a sus miedos gradualmente. Empezó por llevar un podómetro y a caminar más a menudo con ropa de diario mientras se ocupaba de sus tareas cotidianas, mientras valoraba cada movimiento como una actividad física beneficiosa. Decidió hacer ejercicio en casa, bailando y limpiando, y siendo consciente de que se sentía bien y no tenía que preocuparse cuando el corazón se le aceleraba. Durante las sesiones, nos dedicábamos a subir cuestas. En todo momento, tenía pleno control de sí misma. Yo estaba a su lado para apoyar lo que pensaba y sentía y sugerirle que descansara de vez en cuando, incluso aunque no lo pidiera.

Exponernos al miedo en un espacio controlado y seguro es la vía más efectiva para superarlo. Abrirnos paso a través del miedo le enseña al cerebro que la mayor parte de lo que tememos ni siquiera llega a ocurrir, e incluso si ocurre, nos las arreglamos. Y cuanto más se repite el proceso, más eficaz es.

....

La gratitud

....

«La felicidad es la consecuencia de un esfuerzo personal». Suele atribuirse esta cita a Elizabeth Gilbert, autora de *Come, reza, ama* y de *Libera tu magia*, que ha cultivado entusiasmada la gratitud durante años con una práctica diaria que dura diez segundos y a la que llama su «Frasco de la felicidad». En el primer trozo de papel que encuentra, anota el momento más feliz del día y lo guarda. En el 2013, para renovar el ritual después de un año que había sido como un torbellino, publicó en las redes sociales una foto de su frasco de botica lleno de trocitos de papel e inspiró así a miles de lectores a difundir y adaptar su idea. Elizabeth asegura que es la práctica espiritual más sencilla, menos costosa de su vida, y los lectores confirman que los resultados son ni más ni menos que transformadores, pues esta práctica les ayuda a encontrar los momentos de felicidad enterrados en el curso de cada día e incluso a perdonarse cuando se la saltan un día o dos (¡o treinta!).

Hay muchas formas en que también tú puedes incorporar esto a tu vida..., desde usar un tarro de recuerdo o hacer una anotación cada noche en tu diario hasta entablar una conversación a la hora de la cena en la que cada uno de los presentes hable de lo mejor que ha vivido ese día. El proyecto de felicidad de Gilbert me inspiró a cultivar una práctica a la que llamé «Año de amabilidad» en mi vida, y no es de extrañar que la gratitud y la felicidad hayan crecido a la par que ella, ya que cada día dedico unos segundos a captar la amabilidad que he dado y recibido. He compartido estos pequeños retazos de afecto en las redes sociales, y recibo una nueva oleada de ternura cuando la gente me cuenta que mi gratitud a mí misma les ha ayudado a atravesar un mal momento. Lo que más he aprendido cultivando la amabilidad es que **los actos de amabilidad (grandes o pequeños) hacia los demás, pueden hacernos sentir la misma energía gratificante hacia nosotros mismos.**

Gilbert añade: «Mantengo viva esta práctica no como protección contra los momentos de oscuridad o para hacer ver que estos momentos no existen (ni podemos protegernos contra los momentos de oscuridad ni negar su existencia; los hay y los seguirá habiendo) sino como acto de obstinado gozo y gratitud por la extraña manera en que va desplegándose el milagro que es mi vida».

¿Con qué frecuencia practicas la gratitud? ¿Puedes hacer de ella un ritual? Pregúntate: «¿Qué cosas buenas hay en mi vida a pesar de las dificultades?». Pídeles a unos cuantos amigos íntimos que se unan a ti en un correo electrónico diario de gratitud. Incluso aunque no participéis todos a diario, te darás cuenta de que la reflexión de una persona sobre los regalos que hay en su vida hará que quieras tratarte mejor.

El poder de la intención y la afirmación

No vas a cambiar de hábitos a base solo de afirmaciones, pero pueden tener un papel importante en que el proceso de convertirte en tu amiga. Cuando me embarqué en un trabajo de autodescubrimiento para superar mi forma de comer compulsiva, gran parte de la sanación me llegó de la práctica yóguica, en la que mis profesores me alentaban a que me tratara con amor, amabilidad y compasión. En aquel tiempo, a medida que iba creciendo en mí la curiosidad por los desencadenantes de aquella forma de comer, descubrí que las palabras *vive con calma* me venían a la mente con frecuencia y me transmitían una sensación de consuelo y de paz.

Al final de cada clase de yoga, meditaba en mi mantra. Practicar el mantra me permitía entrar en contacto inmediato con él cuando más lo necesitaba. Los desencadenantes emocionales eran fortísimos cuando sentía que estaba en una situación en la que no iba a saber arreglármelas. Pero al practicar el mantra con antelación, mi cuerpo y mi mente empezaron a conectar esas palabras con la sensación de profunda relajación que sentía después del yoga. Cada vez que visualizaba algún peligro ante el que estaba indefensa y utilizaba el mantra *vive con calma*, más se fortalecía en mí la capacidad para afrontar situaciones de estrés. Podía usar el *vive con calma* como forma de decirme que estaba bien, que no había de qué preocuparse y que seguiría estando bien. Todo esto no sucedió de la noche a la mañana, pero me enorgullece poder decir que superé años de problemas por aquella forma de comer emocional practicando con consciencia el amor a mi cuerpo y las afirmaciones diarias.

Solo necesitas amor

El pilar central de la bondad hacia tu cuerpo es el amor. Y cuando todo lo demás falla, siempre tienes la posibilidad de llevarte de vuelta a esta base inmutable. El amor es el lugar de donde nacen el perdón, la aceptación y la compasión. Cuando emprendes un cambio desde la sede del amor, te conviertes en tu mejor amiga y te das el mismo apoyo que le ofrecerías a cualquiera que estuviera esforzándose por cambiar. Esto significa cultivar intencionadamente un amor hacia ti misma tal como eres, en lugar de prestarle toda tu atención a la persona que quieres ser.

....

REFLEXIÓN DE AMOR AL CUERPO: abre el diario y dedica quince minutos a pensar en la aceptación de quien eres. ¿En qué facetas sientes que estás ya alineada con el amor a tu cuerpo y en cuáles no?

....

> «La curiosa paradoja es que cuando me acepto como soy, entonces puedo cambiar».
> —Carl Rogers

Cuarta parte

El sitio al que perteneces

....

Fortalece tus conexiones

Capítulo 11

Alimenta tus conexiones más íntimas

Asciende en espiral con quienes más te importan

Filosofía

Tener relaciones fuertes y sanas es uno de los secretos mejor guardados para tener una vida feliz, saludable y con sentido. Incluso desde antes de nacer, estamos ya conectados. Los sonidos de la vida que transcurre fuera del vientre materno y el contacto piel con piel nada más nacer nos crean fuertes lazos emocionales con nuestros padres. Al ir haciéndonos mayores, buscamos constantemente afecto y conexión. Aquellos que más nos importan pueden influir poderosamente en nuestra práctica de amor al cuerpo. Al igual que muchos animales, por naturaleza estamos hechos para cuidarnos y agruparnos entre nosotros como respuesta de apoyo frente al estrés. Honrar nuestras conexiones más fuertes forma parte integral de transformar nuestros hábitos y crear una vida mejor.

PILARES DEL AMOR AL CUERPO
Sé cuidadora y amiga de los demás
y de ti misma por igual

AMA: cultivar el amor que compartes con otros puede alentar tus esfuerzos por amar tu cuerpo.

CONECTA: cuidar tus relaciones más íntimas puede ayudarte a honrar tu relación contigo.

MÍMATE: los cuidados que ofreces a los que más te importan reflejan tus aptitudes para cuidar de ti.

Tienes una amiga

Hasta ahora, has estado *tú* en el centro de la filosofía de amor a tu cuerpo –¡que es donde debes estar!–. Pero ¿y si la fuerza que tenga tu práctica de amor a tu cuerpo dependiera de la calidad de tus relaciones? A menudo contemplamos el hecho de cuidarnos nosotras y de cuidar a los demás como acciones mutuamente excluyentes. A veces tenemos la sensación de que solo podemos hacer o lo uno o lo otro, y de que si somos lo bastante ambiciosas como para intentar hacerlo todo, nos arriesgamos a no hacer ninguna de las dos cosas demasiado bien: «No puedo dedicarme tiempo porque mi familia me necesita» o «Debo tener mejor salud antes de poder estar de verdad en condiciones para vivir esta relación como se merece». Pero no tiene por qué ser así.

Cuando te pasas menos tiempo preocupándote por no ser lo bastante competente, tu voz interior se hace más amable y más delicada y dispones de más energía mental para ocuparte de las personas que más te importan. Invertir en tus relaciones te hace ascender en una espiral de energía y motivación que te ayuda a cuidarte. E igualmente, cuanto más capaz eres de tener una relación de amor con tu cuerpo, en mejor disposición estás para ofrecer exactamente lo que tus relaciones necesitan de ti, es decir, la persona que verdaderamente eres: honesta, real e imperfecta.

Todo el tiempo y la energía que dedicamos a nuestra «salud» por razones estéticas estaría mucho mejor empleado en entablar y mantener relaciones fuertes. Los investigadores indican que la falta de conexiones sociales perjudica más a la salud que la obesidad, la tensión alta y el tabaco. Se dice pronto. ¿Cuándo fue la última vez que te comiste una hamburguesa con patatas fritas con tu mejor amiga con la idea de cuidar de tu salud? ¡Adelante, deléitate en un vínculo especial por el puro placer de sentirte bien!

Asciende en espiral

Piensa en uno de los días más felices de tu vida. ¿Quién estaba contigo? ¿Cómo influyó su presencia en que el momento fuera tan especial? ¿A quién le contaste esta experiencia tan dichosa después de que ocurriera? Ahora piensa en un momento difícil de tu vida en que necesitabas a alguien. ¿Cómo te ayudó esa persona a atravesar la situación? ¿Cómo contribuyen tus conexiones más íntimas a tu bienestar, cómo te apoyan en tu determinación a amar tu cuerpo y te ayudan a crearte una vida mejor?

Cambiar de conducta es un proceso social. Haciendo participar a las personas a las que quieres en tus objetivos de amor a tu cuerpo y dándote cuenta de cómo influyen en tus decisiones, puedes fortalecer de hecho la conexión con los demás y, de paso, hacer algo por tu salud.

Estas son solo algunas maneras en que tus relaciones pueden contribuir a que prospere tu práctica de amor al cuerpo:

A la hora de tomar decisiones sobre lo que quieres hacer, tus amigas pueden ayudarte dándote ideas y recomendándote «lo que a mí me funcionó» cuando lo pidas.

LAS personas a las que quieres pueden darte dedicación, permiso y otros elementos que te ayuden a cumplir tus compromisos.

¡IGUAL se apuntan ellas también! El cambio de comportamiento es contagioso. Es más probable que inspires a otros a cambiar, no porque hayas conseguido convencerlos, sino porque captan tu «fiebre» por expresarle amor a tu cuerpo.

ESCUCHAR y recibir aliento y apoyo emocional te ayudará en el proceso. En los altibajos que es normal que tengas, puede ser fuente de fuerza y determinación. Es motivador saber que tenemos quien nos respalda.

TEN a tus amigos y a tu familia en el pensamiento para mantener viva la motivación. Nos gusta la idea de que alguien se sienta orgulloso de nosotros, y dar ejemplo. Hazlo por ellos (y por ti) como expresión de fidelidad.

Las personas con las que pasas la mayor parte del tiempo son las candidatas ideales para que crezcáis y ascendáis juntas en espiral. Verte contenta y cuidándote puede contagiarse inesperadamente a aquellos a los que quieres. Ya sea ir juntos a hacer senderismo o dar una vuelta por un mercado agrícola, con los cambios que se van a ir produciendo en tu vida tendrás mucho de qué hablar. Te animo a que les confíes tus objetivos a tus amigos y tu familia y les digas cómo te pueden ayudar.

Quién está en tu *post-it*

Brené Brown dice que deberías poder escribir los nombres de las personas que más te importan en una sola hojita de papel que te quepa en el billetero. Es una lista corta, así que espero que todo el que consiga un lugar en ella se lo merezca de verdad. Ninguno vivimos en el abismo, así que dedicar un momento a darnos cuenta de la influencia que tienen en nosotros otras personas es esencial para hacer del amor a tu cuerpo una forma de vida. Esto ayuda en dos sentidos. Primero, te alienta a estar plenamente presente en uno de los aspectos más importantes de la vida: las personas a las que quieres. Y segundo, estando plenamente atenta a estas relaciones, puedes rodearte intencionadamente de conexiones favorables y centrarte en quienes apoyan tus objetivos. Estas son las personas que más merecen tu tiempo y tu atención. Dales tu amor a manos llenas y acepta el suyo en respuesta. Cuando realizamos un acto de amabilidad, el cerebro lo asocia con el placer, la conexión y la confianza. Y el regalo añadido es que se liberan endorfinas en la otra persona y también en ti.

Encontrar formas tangibles de cultivar la atención plena, la gratitud, el perdón y el amor al cuerpo nos aumenta la sensación de bienestar y fortalece la conexión que tenemos con aquellos que más nos importan en la vida. Un acto de generosidad no tiene por qué ser ni caro ni trabajoso, pero en cualquier caso el esfuerzo vale siempre la pena, sobre todo porque la verdadera recompensa es la felicidad que sentís tú y quien lo recibe. Piensa en la sensación tan estupenda que es recibir (y dar) una pequeña sorpresa simplemente «porque sí». Salte de ti y alégrale el corazón a alguien. Reconecta con alguien que hayas tenido en el pensamiento últimamente.

La generosidad nos conecta

Voy a serte sincera, podría contar con los dedos de una mano las veces que he mandado o me han mandado flores. Por eso sé que no era la única que lo consideraba frívolo e innecesario, pero ¡por eso precisamente deberías mandarlas! Hace poco me llevé una sorpresa cuando una de mis alumnas en

Asciende en espiral
LAS PERSONAS DE TU *POST-IT*

Llena una nota adhesiva con los nombres de las personas más importantes de tu vida, pégala en el diario de amor a tu cuerpo y colma de amor a cada integrante de la lista. Si vives con ella, toma la determinación de desenchufarte del teléfono cuando llega a casa y de dedicarle toda tu atención. Si no, envíale una postal (de las *de verdad*) por correo, llámala de vez en cuando solo para decir «hola» y oír su voz, cómprale un detalle que sepas que le hará ilusión, mándale flores, planea algo que a las dos os apetezca, o invítala a dar un paseo, las dos solas. Todos estos pequeños esfuerzos deberían resultarte estimulantes. No son una obligación más para demostrarle a alguien que lo quieres. Di «gracias» y dilo porque lo sientes. Hazlo a tu manera y a tu ritmo. Luego dedica un poco de tiempo a disfrutar la espiral ascendente que crea ese valioso sentimiento de conexión.

prácticas me mandó unas flores en señal de agradecimiento. No solo eran preciosas y olían de maravilla, sino que además me levantaron el ánimo al instante. Puse mi preciosísimo ramo en una de las habitaciones que más usamos en casa, y allí estaba sonriéndome cada vez que pasaba por delante. Durante toda la semana, pude disfrutar este gesto de generosidad y compartirlo con mi familia. «¿Te las ha mandado Loren? –dijo mi marido–. ¡Qué detalle! Son muy bonitas». Mi hija de tres años se deleitó aspirando su aroma a pleno pulmón igual que cuando Olaf huele por fin las flores de verano en *Frozen*. Mi hija de dos años y yo jugamos a repetir el nombre de todos los colores al menos una docena de veces.

Asombrada de que algo que parecía tan fácil de hacer fuera capaz de despertar tal emoción, me sentí inspirada a transmitir mi alegría a otra persona. Como remitente de las flores, fue una sensación muy placentera elegir el mejor regalo, escribir el mensaje en la tarjeta e imaginar expectante su reacción. Pero no estaba preparada para la noticia de que aquel amor floral seguía creciendo. El «asunto» del correo electrónico era: «¡Me has inspirado!». Tras expresarme su más sincero agradecimiento, mi amiga me contaba que ella también había mandado un ramo de flores. Llevaba tiempo sintiéndose culpable por no ir a ver a alguien que es importante para ella y pensó en enviarle flores; más valía eso que nada. Pletórica de alegría por mi regalo, había dado de inmediato un paso para restablecer el contacto. Más tarde, su amiga la llamó por teléfono. «No tienes ni idea de cuánto he necesitado un poco de afecto estos días. He estado tan triste... Gracias por la alegría que me has dado», le dijo ¡Que mi amiga me contara esto me hizo sentirme todavía más feliz! Me sentí conectada con una completa desconocida y satisfecha por que mi amabilidad hubiera contribuido aunque fuera mínimamente a alegrarle el día a alguien. Creo que estuvimos todas un poco «locas»

de alegría aquellos días. Aunque no puedo demostrar que mandar flores fuera la causa directa de que alguien se sintiera firmemente comprometido con su objetivo de expresarle amor a su cuerpo, estoy convencida de que la energía positiva y las espirales ascendentes que compartimos nos ayudaron a todas a recordar qué es lo más importante. A mí, con eso me basta.

Fundamentos biológicos de la pertenencia al grupo

Lo que muchos aprendimos en las clases introductorias de psicología sobre la jerarquía de las necesidades humanas básicas que postuló Abraham Maslow sigue siendo verdad: una vez cubiertas esas necesidades básicas (comida, agua, sueño, sexo), las siguientes áreas que procuramos satisfacer son las necesidades psicológicas, la seguridad y el sentido de pertenencia al grupo. Todas se consideran necesidades «deficitarias», lo cual significa que la carencia de cualquiera de ellas tiene consecuencias para la salud. En otras palabras, antes de poner nuestras esperanzas en conseguir un estado de salud duradero, tenemos que prestar atención al sentido de pertenencia al grupo y a nuestras relaciones. Ignorar estas necesidades tan importantes puede provocar espirales de salud emocional descendentes, como la depresión o el sentimiento de soledad y aislamiento. Y a menudo, la gente que va cayendo en esas espirales recurre a distintas maneras de anestesiarse para evitar el dolor.

Cuando sufres un revés en la vida, una de las mejores formas en que puedes ayudarte es confiando en la fortaleza de otras personas. Cuando le abrimos el corazón y la mente a alguien, el estrés disminuye, el sistema cardiovascular opera con más eficiencia y mejora el tono vagal (signo mensurable de bienestar). El nervio vago se extiende desde la cabeza hasta los intestinos y regula la respiración, el ritmo cardíaco, la digestión, el movimiento muscular y las emociones. Como sabes, todos estos aparatos y sistemas corporales tienden a intervenir (y a portarse mal) cuando estamos estresados. Las personas con un tono vagal elevado se recuperan más fácilmente y tienen más fuerza mental y corporal. Son menos propensas a padecer diabetes, depresión o síndrome de colon irritable, entre otras dolencias.

La idea de que «necesito a la gente y la gente me necesita» es muestra del poderoso papel que desempeñan los vínculos sociales en nuestra salud y felicidad.

Aun así, tendemos a aislarnos, diciéndonos: «No quiero molestar a nadie. Estoy portándome como una tonta. A nadie le importan mis problemas». Además, nos quedamos estancados en la convicción de que *deberíamos* poder arreglárnoslas solos. Por un millón de razones diversas, cuando más necesitamos de la gente, más nos cuesta pedir ayuda. Comprobación: ¿cuánto te enfadarías con un amigo si estuviera pasándolo mal en silencio en lugar de dejar que le eches una mano? ¿Y por qué es lo natural que tú ayudes a los demás pero no dejas que ellos te ayuden a ti? En el fondo de este doble rasero hay dudas sobre si mereces recibir ayuda y sobre lo que recibirla pueda decir de tu carácter. Pero hablar con alguien de confianza es una de las maneras más efectivas de atravesar un momento de dificultad. Ya sea con una amiga comprensiva o un terapeuta que te dé su apoyo, estas conversaciones pueden evitar que para evadirte recurras a la comida, abuses del alcohol o te inclines hacia otros comportamientos destructivos. Pedir ayuda puede contribuir a que duermas mejor por la noche, y a que estés así más descansada que si te hubieras quedado levantada preocupándote hasta las tantas de la madrugada.

Dejar que te ayuden las personas a las que quieres es un regalo que les puedes hacer. Yo sé que para mí es un honor cuando alguien confía en mí lo suficiente como para incluirme en su sistema de apoyo. Cuando alguien se da cuenta de lo vulnerable que te sientes y te ofrece ayuda, es porque su cerebro está rebosante de oxitocina, que lo mueve a buscar oportunidades de ayudar. Es un instinto natural que todos tenemos. Tú recibes los beneficios fisiológicos y emocionales del apoyo, y quien te lo brinda se siente bien por poder serte de ayuda. Atravesar en compañía una experiencia angustiosa enriquece tu vida y la de la otra persona, incluso aunque la experiencia no sea positiva. Aprovecha el apoyo social. Nunca estás sola con tus problemas a menos que así lo elijas.

Piensa al menos en una persona que crees que estaría dispuesta a escucharte y ayudarte, la próxima vez que sientas que una situación te supera. Si se te ocurren dos o tres, ¡todavía mejor! ¿Qué cualidades ves en ellas que te hacen pensar que son la persona indicada? Si te sientes cómoda en su compañía, coméntale a esa amiga o a ese miembro de tu familia que has estado pensando en qué personas comprensivas hay en tu vida y ella está en la lista. Igual piensas que no hace falta decírselo, que se da por hecho, por ejemplo en el caso de tu pareja o tu mejor amiga. Pero enunciar en voz alta lo que sientes sobre pedir ayuda abrirá una vía de comunicación y fortalecerá tu vínculo con esa persona. También es una solicitud de permiso para contar con su ayuda cuando la necesites.

Cultiva el amor a tu cuerpo en casa

Amar tu cuerpo no consiste solo en hacer algo para mejorar tu vida, sino también en estar en tu vida. Asciende en espiral espontáneamente entregándote de lleno a las personas que más te importan. Empieza por guardar el móvil y el ordenador. Me digo esto a mí misma tanto como te lo digo a ti. Cuando me di cuenta de que mi marido y yo estábamos los dos a la vez en Facebook comentando la misma actualización de estado mientras nos encontrábamos sentados uno al lado del otro en silencio, pensé: «Esto no tiene sentido». Puede que las redes sociales sean sobre la vida real, pero no son la vida real. Es una vida que vivimos en Internet, una vida artificiosa ideada para que parezca mejor que la realidad.

Hay incluso una nueva palabra de moda: *phubbing*, una combinación de *phone*, 'teléfono', y *snubbing*, 'desaire'. Es el acto de prestar más atención a tu móvil que a quien está contigo. Estamos perdiendo las conexiones íntimas por la dependencia tan excesiva que tenemos de la tecnología. La verdadera intimidad nace de hablar sin distracciones, de mirar a la otra persona a los ojos y de abrazarse... Son este tipo de acciones las que cultivan la confianza, un vínculo para ejercitar el amor. Me encantan las redes sociales. Pero en algún momento tendrás que desconectarte si quieres que la conexión ascienda en espiral en tus relaciones.

A estas alturas, confío en que hayas empezado a hacer cambios y a tener

Asciende en espiral
PIERDE EL TELÉFONO

Ponte a prueba, verifica si eres capaz de pasarte un día del fin de semana sin el móvil. Haz todo lo que acostumbres a hacer, pero sin la cara pegada a una pantalla. Date cuenta de lo que ves a tu alrededor. Lo más probable es que a cantidad de gente con el teléfono en la mano, que no hablan con la chica que les está haciendo la manicura, con la cajera del supermercado y ni tan siquiera con sus propios hijos, con los que han salido a comer algo. Si te encuentras con alguna amiga, observa lo que hace con su móvil en tu presencia. Toma nota mental de todo ello y luego dedica unos momentos a reflexionar sobre cómo te has sentido viendo a la gente ignorarse mutuamente.

conversaciones con tu gente sobre lo que necesitas para tener tiempo «para ti». Si el factor tiempo todavía te agobia, vas a tener que resolverlo, si quieres disfrutar de la libertad suficiente como para comprometerte a actuar y conseguir tus objetivos. Recuerda, las personas más cercanas a ti son las que de verdad se van a beneficiar de tus cambios, y en lo que al amor a tu cuerpo se refiere, lo que es bueno para ti es bueno para ellas también. Siéntate con tu pareja y habla con ella sobre las medidas que necesitáis tomar para sacar «tiempo para nosotros» y «tiempo para mí». He visto a mis clientes sentirse mucho menos culpables por dedicar tiempo a cuidarse cuando aceptan que sus cambios beneficiarán a las personas a las que quieren, y cuando además han asignado tiempo en el calendario para actividades que fortalezcan los lazos familiares. Si no te lo crees, haz la prueba una semana. Verás que leer libros, ver una película juntos, las comidas familiares y las actividades de ocio son muy importantes. Igual te hace falta estar más atenta mientras ocurren y saborear el momento. Date cuenta de cuándo el «tiempo para nosotros» te levanta el ánimo, y estate segura de que eso se transmitirá a tu práctica de amor a tu cuerpo. Quizá necesites incluir en el calendario de actividades familiares algunas sorpresas estimulantes para crear espirales ascendentes y fortalecer vuestra conexión.

Tal vez te sorprendan gratamente algunas respuestas de apoyo de tu gente a medida que vayas haciendo del amor a tu cuerpo una forma de vida. Mostrarles a las personas especiales para ti que valoras tu bienestar y que crees que nunca es demasiado tarde para cambiar de mentalidad y de hábitos es uno de los mayores regalos

que les puedes hacer. Muchísimos clientes me dicen: «Por favor, ayúdame a ser un buen ejemplo». No se me ocurre una forma mejor de serlo que practicando el amor a tu cuerpo. No esperes a estar «lista» o a haber alcanzado el estado ideal para considerarte un buen ejemplo; ya lo eres. Haciendo a los demás partícipes de tus esfuerzos, mostrando tu compromiso con sentirte bien y celebrando tus capacidades, alientas a los demás a hacer lo mismo.

Estrecha los lazos en torno a la comida

El mero acto de cocinar y comer juntos es una expresión de cariño, y compartir la comida con los demás puede ser fuente de gran alegría y satisfacción. Ya estés sentada a una cena familiar un poco tensa o cenando tranquilamente en un restaurante muy chic que acaban de inaugurar, con un grupo de amigos, una comida estupenda y un buen vino, **cuando pasas tiempo conectando con la gente en torno a la comida creas espirales ascendentes de emoción.** Es de las mejores cosas que puedes hacer por tu mente y por tu cuerpo.

Comer en familia se ha relacionado desde con un descenso de los índices de drogodependencia y depresión hasta con un menor riesgo de desarrollar trastornos alimentarios y una mayor resiliencia. Los niños que normalmente comen con su familia sacan mejores notas, por término medio, y tienen más autoestima y un vocabulario más extenso gracias a todas las conversaciones que surgen en la mesa. En honor a la verdad, no es muy probable que el efecto se deba a los poderes mágicos de esas hortalizas a la plancha, sino más bien a una familia que saca tiempo para comer junta, que les da prioridad a las relaciones familiares y que invierte en ellas por encima de todo. Cuando a los niños se les pregunta con quién les gustaría comer si pudieran hacerlo con quien quisieran del mundo, eligen a su familia. No a los deportistas de élite ni a los famosos, sino a sus aburridísimos padres. Pero este vínculo y esta conexión no tienen por qué esperar para establecerse a que los platos estén en la mesa. Preparar la comida juntos ofrece también cantidad de oportunidades de interactuar, ya sea eligiendo el menú, picando las verduras o simplemente charlando tranquilamente mientras uno cocina.

Los estudios dicen que comer juntos cinco veces a la semana ofrece unos beneficios insuperables, pero ¡todo cuenta! El factor importante aquí es el tiempo. Basta con que al menos un padre o madre y un hijo o hija se comprometan a sentarse juntos a la mesa en algún momento del día. ¿No podéis cenar juntos? Haz la prueba a la hora del desayuno o del almuerzo. Tengo una amiga que queda para comer con su marido todos los jueves para poder contarse cosas y conectar con regularidad. Si te parece que tienes una agenda demasiado apretada para planear comidas, ve a lo fácil. Hay más posibilidades de comprar alimentos saludables precocinados de las que ha habido nunca, y recuerda que lo más importante es la oportunidad de conectar en torno a la comida. Todo lo demás son detalles.

Incluso las familias que menos tiempo disponible tienen pueden conseguirlo. Te parezca lo que te parezca eso que has cocinado, tómatelo como una victoria y no te preocupes por las imperfecciones. Maya Angelou dice que «la gente nunca olvida cómo le has hecho sentirse»; úsalo como recordatorio para saltarte toda la parafernalia innecesaria en torno a la hora de comer y céntrate en hacer que los demás se sientan queridos en la mesa. No tiene por qué ser perfecto ni mucho menos. Cualquier cosa que hagas para darle verdadero sentido es lo que os hará sentiros más felices.

A veces un toque de condimento en la comida resulta estimulante. Las papilas gustativas se aburren con facilidad de «siempre lo mismo», y sin embargo te falta motivación para descubrir nuevos sabores. **Puesto que comida y amigos es una combinación tan estupenda como la de la mantequilla de cacahuete y la gelatina de frutas, utiliza la excusa de pasar un tiempo juntos para perfeccionar tus dotes culinarias.** La mejor forma de aprender es la que incluye aventura, comida y amistad. Estas son tres ideas que te ayudarán a celebrar, además de la cena de Acción de Gracias, una cena de «Acción de amigos» más de una vez al año.

PRUEBA A FORMAR UN CLUB DE COCINA

Un club de cocina es una forma genial de disfrutar todos los beneficios de invitar a cenar a tus amigos pero con una cantidad mínima de trabajo. En lugar de cocinar varios platos tú sola, todo el mundo contribuye. Esto eleva la vibración general, es más fácil entablar conversación y le da a todo el mundo la oportunidad de probar platos nuevos.

REÚNE A UN GRUPO DE PERSONAS CON LAS QUE ESTÉS A GUSTO –miembros de tu familia, amigos, amigos que sean como de la familia– y poneos de acuerdo en un recetario, un tipo de cocina o algún otro tema que os avive la imaginación.

CADA PERSONA ELIGE UNA RECETA DISTINTA para cocinar. Plantéate salirte un poco de lo que dominas, para expandir tus dotes culinarias y sentir la emoción de probar a hacer algo nuevo.

LLEVAD EL PLATO YA PREPARADO y haced copias de la receta para repartir a todo el grupo. Disfruta luego de probar todos los platos y también de la compañía de tus amigos.

CHARLAD DE LO QUE OS GUSTA, de lo que no os gusta y de posibles variantes. Haced una animada competición y votad el plato ganador. ¡La ganadora se lleva una botella de vino!

TODO EL MUNDO SE VA CON IDEAS de comidas que añadir a su repertorio. (Y es de esperar que con sobras, para empezar la semana bien provistos).

Otra posibilidad muy sencilla, sobre todo si ya tienes un club de lectura, es dedicar una o dos sesiones a libros de cocina en general y llevar comida que tenga relación con lo que cuenta el libro o con alguna región en particular.

UN CONCURSO DE COCINA

Hay una razón por la que a la gente le gusta ver programas de cocina. Algo siempre sale mal, ¡y esos cocineros son muy imaginativos! ¿Por qué no probar a recrear ese ambiente de cocina tan «chic» con tu familia y tus amigos? Deja que una persona elija los ingredientes y las demás encuentren formas creativas y deliciosas de utilizarlos. Elige ingredientes más arriesgados para cocineros y comensales más atrevidos.

Un pequeño «reto» culinario es una forma fenomenal de hacer que tus hijos se interesen por la comida al nivel apropiado para su edad. Pueden elegir el ingrediente secreto para que lo cocines, ayudarte a inventar una receta o cocinártela directamente ellos solos. Mi hija tomó una lata de sardinas de la estantería. No quise decir que no a un pescado, pero la prueba no resultó como yo esperaba. Resulta que esas condenadas no se mezclan con nada cuando las trituras, y le añaden un sabor fortísimo a la pasta primavera. Siempre estoy dispuesta a hacer un poco más de esfuerzo si eso contribuye a que mis hijas aprendan sin que sea de la pantalla del ordenador. Pero al final es divertido para todos y hace que todos comamos mejor.

UNA ESCUELA DE COCINA

Prueba a organizar una clase de cocina en tu casa. Mi amiga Karman contrató a un chef para que fuera a enseñarles a un grupo de amigos a cocinar un menú delicioso: «El chef tenía decidido un menú de temporada. Hicimos sopa de espinacas, berros y otras verduras, *filet mignon* hecho muy

COMIDAS MEMORABLES

SABOREA LOS MOMEMTOS CON LAS PERSONAS QUE MÁS TE IMPORTAN

Sácale el máximo partido al ritual diario de sentarte a comer con tus amigos, tu familia e incluso tus compañeros de trabajo.

Entrantes de conversación

¿Cuál ha sido el mejor momento del día? ¿Quién ha tenido un detalle bonito contigo? ¿Qué ha sido? ¿Qué te ha sorprendido hoy? ¿Bueno o malo? ¿Qué estaba pasando en tu vida justo hace un año? ¿Y hace cinco?

¡Sigue intentándolo! La gente reacia a conversar mejorará con tiempo y paciencia. Una vez que incorpores estas preguntas a las conversaciones de la hora de la comida y las formules con regularidad, todo el mundo se quedará pensando en qué responder, mientras se ocupan de sus asuntos.

FORMAS SENCILLAS DE ASCENDER EN ESPIRAL

MÚSICA

Turnaos para elegir música para las horas de las comidas. Selecciona temas que creen ambiente sin distraeros de la conversación y de disfrutar de la comida. Música *country* para la barbacoa, *jazz* para cenas románticas, *soul* para comidas con alma...

VESTIMENTA

Quítate el chándal y el delantal. Ponte un jersey agradable para la comida reconfortante, o las perlas de la abuela cuando cocines su plato estrella.

DECORACIÓN DE LA MESA

Las flore son un clásico. Unas bonitas hojas otoñales, una rama o una torre de piñas pueden ser una agradable sorpresa. Llenar de bellotas un tarro bonito de cristal puede ser divertido para los niños. Las tarjetas con el nombre de cada comensal y un pequeño dibujo le dan un toque especial a una cena. Los manteles individuales y las servilletas de tela añaden color y elegancia... ¡y también los buenos platos!

ILUMINACIÓN

Reguladores de luz, velas, luces suaves... Un ambiente agradable favorece la conversación tranquila y la intimidad.

sencillo, boniatos con aliño de lima y una tarta de arándanos y limón. Cocinamos, preparamos la repostería, y luego el chef nos sirvió en una mesa preciosa al aire libre. Probablemente estuviera entre las diez mejores comidas de toda mi vida. ¡Era todo tan sencillo y estaba tan rico! Nos relajamos, aprendimos cosas nuevas y disfrutamos de una conversación de lo más alegre».

Una clienta con la que trabajo organiza una «cena de jueves» en grupo con otras familias. Van rotando de casa. La anfitriona prepara el plato principal y todo el mundo lleva algo de acompañamiento. La única regla: ¡nada de recetas sofisticadas! Este tipo de comida comunitaria semanal está practicándose cada vez más en Estados Unidos, donde con mucha frecuencia estamos separados de nuestros vecinos por pantallas de ordenador y un sinfín de obligaciones.

La mesa de la comida puede actuar como unificadora, ser sitio para la comunidad. Compartir una comida es una excusa para comunicarse y charlar, una de las pocas ocasiones en que la gente está contenta de dejar el trabajo a un lado y reservarse un rato libre. Y no hace falta que tengas una familia para disfrutar de una comida familiar. Podrías crear una tradición gastronómica semanal invitando a unos cuantos amigos y pidiéndoles que traigan consigo a otra amiga o amigo a quien no conozcas o no hayas visto desde hace tiempo.

Ponte en forma con tus amigos

Haz que el ejercicio sea un promotor de relaciones. ¿Tienes alguna amiga que esté pasándolo mal y a la que te gustaría ayudar en un momento difícil? Invítala a una clase de yoga. Probad algo nuevo juntas, como hacer escalada de interior o senderismo en un lugar bonito (que no solo es beneficioso para la salud, bueno para los pulmones y el estado de ánimo, sino que es una manera divertida de que los niños aprendan ciencias naturales). Id a remar en canoa o a montar en bici. Lo que sea, si lo hacéis tranquilamente. ¡Al menos así no estarás sentada en el sofá engordando! O simplemente juega con tus hijos pequeños. Juega a la rayuela en el camino de entrada. Juega a bailar al son de sus canciones favoritas y a quedarse inmóvil en medio del baile –prueba con emisoras de *hip-hop*, de salsa y de música *country* y del oeste–. Pon un DVD de ejercicios y déjales probar a hacerlos contigo. A los niños pequeños les parecerá que es hacer el tonto. De corazón, todos somos niños, y el tiempo de relación puede ser lúdico y activo. Si tienes hijos mayores que practiquen algún deporte, hazte la pista entera mientras oyes música o un buen audiolibro, y luego deja que te cuenten cosas de su vida en el camino de vuelta a casa. Di sí a la oportunidad de moverte con las personas que te importan.

Todas estas experiencias compartidas, considéralas una de las muchas formas que tienes de mimarte, o una expresión de gratitud que puedes extender a otra gente. Podrían ser estas o cualquier otra forma de cuidarte que tenga un valor para ti, cuando la oportunidad se presenta. Uno de los principales factores que ayudan a crear vínculos fuertes es la presencia de rituales. La mente y el espíritu humanos agradecen la constancia y la familiaridad, así que cuando te comprometas a asistir a comidas semanales, reuniones mensuales o la misa del domingo, asiste, cuantas más veces mejor. Es muy posible que la vida te sorprenda con lo que te tiene reservado.

El tiempo es un bien precioso, y a menudo podemos tener la sensación de que las necesidades de los demás no nos dejan tiempo para atender las nuestras. Pensamos entonces que lo más fácil es olvidarnos de lo que nosotras necesitamos o que es imposible hacerlo todo. Hasta que hayas sentido los verdaderos beneficios constantes que tienen en tu vida las espirales ascendentes, **te costará creer que reservar una hora al día para hacer ejercicio o jugar te ayudará a poder ocuparte de todas las demás tareas más urgentes.** Entiendo que puede ser algo particularmente difícil si alguien de la familia requiere cuidados especiales. **Pero aunque no hagas caso de ningún otro consejo que te haya dado hasta ahora, por favor, en esto confía en mí. Tienes que ponerte el chaleco salvavidas tú primero,** incluso –o especialmente– si tienes la sensación de que todos os estáis yendo a pique.

A la hija de Kristen le diagnosticaron una diabetes tipo 1 a los tres años, y si sabes un poco sobre esta enfermedad, entenderás que la vida de la familia cambió de la noche a la mañana. La vida de su hija dependía de un control y una atención constantes del nivel de azúcar en la sangre. Esto significa muchas noches en vela y un gran estrés para Kristen, y su instinto inicial fue abandonarlo todo en su vida para mantener a su hija a salvo. Pero llegó un momento en que se dio cuenta de que tenía que cuidarse ella primero para ser la madre que quería ser. El consejo que les da a otras personas que estén en una situación similar es este: «Es lo natural, cuidarte y dedicarte tiempo. Nadie te va a decir: "Venga, haz un descanso; deja que te ayude". Vas a tener que pedirlo tú, y eso no es señal de debilidad. Es señal de fuerza y de seguridad en ti misma decir: "Es importante que me cuide, para poder hacer este trabajo colosal que es necesario que haga. Si no me cuido, todo se va a ir al garete"».

El regalo de practicar el amor a tu cuerpo es que no hace falta que elijas entre tu papel de madre, esposa, empleada, hija o amiga y tu propio bienestar. ¡Puedes hacer las dos cosas! Si estás casada y tienes hijos, comprométete con tu pareja a proteger el «tiempo para mí» de cada uno como frente común, y tampoco te olvides de los beneficios del «tiempo para nosotros». Aunque solo sea tomar un café juntos antes de que los demás se levanten o charlar un rato con una copa de vino al final de una semana interminable, establecer rituales y hábitos que favorezcan la conexión fortalecerá vuestra relación y os hará ascender en espiral de formas que ahora mismo te parecerían inimaginables. Créeme, sé que a veces parece imposible; estoy exactamente en la misma situación que tú. Pero un poco de dedicación a alimentar a tiempo esa conexión tiene una recompensa inmediata, en discusiones que os ahorráis y en poder compartir tus objetivos de amor a tu cuerpo y conseguirlos.

Ponte sexi

Tocar a alguien a quien quieres –un abrazo, una caricia, un beso– crea reacciones químicas en la otra persona y en ti, intensificadas por emociones que conectan con una necesidad fisiológica. **Y si un simple contacto puede hacer todo esto, ¡imagina lo que puede hacer el sexo!** Los clientes no suelen esperar tener que tratar este tema cuando entran en la consulta de una nutricionista, pero si de verdad quieres transformar tu vida y aprovechar las espirales ascendentes para hacer realidad esa transformación, el sexo debe formar parte del diálogo. Las relaciones sexuales son una necesidad básica de los seres humanos que está íntimamente conectada con la felicidad y el bienestar; y admitámoslo, el orgasmo es la espiral ascendente suprema. Ya sea con tu pareja o a solas, este es un aspecto de tu vida que puedes transformar casi al instante y sin gastarte un céntimo. Si eres una de los miles de mujeres que piensan que no necesitan del sexo para ser felices, por favor, compláceme durante unas cuantas páginas y comprueba cómo responde tu libido.

Vamos a empezar hablando de ciencia, un terreno en el que la mayoría nos sentimos cómodas. Algunos de los aspectos que hemos destacado como fundamentales para expresarle amor al cuerpo son saber lidiar con el estrés, dormir más y mejor y fortalecer unas relaciones sanas. El sexo favorece a los tres. **Te levanta el ánimo y fortalece el sistema inmunitario, y tiene además la facultad de aumentarte la autoestima y mejorar la imagen que tienes** de tu físico. ¿No te sientes sexi? Te animo a que lo practiques de todos modos, como poco una vez a la semana. Si lo veo de esta manera y te digo «hazlo y punto» es por dos razones. Como cualquier otro tipo de ejercicio, la actividad sexual produce endorfinas naturales que te levantan el ánimo y aumentan las probabilidades de que te cuides como mereces (incluso sin orgasmo). Además, se ha visto que las parejas que practican el sexo semanalmente discuten menos y se sienten más satisfechas de su relación en general. Aunque estos estudios no han demostrado que exista una conexión de causa y efecto definitiva (¿todas las parejas felices tienen más sexo?, o ¿tener relaciones sexuales hace que una pareja sea más feliz?), en mi opinión semiprofesional, es menos probable que tu pareja monte en cólera por una abolladura en el coche cuando disfruta de un poco de acción con regularidad. Y si estás soltera, el consejo es el mismo: es menos probable que te exaltes por los contratiempos de la vida cuando consigues «satisfacción» regular. **Darte cuenta de cuándo tu necesidad sexual se satisface (o no) es una parte importante de tu bienestar físico y emocional.**

«Estoy dispuesta a probar las plumas», le dije a mi marido. No estábamos en el dormitorio todavía. Estábamos en un taller de sexo que organizaba la *boutique* Secret Pleasures [Placeres secretos], en Washington D. C. Con una niña pequeña y un bebé en casa, nuestra vida sexual estaba pasando por una temporada de

Asciende en espiral
RECUPERA TU LADO SEXI

¿**N**ecesitas un poco de inspiración para el dormitorio o los momentos íntimos? Experimenta con alguna de las sugerencias siguientes, y date cuenta también de cómo influyen en tu libido la cháchara mental o el diálogo interior. Estar atenta puede aquietarte la mente y ayudarte a estar centrada en la experiencia física de tocar y ser tocada.

*Cierra los ojos y describe mentalmente todo lo que va ocurriendo mientras interactúas con tu pareja. Si un acosador mental te interrumpe, respóndele amablemente con un delicado: «Gracias por el recordatorio; ahora estoy ocupada», y vuelve a poner la atención en la sensación de que te toquen. También te puede ayudar a centrarte respirar hondo varias veces; esto te despejará la mente, te relajará los músculos y aumentará el placer.

*Experimenta con aceites de masaje y lociones que ya tengas y enciende velas perfumadas para añadir un poco de aromaterapia a esos momentos íntimos. Hay aceites esenciales como ylang-ylang, el de rosas y el de jazmín que tienen propiedades afrodisíacas, para animar un baño caliente y crear un excitante remojón de burbujas en preparación para el juego.

*Siéntate con tu pareja fuera del dormitorio y elaborad por separado una lista de todas las posibles actividades o aventuras sexuales que se os ocurran. Todo está permitido. Luego combinad las listas o intercambiáoslas, y cada cual marca sí, no o tal vez al lado de cada propuesta de la lista. Puedes también buscar en Internet una lista ya preparada para que te dé nuevas ideas. O hacer lo que yo hice, y dejar que una profesora cualificada de educación sexual te dé algunas indicaciones.

*Pacta una tregua temporal con tu cuerpo. Aunque no estés del todo preparada para abrazar amorosamente cada curva, contoneo y contorsión de ese cuerpo tan estupendo que tienes, comprométete a sonreír más durante el sexo y actúa como alguien que siente que es fabulosa. Todas hemos fingido un orgasmo alguna que otra vez para inflarle el ego; ha llegado la hora de que te hagas el mismo favor. Céntrate en la diversión. Siente el amor, y cuando todo lo demás falle... finge hasta conseguirlo. No hace falta que adores cada centímetro de tu cuerpo para que te dé placer.

sequía. Igual el cansancio me hacía estar menos por la labor. O igual era por tener a mi niña de seis meses pegada o al pecho o a la cadera el día entero. Lo que sabía era que quería con locura a mi marido, pero no me apetecía hacer el amor con él y me preocupaba. Así que allí estábamos unificando respuestas a una lista de «indecencias» que estábamos dispuestos a probar. El propósito era añadir un poco de «picante» antes del momento de quitarnos la ropa –en realidad era hablar, respetarnos mutuamente y, quién sabe, tal vez sorprendernos mutuamente–. ¿Dulce de leche en el dormitorio también? *Vale. Pon un sí.* Aprendí mucho aquella noche. Primero, que no es realista esperar que el sexo en la vida real sea como el de las películas. No hace falta que te sientas ni parezcas una diosa para disfrutar de buen sexo. Segundo, el sexo puede ser decididamente *antisexi*. A veces la gente se tira pedos y pedos vaginales y se destroza la espalda. El sexo es divertido, chocante, silencioso, escandaloso, aburrido y estimulante. Cuando tienes niños pequeños, puede ser bastante estresante –«¿Cómo lo hacemos para escaparnos? ¿Y si las niñas nos oyen? ¡Ni siquiera sé si tengo energía suficiente!»–. ¿Cómo se supone que vas a estar de humor para el sexo cuando tienes que planear cada segundo de tu libertad? E incluso si la cosa empieza, es muy probable que no termine porque alguien (no tu pareja) requiera tu atención. Como dice mi marido: «No hay nada que mate una erección como oír a tu hija llamar a la puerta preguntando: "¿Qué hacéis ahí dentro?"». Aprendí también que el sexo no es «la relación». Las buenas relaciones pueden soportar una sequía (¡gracias a Dios!). En mi caso, lo importante es que me di cuenta de que el sexo no

es una más de la larga lista de obligaciones. El sexo es conectar de la manera más íntima y sentirte maravillosamente bien. Mi consejo a cualquiera que esté viviendo un bache sexual es muy simple: habla con tu pareja. Sed sinceros y comprensivos. Y haced acto de presencia. Para todo lo demás, hay infinidad de juguetitos, juegos y lubricantes. Y *Dora la exploradora* es una niñera absolutamente aceptable para una buena sesión se sexo.

Menú de una cena para amantes

Cambia el látigo por unas varillas, échate encima *solo* un delantal sexi con volantes y ¡que empiece la seducción! Una sesión erótica de cocina con tu amante combina las dos cosas más placenteras que hay en la vida: la comida y el amor.

Prueba este «sexilicioso» menú repleto de ingredientes afrodisíacos para que la sangre empiece a fluir con brío y el corazón lata desbocado.

ENTRANTE PARA LOS JUEGOS PRELIMINARES

ARÁNDANOS CON CHOCOLATE NEGRO. La piel de los arándanos contiene resveratrol, un poderoso antioxidante que aumenta la corriente sanguínea, y el chocolate negro contiene triptófano, que se convierte en serotonina, neurotransmisor que induce la relajación y activa el deseo sexual.

OSTRAS CRUDAS. Las ostras –y otros mariscos ricos en zinc, como las gambas– pueden potenciar el deseo sexual e intensificar la producción de esperma. Se han descubierto en las ostras crudas dos aminoácidos que son particularmente eficaces para aumentar la libido de cualquiera que se atreva a comérselas.

PLATO DE ESTIMULACIÓN

RÚCULA CON SANDÍA Y QUESO DE CABRA. La rúcula está repleta de magnesio y la sandía contiene citrulina. Ambos componentes relajan los vasos sanguíneos –¡tienen el efecto de la Viagra!–. El aroma y el sabor del queso de cabra le hace al cerebro segregar feniletilaminas, las hormonas del amor. Es como tener sexo antes del sexo.

EL PLATO DE LA O MAYÚSCULA

FILET MIGNON. La carne roja cocinada en su punto tiene algo que excita a muchos carnívoros. La carne magra, rica en proteína, eleva los niveles de dopamina y norepinefrina en hombres y mujeres, aumentando con ello el deseo de recompensas más placenteras, ¡como el sexo! Añádele un toque a la cena incorporando un glaseado elaborado con vinagre balsámico, vino tinto y una pizca de sal y pimienta.

PATATAS ASADAS CON GUINDILLA. Las patatas son ricas en potasio, que regula la corriente sanguínea. La guindilla calienta el metabolismo y dilata los vasos sanguíneos, acelerando el ritmo cardíaco y provocando la secreción de endorfinas, igual que si hicieras ejercicio, y una sensación similar, flotante y energética, que te llevará al dormitorio.

Momentos sexi en solitario

¿Quién ha dicho que necesites un amante para sentir el amor? Nada indica tanto que disfrutes tratándote bien como un ratito a solas en el dormitorio. Darte placer puede ser una forma muy saludable de explorar tu cuerpo; puedes desde demorarte acariciándote delicadamente la piel con aceites botánicos hasta jugar con tus partes íntimas. ¡Y es un gusto! Incluso de muy niñas, nos descubrimos la vagina y empezamos a frotar alrededor, y nos damos cuenta de que es una sensación placentera, aunque no sea de naturaleza sexual. Sin embargo, muchas mujeres piensan que es algo sucio o innecesario. Discrepo. El contacto íntimo contigo misma es una forma de profunda conexión y descubrimiento, que son elementos esenciales de amar tu cuerpo.

Si el tema de la masturbación te incomoda, más razón todavía para que empieces. **Eres una mujer adulta, y tu cuerpo es capaz de proporcionarte un placer increíble.** ¡Ya es hora de ver realmente qué es capaz de hacer! Realiza un experimento: *siete días de amor a ti*. Reserva entre cinco y quince minutos al día, siete días seguidos, para explorar lo que es sentir placer contigo misma. No vale echarse atrás ni poner excusas. Si te resulta difícil empezar, igual una copa de vino te ayudará a relajarte el primer y el segundo día. Pero lo ideal es que emplees este tiempo en estar plenamente presente y conectar con tu propia energía sexual. Puedes hacerlo en el dormitorio, en la ducha o en cualquier otro lugar donde te sientas cómoda. Considera la posibilidad de comprarte un «juguetito» o de darle un nuevo uso –con cuidado– a ese masajeador de cuello que te regaló tu prima estas Navidades –y esto puedes hacerlo totalmente vestida–. Para sacarle más jugo a la experiencia, al terminar la semana pídele a tu pareja que mire. Pero sin tocarte, hasta que el «tiempo para mí» se haya completado totalmente. (¡Es broma! Si esto te sirve para vivir el sexo que realmente quieres, ¡mejor que mejor!). Para que lo

sepas, he probado todas las actividades y ejercicios para ascender en espiral que recomiendo en este libro. Esta actividad literalmente de «amor a mí misma» fue con mucho la más difícil y la más gratificante de todas. Resultó que, como ocurre con cualquier hábito, necesité tener la mente abierta y ser constante. Los primeros días me exigió *auténtica* dedicación. No tenía ninguna expectativa que no fuera completar la tarea en nombre de la «investigación». Pero al terminar la semana, tenía un sentimiento de gratitud hacia mi cuerpo completamente nuevo, ¡y mi habilidad me había ayudado además a reducir el estrés!

Cómo comunicarte de verdad con la gente a la que quieres

Estás muy influenciada por tu entorno y las personas con las que más tiempo pasas. Por eso las partes primera y segunda de este libro estaban dedicadas a ayudarte a descubrir qué interviene en las decisiones que tomas, para que puedas tomar las que tengan más sentido para ti. En tus relaciones, como en toda relación, hay altibajos. Las cosas no siempre son como queremos o necesitamos que sean. ¿Has pensado en que tu interacción con otras personas tiene el potencial de provocar a la crítica interior y hacerla sonar en tu cabeza hasta el infinito? «Has sintonizado *Radio Das Asco*. ¡Ni se te ocurra tocar el dial! Vamos a hacerte sentir como una estúpida la noche entera»

(ejemplo de espiral descendente de emoción y autosabotaje).

Para bien o para mal, la conexión que tienes con otras personas te importa. Te importa lo que piensen. Te importa lo fuerte que sea vuestra relación. Pero cuando decides amar tu cuerpo, también te importas tú. A medida que avances en el trabajo para crearte una vida mejor, aquellos que te conocen bien verán un lado de ti diferente. **Las personas con las que tienes una relación pueden ser tus animadoras más incondicionales o tus más poderosas saboteadoras.** Vale la pena que dediques un poco de tiempo a considerar cómo influyen estas personas en tus decisiones y tus actos, aunque no sea más que para estar al tanto de potenciales aliados o dificultades que puedas encontrar en el viaje.

Es de esperar que aquellos a quienes más quieres sean tus mayores hinchas, y habrá incluso quien ceda a la tentación de cambiar a la vez que tú. Pero quizá tengas que tener paciencia con la gente mientras se acostumbra a tu nueva forma de ser. Habrá personas que quieran apoyarte pero tal vez no sepan cómo hacerlo. Habrá también a quien le molesten los cambios que ve en ti. Algunas clientas incluso me han llegado a decir que tenían miedo de convertirse en «una extraña» para sí mismas, cuando empezaron a mejorar sus hábitos en torno a la comida. Otras han dejado de avanzar hacia sus objetivos porque no quieren herir los sentimientos de nadie y tienen miedo a cómo podría responder alguien próximo a ellas. Igual sería conveniente (o necesario) imaginar cómo podrían afectar a las distintas personas los cambios que estás llevando a cabo. Eres tú la que decide a quién quieres embarcar en tu viaje. Ahora bien, ten en cuenta que es muy importante lo que digas y cómo lo digas.

Cómo pedir ayuda

¿Necesitas ayuda, ya sean unas palabras de aliento, alguien con quien hacer ejercicio o alguien que te ayude a responsabilizarte de tomar las medidas necesarias para conseguir tus objetivos? La forma de hacerlo es hablarle abiertamente de tus objetivos a alguien cercano, pedirle ayuda y decirle explícitamente qué hacer: **«¿Querrías por favor verificar conmigo que estoy cumpliendo lo que me he propuesto? Pregúntame qué tal me va y si puedes ayudarme en algo. No necesito que hagas de policía ni nada por el estilo. Solo, saber que puedo contar contigo».** Por favor, no le pidas a nadie que te fiscalice. No es justo cargar con la ingrata labor de controlar lo que eliges y lo que haces a una persona a la que quieres. Y es inaceptable que nadie intente hacerlo sin que se lo hayas pedido. Hay ayudas que son dañinas, y es fundamental que consigas la clase de ayuda que necesitas. Para ello, es imprescindible la comunicación abierta y sincera; y quizá tengas que ingeniar alguna estrategia para hacer frente a los consejos que ni has solicitado ni quieres ni te ayudan. A veces, expresar gratitud simplemente y luego ignorar lo que alguien dice puede ser la mejor solución. ¡Que le des a alguien las gracias por aconsejarte no significa que tengas que hacer lo que te recomienda! Para algunos de mis clientes es un auténtico problema hacer caso omiso de un comentario hiriente. Además de cantarles a pleno pulmón: «¿Qué más da? Libre soy, libre soy...», les digo que se visualicen sosteniendo la conversación en la mano y luego soplándole con fuerza como si soplaran velas de cumpleaños. Esta es la realidad de las relaciones: puedes hacer cuanto esté en tu mano y, aun así, a veces no es suficiente. Podrías tener el plan más claro y organizado para poner los límites que necesitas, y la persona que tienes enfrente quedarse atónita, no entender absolutamente nada. En algún momento verás que es contraproducente esperar que los demás respeten siempre tu espacio y hagan exactamente lo que tú quieres. Si alguien va a seguir estando en tu vida, tendrás que aceptar que tú eres quien eres y esa persona es quien es. Es posible tener una concepción de las cosas diferente de la del otro y aun así quererse. Tal vez habrá siempre una parte de la relación que te decepcionará. Es así. No puede ser que estés dispuesta a renunciar a todos tus valores y objetivos para simular que la realidad de la relación es la que te gustaría que fuera. Incluso si lo hicieras, seguiría habiendo conflictos y malentendidos. A veces nuestros padres, nuestros mejores amigos y nuestros hermanos no pueden ser lo que queremos o necesitamos, pero tenemos que seguir adelante. Lo mejor que puedes hacer es ser fiel a tu compromiso de amar tu cuerpo, con afecto poner los límites que necesites, y hacérselo saber con delicadeza a quien no los esté respetando.

Poner límites a los diálogos puede ser tan simple como: dar una respuesta sincera, pasar a algo de lo que realmente quieres hablar y concluir la conversación. Se acabó. Punto final.

Los comentarios sobre el cuerpo

Está profundamente arraigado en nuestra cultura que la apariencia sea el distintivo de «lo que valemos». Si alguien de confianza te dice: «Tienes que adelgazar, me preocupa tu salud», puede ser muy hiriente. Recuerda que la mayoría de la gente asocia equivocadamente peso con salud. Ahora tienes la oportunidad de corregir a quien sea preciso. Si es una persona a la que quieres, puedes decirle «gracias» y algo del estilo de **«Me enorgullece lo que estoy haciendo para cuidarme. Estoy centrándome en crearme buenos hábitos, que es la mejor forma de colaborar con la genética para tener buena salud».** Si lo deseas, puedes ponerle algún ejemplo de los cambios que has hecho. O decir: «No puedes saber lo sana que está una persona con solo mirarla, así que por favor deja de hacer comentarios sobre mi cuerpo». Si quieres dedicar más energía a informar a esa persona, puedes decirle que los prejuicios sobre el peso no contribuyen a motivar los cambios de comportamiento, y remítela a los principios de HAES, sobre los que hablaré en el siguiente capítulo.

Los comentarios bienintencionados sobre la pérdida de peso y el físico

Igual lo hacen con buena intención. Te notan diferente. Tal vez te ven más contenta, más segura o con más energía, pero lo que normalmente dicen es: «Tienes un aspecto fenomenal. ¿Has adelgazado?». Algunas personas que han decidido expresarle amor a su cuerpo adelgazan, o les cambia la forma corporal, aunque no sean sus principales objetivos, y la gente les hace comentarios sobre esos cambios. Al abrazar los principios de amor al cuerpo, no están seguras de cómo responder a los elogios relacionados con el peso. Sobre los cambios de aspecto físico, puedo decirte que el cuerpo tarda hasta un año en estabilizarse, casi lo mismo que pueden tardar en consolidarse los nuevos hábitos de salud. Si estás encantada con los cambios estéticos, recuérdate con gentileza cuáles son tus valores, cómo ha ido mejorando tu vida y que valorar tu aspecto exterior es solo una parte de la transformación (y, quiero pensar, ¡del inmenso progreso en la aceptación de quien eres!). Cuando alguien intenta sinceramente hacerte un cumplido, lo adecuado siempre es decir «gracias» primero. Pero te brinda además una magnífica oportunidad para enseñarle algo. Hazle saber a esa persona lo que sientes: «En realidad, no es mi objetivo adelgazar, y nunca me he sentido mejor».

La balanza de la (in)justicia

No me gusta que la báscula participe en la práctica del amor al cuerpo a menos que haya una razón médica prioritaria relacionada con la salud física. Creo que el *summum* de confianza en el cuerpo es darse cuenta de los cambios sin necesidad de números. Cuando los números de la báscula son el factor motivador, el valor es adelgazar, y para mí eso es una dieta. **Pon la confianza en el proceso y la báscula en el armario.**

«¿CUÁL ES EL SECRETO?» Y ESA CLASE DE PREGUNTAS

Saca el sentido del humor y di: «Ah, se llama tratarte bien. De verdad, no es una dieta». Luego pon algunos ejemplos de lo que haces.

CÓMO HABLAR CON ALGUIEN QUE ESTÁ SIEMPRE A LA ÚLTIMA EN DIETAS

«No tengo interés en _____. A mí esas cosas sencillamente no me sientan bien. Estoy trabajando para tener una vida saludable sin normas».

LOS «EMPUJADORES» DE COMIDA

Quieres comer guiándote por la intuición, pero una voz interior te incita: «Come para que estén contentos», o igual ellos mismos te dicen: «Vas a herir mis sentimientos si no te lo comes». La solución es más sencilla de lo que crees. Recuerda que la comida *es* amor, y una de las formas que tiene la gente de mostrar amabilidad es ofreciéndote comida. Por no hablar de que tal vez la tú a la que están acostumbrados no sabe decir no. Pero ahora deseas estar en sintonía con tu cuerpo y estás esforzándote mucho por ponerle límite a la comida basándote en tus necesidades. **Es importante para ti, pero tampoco quieres que la abuela se eche a llorar.** Agradéceselo: «¡Gracias! Tiene un aspecto estupendo. Huele de maravilla». O incluso: «¿Cómo lo preparas?», «¿Es una vieja receta de familia?», etcétera. Demuestra que el ofrecimiento despierta tu interés. «¿Sabes lo que pasa? Que ahora mismo no tengo hambre, pero me encantaría probarlo más tarde. ¿Querrás guardarme un poco?». La mayoría de la gente contestará «claro», o quizá las primeras veces te hagan algún comentario sarcástico, pero acabarán por darse cuenta de que a veces le dices no a la comida y no es un desprecio que les hagas a ellos. (Asegúrate de que tu voz complaciente lo entiende igual de bien).

Las relaciones tormentosas

Comunicarse de verdad a veces supone mantener conversaciones difíciles y elegir el perdón como forma de sanar tus propias cuestiones no resueltas. Por mucho que te esfuerces, inevitablemente surgirán complicaciones en las relaciones que más valoras. Para ser en la relación la persona que quieres ser, tendrá que haber un toma y daca, y deberás admitir que lo natural es que todas las relaciones tengan altibajos. Y lo mismo que aprendemos a aceptar que surgirán dificultades en el proceso de desarrollo interior, debemos aprender a aceptar que surgirán en la interacción con los demás. Si admitimos que habrá discusiones y malentendidos en la vida, nos resulta más fácil ser pacientes cuando efectivamente ocurren, lo cual hace que nos cuesten mucho menos el perdón y la reconciliación.

¿Y si una relación que se ha acabado te está impidiendo avanzar hacia tus objetivos de amor a tu cuerpo? Esa es una señal de que hay algo que debes resolver, y tal vez necesites ayuda profesional. **Como seres humanos que somos, hacemos daño a otros y otros nos hacen daño. El perdón es posible cuando estás preparada.** Te sentirás más liviana cuando te liberes de ese peso que te oprime el corazón y puedas seguir con tu vida.

¿Hay alguien a quien necesites perdonar, para poder seguir adelante y experimentar plena alegría? Es posible que el transgresor ni siquiera se disculpe, pero no necesitas que lo haga para perdonarlo. Te haces a ti misma un flaco favor aferrándote a la ofensa y el rencor. Hay dolores con los que a menudo cargamos durante años, pensando que afectan poco a nuestro día a día, pero el dolor interiorizado tiene consecuencias emocionales y físicas permanentes. Perdonar significa liberarnos del peso emocional de guardar rencor. Y con el perdón nos llegan la libertad y la alegría para ser por fin la persona que podemos y debemos ser. El perdón es un regalo que te haces a ti, no a quien haya podido hacerte daño.

Mi cliente Erica, una mujer de cuarenta y seis años madre de dos adolescentes, llevaba décadas viviendo con un sentimiento de culpa y baja autoestima antes de venir a la consulta. Al principio era muy reacia a abandonar las restricciones con la comida. Aunque era entrenadora de educación física, seguía estando en guerra con su cuerpo; someterse a dietas bajas en hidratos de carbono solía desembocar en atracones secretos de macarrones con queso. La voz interior en esos casos era implacable: «No vales para nada, eres una mujer descontrolada y fea». Cuando empezamos a desentrañar la raíz de esas creencias y a hablar de por qué se había puesto a dieta en la pubertad, Erica identificó al instante el dolor que le causaba la relación con su madre. Le pedí que le escribiera una carta y la trajera a la siguiente sesión. Este es un extracto:

Querida mamá:
En algún punto del viaje para adelgazar, te perdiste. Perdiste de vista la

importancia de NO ponerte a dieta y de aceptarte como eres. Me enseñaste que delgada = la mejor. En algún momento tu forma cruel de hablarte se me coló a mí también en la cabeza, y esos pensamientos negativos me decían una y otra vez que para ser feliz tenía que estar delgada. Te quiero, mamá, pero estoy enfadada contigo por esto. Me enfada que al parecer juzgues a la gente por su talla. Me avergüenza comerme una comida entera delante de ti porque tú enseguida has apartado el plato diciendo: «¡¡UFF, DEMA-SIADA COMIDA!!». Estoy intentando dejar todo eso atrás, mamá, y lo voy a hacer. Pero por el amor de Dios, ¡¡¡soy una mujer adulta y me paso el día batallando con estos sentimientos negativos, estúpidos e injustificados, sobre la persona que soy!!! Y sí, te culpo un poco por ello. Es labor tuya infundirles a tus hijos la certeza de que siempre estarás orgullosa de ellos por ser como son, y hacerles saber que nunca deben mirarse al espejo y ver solo una imagen negativa. Yo estoy decidida a infundirles a mis hijos un sentimiento de dignidad y positividad independiente por completo del físico que tengan. Detesto decir esto, mamá, pero no quiero hacerles lo que tú me hiciste a mí.

Erica ha vivido aferrada a una tremenda rabia contra su madre y vergüenza de sí misma. Se sentía incapaz de ser un buen ejemplo para sus hijos y una buena entrenadora personal para sus clientes. La relación tormentosa que tenía con su madre y que no había resuelto le impedía además dejar las dietas de una vez por todas. Necesitaba permitirse dejar atrás el pasado y perdonar a su madre, aunque fuera en un trozo de papel que esta nunca leería.

El perdón tiene un inmenso poder, pero puede que no siempre sea posible y que la mejor decisión sea poner fin a la relación. Si estás esperando a *poder* perdonar a alguien para seguir adelante, considera las consecuencias de lo que te estás perdiendo por seguir esperando una disculpa o deseando con todas tus fuerzas que el problema se desvanezca. Utiliza la pregunta universal de amor al cuerpo, pero en lugar de preguntarte si este comportamiento te ayuda a crearte una vida mejor, pregunta por la *relación*. ¿Está contribuyendo esa relación a que tengas una vida más rica, más plena y con más sentido? ¿Te ayuda a tener la vida que quieres? ¿Te ayuda a ser la persona que quieres ser? Si la respuesta es no, averigua qué es lo que necesita cambiar. ¿Qué clase de límites podrías establecer con esa persona? Tal vez esté haciendo todo lo que puede, pero aun así no te da lo que necesitas. ¿Cómo puedes seguir con tu vida, a pesar del desengaño y las transgresiones?

Madurar forma parte de la vida. El amor a tu cuerpo te ofrece multitud de maneras para que esa persona y tú maduréis juntas. La lección más importante es que no puedes separar el plan para cuidar de ti del plan para atender a tu familia y tus amigos. Estar con las personas a las que quieres, en los momentos buenos y en los malos, forma parte de tratarte bien a ti misma. A medida que vayas haciendo cambios positivos, serás capaz de ofrecer más..., y para eso estamos en las relaciones: para dar.

....

REFLEXIÓN DE AMOR AL CUERPO: ¿qué te gustaría hacer para fortalecer tus relaciones? ¿Qué cambios podrías tener que adoptar en tu forma de relacionarte para poder progresar en amar tu cuerpo? ¿Hay alguien a quien tengas que perdonar para poder seguir adelante?

....

«Mi humanidad está ligada a la tuya, porque solo juntos podemos ser humanos».

-Desmond Tutu

Capítulo 12

Forma tu tribu de amor al cuerpo

....

Tu gente te inspirará

Filosofía

El compromiso de participar en experiencias enriquecedoras con personas de ideas afines hace que practicar el amor al cuerpo nos cambie de verdad la vida. Y transformar nuestra vida tiene un impacto en el mundo que nos rodea. Hacer voluntariado, ayudar a otros a atravesar momentos difíciles y repartir amabilidad le dan un sentido a nuestra vida ante el que los números de la báscula son insignificantes. Cuando tienes el sentimiento de «pertenecer» a algo, de sentirte incluida y aceptada, asciendes en espiral automáticamente, y te es más fácil mantener el compromiso de hacer realidad tus objetivos de amor a tu cuerpo. Así que este capítulo está dedicado a ayudarte a identificar y cultivar conexiones que te ayudarán a estar plenamente viva. Si tienes la sensación de que no «encajas» en ninguna parte, igual es simplemente porque todavía no has encontrado tu tribu. Busca personas y sitios que te permitan ser tú, y cuando los encuentres, cuida esa conexión. Ser más consciente de cuál es nuestro sitio en el mundo nos ayuda además a poner en perspectiva las dificultades de cada día y nos hace más resilientes.

PILARES DEL AMOR AL CUERPO
Pertenecer crea una vida plena

AMA: exprésate amor a ti misma y al mundo con experiencias que te den la sensación de vivir con un propósito y con sentido.

CONECTA: sentirte conectada con el mundo satisface tu necesidad de pertenencia y crea espirales de energía ascendentes.

MÍMATE: por naturaleza te motiva cuidar a los demás, lo cual te ayuda a cuidarte tú.

¿Cómo de útil es tu tribu?

Forma parte de la experiencia humana la necesidad de encontrar nuestro sitio en este mundo y de sentir que participamos en hacer de él un lugar mejor. Este sentimiento de propósito es de lo más motivador y nos hace estar abiertos a nuevas experiencias y oportunidades de madurar. Nos reconforta tener una perspectiva optimista y sentir que la vida vale la pena, lo cual nos da la energía para seguir cumpliendo con nuestras obligaciones un tanto insulsas del día a día. Luego, cuando tenemos «experiencias pico» –momentos en que sentimos intensa alegría, asombro, admiración y éxtasis–, nos sentimos inspirados, fortalecidos, renovados y transformados. Esta espiral ascendente te hace entrar en un estado que igual nunca habías imaginado siquiera que pudieras experimentar. Es él quien te ha elegido a ti, no a la inversa. ¿Cuándo te sientes más conectada con el mundo, y te llena un sentimiento de propósito, de que

tu vida tiene sentido, una sensación de vitalidad? ¿Qué momentos te hacen sentir que estás sacándole el máximo provecho a la vida? No es necesariamente un sitio perfecto, pero ¿dónde te sientes más a gusto?

Para que te sea más fácil practicar el amor a tu cuerpo y crearte una vida mejor, necesitas consolidar tu tribu, desprenderte de las conexiones que te distraen de lo que quieres y recuperar así el tiempo y la energía necesarios para crear el tipo de experiencias que quieres tener. Puedes elaborar planes para fortalecer tus conexiones y tu práctica de amor a tu cuerpo al mismo tiempo, hacerlas crecer juntas.

Todos pertenecemos a algún sitio, pero no necesariamente a todos. A medida que evolucionamos, evolucionan también nuestras necesidades e intereses personales. Cuando empiezas a hacer cambios basados en los valores y objetivos en los

Asciende en espiral

Piensa en algún momento en que estar con un grupo de gente te dejó una sensación de energía y te hizo sentirte inspirada o motivada. Quizá fuera un retiro, un taller o un acto memorable que te dejó huella. ¿Con qué frecuencia tienes la oportunidad de conectar con personas que te ayudan a crearte una vida mejor? ¿Sientes que pertenecer a una «tribu» te ayuda a practicar el amor a tu cuerpo? ¿Cómo?

que crees, es muy importante de qué gente te rodeas. Si, por ejemplo, pasas mucho tiempo con amigas para las que adelgazar es la única medida del éxito, igual te resulta difícil abrazar completamente el amor a tu cuerpo. Este capítulo va a ayudarte a descubrir qué influencia tienen en ti las comunidades de las que formas parte y a tomar decisiones sobre cómo te gustaría que fuera tu tribu en el futuro. Esto no significa echar de tu vida de una patada a todo aquel que no comulgue con tus objetivos, pero tú decides cuánto y cómo interactuar con personas que no están en tu *post-it* pero siguen estando en tu vida.

Los seres humanos somos criaturas de comodidad, conveniencia y costumbres, y esto significa que no siempre dedicamos el tiempo necesario a reflexionar sobre con quién pasamos el tiempo. Nos acostumbramos hasta tal punto a interactuar de cierta manera que no nos paramos a preguntarnos si la influencia de alguien es positiva o negativa. A veces, incluso situaciones que parecen favorables pueden ser engañosas, como, por ejemplo, un amigo que te quiere pero que se pasa el día entero quejándose de todo el mundo. O un trabajo que te ofrece beneficios irresistibles, como poder disponer de una nevera muy bien surtida y un médico de empresa, pero que espera también poder contar contigo las veinticuatro horas del día todos los días de la semana. Cuando la opción no es la adecuada, pones en peligro la oportunidad de desarrollarte como persona, así que vale la pena preguntarte dónde, cómo y con quién pasas el tiempo.

¿Sabías que, desde un punto de vista estadístico, aproximadamente a una de cada cuatro personas no les vas a caer bien hagas lo que hagas? Una de mis clientes más complacientes me contó que aprender a aceptar este hecho le cambió la vida: «¡Qué alivio dejar de preocuparme por esa gente!», me dijo. **A los saboteadores que había en su vida empezó a ponerles el apelativo NEMG («No es mi gente») y lo usaba para saber rápidamente cuándo no estaba en presencia de su tribu.** Gracias a este cambio de perspectiva, era capaz de aceptar sus diferencias y ya no se sentía fuera de lugar. Esto le dejó energía mental que poder dedicar a aquella gente que contribuía a hacerla sentirse bien.

Mi amiga Pam estuvo yendo a un club literario que cada día la hacía contar los minutos que faltaban para salir por la puerta. Los miembros del grupo eran agradables y acogedores, pero dedicaban más tiempo a quejarse de sus trabajos que a hablar de literatura. Al cabo de unas cuantas reuniones, se dio cuenta de que aunque era apetecible salir una noche al mes y relacionarse un poco, había muchas personas en su vida a las que no veía muy a menudo. Así que se despidió del club, pero dejó la fecha marcada en el calendario y empezó a llenar ese espacio con alguien distinto cada mes. Durante el tiempo que hubiera pasado en el club literario, se dedicó a renovar antiguas amistades y conexiones con otras personas y actividades interesantes. Se puso también el objetivo profesional de hablar, por teléfono o cara a cara, al menos una vez a la semana, y aunque solo fuera quince minutos, con alguien que le sirviera de inspiración. Fue una manera de mantener la mente y el corazón abiertos a una diversidad de influencias y energía positiva. Infinitamente mejor que bostezar en el club de lectura.

Asciende en espiral
ELIMINA LAS MALAS HIERBAS DE TU JARDÍN PARA HACER QUE FLOREZCA

Si alguna vez has plantado flores o has sembrado hortalizas, sabes que es necesario quitar las malas hierbas para que las plantas desarrollen todo su potencial. Contempla tu círculo social y de amistades como si fuera un jardín comunitario. ¿Hay malas hierbas? Confía en tu intuición y haz un repaso de dónde inviertes tu tiempo y tu energía. Elige invertirlo en interacciones sanas y no en las que te quitan la energía, para darle a tu espíritu sitio para prosperar. Como has hecho con las conexiones más próximas, formúlate la pregunta universal de amor al cuerpo: «¿Me está ayudando el tiempo que invierto aquí a crearme una vida mejor?». Igual encuentras razones para seguir participando, pero estate segura de que lo que sea vale la pena, y que no te quedas solo porque te cuesta irte. Si intentas estar en todas partes, no estás en ninguna. Si le dices sí a este grupo, ¿a qué le vas a decir no? ¿Te hace cambiar de respuesta lo que acabas de descubrir? Escribe en tu diario sobre una mala hierba al menos y los beneficios de decirle adiós. Date cuenta de que no te está sirviendo para crearte una vida mejor. Igual te tomas un descanso durante unos meses y te lo replanteas. ¡O date permiso para largarte de inmediato!

Un hogar en el que no haya dietas

Desintoxicar de las dietas a la gente, ese es el sitio al que yo pertenezco. Y no solo por mis propias experiencias del pasado, en el que me hice mucho daño injustamente. Me da pena la chica que fui, que intentaba bajar a cuarenta y cinco kilos torturándose a dietas, convenciéndose de que podía tolerar los ataques de hambre y de que no comer era señal de fortaleza. **Les hice daño injustamente a mis clientes haciéndolos participar en el juego de las dietas, la culpa y la vergüenza y contribuyendo a perpetuar la cultura opresiva que me había hecho ser así.** Tuve que disculparme, perdonarme y pedir perdón a la gente a la que había hecho daño. Luego, algo cambió en una de mis relaciones más importantes y me abrió camino a una gran sanación y modificó mi vida para siempre.

Cuando cambié de profesión y pasé de trabajar para una organización sin ánimo de lucro a hacerme dietista registrada, fue porque de verdad quería ayudar a la gente. Basándome en mi historial de dietas y ejercicio, pensaba sinceramente que la forma de hacerlo era dándoles a mis clientes un plan de alimentación, que tuviera en cuenta las calorías, y una tabla de ejercicios. Mucho antes de que se le hubiera pasado a nadie por la cabeza crear monitores de actividad como Fitbit y Jawbone, yo les ataba al brazo a mis clientes instrumentos de monitorización de la marca BodyMedia como si se tratara de un collar para perros con localizador GPS. Los clientes me confiaban la tarea de estar al tanto de cada bocado que tomaban, cada paso que daban (o no daban) e incluso los minutos que dormían. Yo pensaba que aquel grado de supervisión era la motivación que necesitan para cambiar de hábitos. Había recibido ya algunas señales de aviso de que mi método no funcionaba, pero en octubre del 2013 recibí una señal de alarma que nunca olvidaré.

Solo dos días antes de correr mi segunda maratón, contesté al teléfono y oí: «Hola, ¿hablo con Rebecca Scritchfield? Soy Katy. Llamo del hospital St. Rose, de Henderson. Llamo por su madre». En ese instante, el mundo entero me dio un vuelco mientras oía que mi madre había sufrido un ataque al corazón mientras circulaba por la autopista. Afortunadamente había sobrevivido al accidente y no había causado daños a ningún otro conductor, pero necesitaba una intervención de urgencia para practicarle un cuádruple baipás. Impaciente por abrazarla, tomé inmediatamente un vuelo a Las Vegas para cuidarla. Cuando llegué, me enteré de que tenía una enfermedad cardíaca y diabetes. Iba a necesitar medicación, rehabilitación cardíaca y un cambio de forma de vida drástico. Mientras la ayudaba a comenzar lo que sería un largo proceso de recuperación, tuve mucho tiempo para reflexionar. ¿Cómo habíamos llegado a eso?

Si de algo estaba segura era de que los hábitos alimentarios de mi madre eran un desastre. Admitía abiertamente que era una comedora compulsiva, como si fuera algo sobre lo que no tenía ningún control.

A veces actuaba incuso como si fuera algo bueno. No la culpo lo más mínimo por pensar así. No es que yo en aquel tiempo me alarmara precisamente, pensando que «comerse» las emociones podía perjudicar a la salud. Mi madre era así y punto. Pero sus hábitos de alimentación eran además restrictivos. Siendo niña, llegué a saber con certeza cuándo una nueva dieta estaba a la vuelta de la esquina, perfectamente sincronizada con grandes acontecimientos de la vida. Mi madre adelgazó y volvió a engordar los mismos cincuenta kilos al menos dos veces en su vida, y tenía un peso siempre fluctuante que a menudo experimentaba incrementos de cinco en cinco kilos. Me acordé de aquella vez que había llegado a casa y nos había contado orgullosa que la habían nombrado «reina» del club regional de adelgazamiento por haber perdido el mayor número de kilos en un tiempo récord. El club se llamaba Adelgazar con Cabeza (sí, precisamente eso). Era la reina, sin duda; la reina de las dietas. Yo siempre sabía si estaba a dieta o no por el frigorífico. Cuando aparecía el imán del cerdo que decía «Un minuto en los labios y toda una vida en las caderas», es que había empezado otra vez a recortar calorías, llegando a veces a no comer prácticamente nada.

Después de la aterradora llamada que recibí aquel día, estaba convencida de que, a base de dietas, mi madre se había destrozado la salud –física y emocional–, y la culminación había sido un ataque al corazón y el diagnóstico de diabetes y una cardiopatía. Que quede claro que no culpo a las dietas de haberle causado un ataque al corazón. Nunca hay una única causa. Seguro que la genética, fumar y el estrés también contribuyeron. Pero las dietas fueron el demonio vestido de ángel salvador, que aprovechó para desbaratarle el metabolismo, aumentarle los antojos y desconectarla de su cuerpo. Las dietas eran la versión que tenía mi madre de cómo estar sana, solo que era una versión falsa. Cuando no estaba a dieta, no sabía qué hacer por su salud. Suma esto al hábito de comer compulsivamente que había aprendido y el resultado es un cóctel mortífero.

Mientras viví este «despertar», preparándole a mi madre comidas saludables para el corazón y que la ayudaran a mantener la diabetes a raya, declaré a las dietas mi nuevo enemigo. Me obsesioné con averiguar si lo que sospechaba era cierto. ¿Eran las dietas realmente lo que yo pensaba, una gran pérdida de tiempo? Estaba confusa y enfadada. **Casi prefería no tener razón en lo que pensaba, porque esa nueva perspectiva estaba en total contradicción con el trabajo que había realizado hasta entonces.** Estaba arrebatándoles a mis clientes el dinero que habían ganado con mucho esfuerzo llevada por una equivocación, y muy grande. Las dietas no ayudan a nadie a estar más sano ni a perder peso de un modo duradero. Sin embargo, yo participaba enérgicamente en un sistema que ofrecía la falsa esperanza de tener una vida mejor gracias a bajar de peso, no a la salud. En las semanas que siguieron al ataque al corazón, mi madre y yo nos desahogamos hablando y lloramos a moco tendido. Para cuando me despedí de ella y volví a casa, estaba plenamente decidida a cambiar. No quería seguir siendo la persona que se aprovechaba del perfeccionismo. Quería ser la clase de persona que ayuda a la gente a recuperar las riendas de su vida para aprender, madurar, quererse a sí misma, disfrutar con sus hábitos y valorar el proceso de cambio. Estaba asustada, perdida, y tenía muchas dudas sobre el futuro. ¿Cómo se le «enseña» a la gente a no estar a dieta? No tenía ni idea de qué iba a hacer. Solo sabía que se había terminado aquello de ponerle una pulsera a la gente y decirle: «¡Suerte! Aquí estaré controlando».

Tomarme tiempo para reflexionar sobre mis valores cambió completamente la trayectoria de mis decisiones personales y profesionales. Cuando decidí dejar de contar calorías y de hacer dietas, no sabía cómo desarrollar mi trabajo. Tuve que empezar de cero. ¿Qué iba a hacer si un cliente quería adelgazar? Tenía miedo de que nadie volviera a llamarme si no les prometía que conseguirían bajar de peso. La transformación no se obró de la noche a la mañana. Empecé por cambiar el texto de mi página web, leer libros, asistir a talleres, preguntar a mis colegas, experimentar conmigo primero y extraer ideas de lo que hablaba con amigos y clientes.

En *El libro del perdón*, Desmond Tutu dice que una forma de pedir perdón es realizando un cambio positivo en una comunidad a la que se haya causado dolor. Les das, y ellos te devuelven. El trabajo que hago ahora es una de las cosas que dan sentido a mi vida. Cada «gracias» que recibo significa algo..., como las de Mark, el marido de una clienta, que me escribió: «Gracias por devolverme a mi esposa». O la mujer que decía: «He tenido un día fantástico en la piscina. En traje de baño. ¡Sin taparme!». Y las fotos que publicó una madre de trillizos a punto de dar a luz, que no creía que pudiera engordar lo necesario y quererse a sí misma. Cada vez que conecto con alguien me veo reflejada. Tengo dieciséis años, soy vulnerable y busco la manera de sentirme segura de mí misma. Veo a mi madre, destrozada por la obsesión con las dietas que impera en nuestra cultura. Veo a mis hijas, tan inocentes y puras, como la oportunidad que tengo de hacer las cosas bien. Y te veo a ti también. No estás sola. He cometido errores en el pasado, y así es como aprendo y sigo avanzando. Sé que estoy exactamente en el sitio que me corresponde. Lo hago por mí, por mi familia y por cualquiera que quiera estar en él.

Construye el sitio al que perteneces

Cuanto más hagas tuyo el manifiesto de amor al cuerpo, más obvio te resultará lo retorcida que se ha vuelto nuestra cultura de apariencias y privaciones. Querrás que tu tribu, tu gente, tu ejército te respalde cuando llegue el 31 de diciembre y estés de *verdaaad* pensando en los propósitos de Año Nuevo.

Tienes que hacer una verificación intuitiva de las opiniones sobre las últimas tendencias para la salud y el bienestar, pues quieres leer información útil que provenga de fuentes de las que puedas fiarte.

Tu tribu de amor al cuerpo empieza por ti. Basándote en donde estás ahora mismo, ¿qué te ha resultado útil y qué

BUENAS VIBRACIONES CON BUENAS TRIBUS

¿Cómo saber que estas en presencia de un miembro de la tribu de amor al cuerpo? Guíate por estas pistas:

1.
Sientes que perteneces, no que tienes que hacer un esfuerzo por encajar.

2.
Te harán ver cuándo estás diciendo tonterías... y tú les devolverás el favor.

3.
Saben en lo que creen y comparten esas creencias abiertamente.

4. Los miembros de la tribu son de confianza.

5.
Los miembros de tu tribu te apoyan, te animan y te escuchan con agrado, y tú te sientes inspirada a hacer justo lo mismo.

6. En definitiva, te hacen sentir que quieres ser mejor persona.

7.
Te retan en el buen sentido: animándote a poner a prueba tus límites y a darte cuenta de la magnitud de tus aptitudes.

8.
No hace falta que conozcas personalmente a todos los miembros de tu tribu. Estas son pistas para saber que has detectado a un miembro de tu tribu cuya influencia te intertesa:

Lo citas con frecuencia.

Sientes como si fueras su "alumna", como si puderas aprender mucho de él.

Quieres saber qué está leyendo y quién lo inspira, expandir su red de influencia.

Lees sus artículos y entradas en las redes sociales, disfrutando, saboreando y compartiendo su mensaje con otros.

no? Si no llegaste a realizar la dieta de desintoxicación que te proponía en la introducción, esta es tu oportunidad. Piensa en los grupos que antes has considerado «malas hierbas» (página 276). Teniendo presente lo que quieres para tu nueva tribu, verás con más claridad todavía cuándo algo no encaja en ella. Puedes «poner orden» y decidir que si no te ayuda a hacerte la vida más agradable, lo lanzarás al cubo de la basura que lleva el rótulo «dietas». Hazlo ahora mismo, te sentirás muchísimo mejor.

Piensa en las personas a las que has anotado en tu *Post-it*. De esa lista, ¿quién te entiende de verdad? Quizá una de ellas te regalara un ejemplar de este libro o te hablara de él. ¡Esa es tu gente! Ya estáis en sintonía. ¿Quién más tiene tus mismos intereses, se ocupa de tu bienestar y es un buen filtro de nuevas tendencias? Ponte en contacto con ellas, haced planes juntas, invítalas a una fiesta de amor al cuerpo. Cocinad, caminad, haced yoga, relajaos y charlad sobre lo que estáis haciendo y cómo os va. No necesitas pagar y apuntarte a un grupo donde podáis subiros a la báscula unas delante de otras. ¡Solo os necesitáis a vosotras!

Además de los nuevos amigos y los de siempre, apoya a los *influencers* y expertos que compartan tu punto de vista. Yo tengo unas cuantas ideas para animarte a empezar. Mis heroínas culinarias son Ellie Krieger y Nigella Lawson. Te las recomiendo si buscas un recetario u otra ayuda que necesites en la cocina además de platos equilibrados. Ellie Krieger es dietista registrada, madre, reconocida chef y presentadora de un programa de televisión. Su influencia me llegó justo en el momento oportuno. Nunca olvidaré cuando en una entrevista la oí responder, como lo más natural, algo del estilo de: «El azúcar es solo un ingrediente más, y puede hacer que una comida saludable sepa mejor todavía». Ahora parece una bobada, pero para mí aquel momento fue como si se me encendiera una bombilla. ¡Me sentí tan libre! Los copos de avena estaban mucho más ricos con un toque de azúcar moreno. Nigella Lawson tiene mi sello de aprobación porque ha hablado bien alto en contra de la horripilante expresión *comer limpio*, diciendo que «da a entender que cualquier otra forma de comer es sucia o vergonzosa». Su filosofía de la alimentación se basa en el disfrute, no en el abuso: «Hay momentos en que necesitas un trozo de pastel». (¡Coincido, Nigella!). Mi tribu de ejercicio físico está compuesta por gente como Jessamyn Stanley, entusiasta del yoga y mujer gorda, con un cuerpo capaz de adoptar posturas de yoga que yo llevo soñando con poder hacer desde hace años, y Anna Guest-Jelley, fundadora y directora de Curvy Yoga, un portal de Internet que ofrece inspiración y formación a estudiantes y profesores de yoga. La Body Positive Fitness Alliance es una red de entrenadores dedicados a procurar una experiencia de ejercicio físico mejor, basada en una salud plena y la calidad de vida, y no en los entrenamientos extremos y potencialmente contraproducentes. Puedes buscar un entrenador en Internet o preguntar en las comunidades *online* que suelas participar. Ten presente que puedes valorar el papel de un *influencer* y, aun así, darte cuenta de si dice algo que no coincida con tus creencias, como por ejemplo un comentario sobre el peso o el aspecto físico que te parezca contradictorio o incluso te irrite. Nadie es perfecto.

Tendrás que hacer una valoración general: ¿crees que tener a esta persona en tu vida (o en el buzón de entrada) te ayuda a construir esa vida satisfactoria y sana que quieres?

Echa un vistazo a las organizaciones e iniciativas enfocadas en el bienestar. Los principios de Salud en cualquier talla (HAES, por sus siglas en inglés) fueron creados por un grupo de expertos y simpatizantes en la Asociación por la Diversidad de Tallas y la Salud, que se ocupa de combatir el estigma del sobrepeso. Los principios de HAES conforman una definición holística de la salud que incluye la diversidad de talla, la mejoría de la salud, unos cuidados respetuosos, comer para sentirse bien y moverse para tener una vida más plena. Algunos otros grupos a los que admiro y respeto son The Body Positive, Beauty Redefined, Adiós Barbie y The Body Is Not An Apology. Los documentales *Miss Representation* y *The Illusionists* deberían proyectarse en todo campus universitario, hermandad femenina y evento eclesial para abrirle los ojos a la gente a la presión incansable a la que estamos sometidas las mujeres para que valoremos la estética por encima de todo. Las redes sociales son hoy en día una forma estimulante de encontrar tu tribu y usar tu voz para defender lo que te importa. Hay grupos gratuitos en Facebook llenos de miembros potenciales de tu tribu, que ofrecen apoyo para comer de un modo intuitivo, tener una actitud positiva respecto al cuerpo y cosas por el estilo. Muchos centros dedicados al tratamiento de trastornos alimentarios ofrecen ayuda comunitaria. Pero no hace falta que hayas tenido un trastorno alimentario para que puedas beneficiarte de los mensajes positivos de las redes sociales o eventos de grupo, a través de los cuales podrías conocer a más miembros de tu tribu. Estamos todos juntos en esto, y juntos es como todos cambiaremos. Otra forma de difundir el amor a tu cuerpo es cuidándote y enseñándole a la gente joven que haya en tu vida que lo que ven en las páginas de las revistas y en los anuncios de la televisión es mentira. Crea una definición de belleza que trascienda la descripción física. Intenta no insultarte (ni insultar a otras personas) delante de tus hijos. Cada vez que miras una arruga, o una estría, abraza la vivencia que la creó y celebra la profundidad y textura que cada experiencia le ha dado a tu vida. Para poder insistir en que la sociedad nos vea como algo más que un objeto, antes tenemos que estar dispuestas a hacerlo nosotras mismas.

Si estás harta de la cosificación y sexualización de la mujer que hacen los medios de comunicación dominantes y las campañas publicitarias, te animo a que contraataques. Haz un esfuerzo consciente por dedicar más tiempo y dinero a apoyar a las empresas que ofrecen una idea más diversa de lo que significa ser femenina y bella. Atendiendo a la Asociación Estadounidense de Psicología, esto no es simplemente una cuestión de opiniones, sino un asunto de vida o muerte. La creciente incidencia de depresión, trastornos alimentarios y baja autoestima entre las jóvenes se ha relacionado directamente con la exposición a edad temprana a imágenes mediáticas sexualizadas. Desgraciadamente, a nivel generalizado, estamos haciéndonos cada vez más insensibles a los anuncios que propugnan una versión monocromática y alarmantemente joven de la belleza y revisten de sensacionalismo la violencia contra las mujeres. Y debido a Photoshop, las imágenes de mujeres que nos enseñan están más lejos que nunca de la realidad.

En una charla que dio la actriz Gabourey Sidibe sobre la seguridad en la propia imagen, hablaba de la cantidad de veces que le preguntan: «Gabourey, ¿de dónde sacas esa seguridad?».

«Si no me hubieran dicho que era una basura, no habría aprendido a demostrar que tengo talento. Y si todo el mundo me hubiera reído los chistes, no me las habría ingeniado para ser tan graciosa. Si no me hubieran dicho que era fea, nunca habría buscado mi belleza. Y si no hubieran intentado quebrantarme, no sabría que soy inquebrantable. **Así que cuando me preguntas de dónde saco esta seguridad, sé que en realidad lo que me estás preguntando es cómo puede alguien como yo ser una mujer segura. ¡Vete a preguntárselo a Rihanna, estúpido!»**

La galardonada cantante Adele vuelve a su país con un puñado de premios Grammy y lo único en lo que se fija la gente es en el tamaño de su cuerpo. Luego, empieza a hacer ejercicio antes de una gira y lo único de lo que saben hablar es de «los kilos que ha perdido y su increíble transformación». Y su talento ¿qué? Una de mis cantantes favoritas, Pink, hace en sus actuaciones una danza aérea bellísima, pero se la criticó por una supuesta subida de peso cuando se la fotografió en una gala benéfica. Se defendió con un: «Estoy de maravilla, muy feliz, y este cuerpo alucinantemente fuerte, sano y voluptuoso que tengo está disfrutando de un merecido descanso. Me apasiona la tarta de queso».

Ya es hora de que recuperemos nuestro cuerpo y nuestra mente y luchemos contra la opresión. Tenemos que cambiar el diálogo interior y buscar personas, productos y actividades que estén a favor de una versión más amable, más diversa y más auténtica de la belleza. Enviémosles un poco de afecto a las celebridades que rechazan los modelos de belleza y de cuerpo que intentan imponerles. Apoya los artículos de revistas y publicaciones en blogs que propugnen la inclusión de todos los cuerpos.

Vota con tu dinero. Los vendedores están a la escucha. En enero del 2016, después de décadas de comentarios de mujeres de todo el mundo, Mattel puso a la venta finalmente muñecas Barbie que reflejan una imagen más diversa de la belleza. Estoy tan encantada de que mis hijas tengan más opciones para decidir quién vive en la Casa de Ensueño que estoy tentada a comprarles una de cada forma, color ¡y talla! Necesitamos que haya más empresas dispuestas a crear y anunciar productos que representen los cuerpos con el aspecto que tienen en realidad, no con el que la sociedad quiere que tengan. Necesitamos más marcas como Dove, cuyo vídeo del 2006, *Evolution*, fue pionero en exhibir hasta dónde llegan los publicistas para conseguir la imagen «perfecta» a base de maquillaje, Photoshop y otras técnicas artificiales. Apoya a las marcas que crees que actúan con compasión y representan tus valores.

El poder de la colaboración en el amor a tu cuerpo

Establecer un grupo de personas con unos objetivos comunes te dará un lugar donde experimentar, aprender y practicar el amor a tu cuerpo. Podéis ayudaros unas a otras a poneros metas, celebrar los logros y compartir las dificultades. El apoyo del grupo crea espirales de energía ascendentes, y estar dispuesta a mostrarte vulnerable ante las demás te ayudará decididamente a madurar. Si tienes suerte, encontrarás a alguien en el grupo a quien no le dé miedo hacerte ver tus posibles equivocaciones o ponerte a prueba con cariño. Este tipo de relaciones te pueden servir de guía externa para reconectarte con tu voz interior.

El sentimiento de conexión y de pertenencia puede ser una gran fuente de aliento a la hora de efectuar cambios de vida positivos. Cuando se plantea un reto de grupo con el objetivo de mejorar la salud, todo el mundo gana, sobre todo si interviene nuestra naturaleza competitiva. Parece ser que todos progresamos con más facilidad cuando tenemos unos objetivos comunes y nuestros compañeros nos sirven de motivación. Mis clientes valoran los grupos de salud en los que participan porque, dicen, «cuento con compañeros que me hacen ser responsable. Tengo algo que me anima y que espero con impaciencia, lo cual es muy importante cuando no estoy seguro de cuál será el reto que vendrá a continuación. Sé que no soy el único que está pasando por esto. Es más divertido hacerlo con alguien».

Mi hermana Laura, que se toma orgullosamente el café en una taza donde dice «Si andas rozando los cuarenta, eso es suficiente ejercicio», una vez ayudó a tirar de un Boing 747 por la pista de aterrizaje del Aeropuerto Internacional de Dayton. Varias personas de su oficina se unieron para hacer esta locura a fin de recaudar fondos para la hija de una colega a la que acababan de diagnosticarle diabetes tipo 1. Llevaba tiempo dándose «la charla» de que necesitaba hacer más ejercicio. Y cuando se presentó esa oportunidad, fue como el empujón que necesitaba. Entrenaron todos para la gran prueba, formando equipos, caminando juntos a la hora de la comida y contando los pasos que daban desde casa. Mi hermana me confesó: «Ni loca se me habría ocurrido hacer todo este ejercicio por mi cuenta. Pero ahora que lo estoy haciendo, no quiero parar. **Estoy deseando ya que se presente el siguiente reto. Soy yo la que pregunta en la oficina: "¿Qué locura podemos hacer ahora?"**».

Y ni siquiera tienes que salir de casa para cosechar los beneficios de la colaboración en grupo. Una de las rutinas de ejercicio a las que mi hermana se apunta casi sin falta es una cita semanal con sus amigas subida a la máquina elíptica, por videoconferencia o por teléfono. No necesitas hacerte miembro de ningún gimnasio, dedicar tiempo a hacer el trayecto ni

Asciende en espiral
UN AÑO DE RETOS FÍSICOS EN GRUPO

¿Qué te parecería aligerar la tarea de marcarte los objetivos personales para estar en forma de todo un año? Si coordinas tus esfuerzos con los de nuevas amigas, puedes compartir el trabajo de planearlos y mantener la motivación viva el año entero. Empieza por invitar a un máximo de once amigas, familiares, colegas de trabajo o incluso amigas de amigas, a que se unan a ti. Pídele a cada una de ellas que escriba una motivación –una cita de la cultura pop, de la literatura, la historia...– que

capte sus objetivos de actividad física y la presente como líder. Puedes reenviar los correos electrónicos de unas participantes a otras o crear un grupo privado en Facebook. Envíales cada semana ejercicios que supongan un reto. Comparte con ellas artículos y palabras de ánimo. Y tener una líder distinta cada mes puede revelar talentos y recursos que no sabíais que tuvierais. Es una forma estupenda de obligarte a traspasar tus límites personales y de que la actitud positiva fluya todo el año.

podrás poner como excusa las condiciones atmosféricas. ¡El tiempo vuela! Y si no tienes una máquina, puedes darte una vuelta por el barrio o por el pasillo, o usar las escaleras y olvidarte del ascensor.

Cómo conectarnos con nuestras comunidades

A veces las responsabilidades y rutinas de la vida se adueñan de todo y pasan meses o años sin que, metafóricamente, demos un paso más allá del patio de nuestra casa. E incluso si lo hacemos, en cuántas ocasiones interactuamos de verdad con gente y

experiencias de otras culturas? Salte de la rutina de vez en cuando. Echa un vistazo alrededor y ve qué está sucediendo en el sitio donde vives. ¿Qué se está haciendo en tu zona que sea de tu interés? No hace falta que te presentes a alcaldesa para conectar con los problemas del lugar que consideras tu casa. Asiste a una reunión del ayuntamiento, a una ceremonia de inauguración o a la apertura de una tienda. ¿Y qué me dices de los museos cercanos, de los festivales culturales o de la obra de teatro que representan en el colegio los alumnos de educación infantil? No será Broadway, pero es tu barrio.

Vete de excursión algún día. Elige un pueblo que esté más o menos a una hora de camino de donde vives, llama a alguien o vete sola, pon buena música en el viaje y pasa el día explorando y conectando con la gente de la zona. No necesitas planes complejos y detallados para hacer de turista. Vete a la oficina de turismo o habla con la gente del pueblo y pregúntales qué sitios vale la pena ver. Date un paseo por la calle principal. Almuerza o cena en un restaurante pintoresco.

Este tipo de experiencias no requieren mucho esfuerzo, ni demasiado tiempo, ni dinero, ni un compromiso a largo plazo, y sin embargo tienen un elemento de sorpresa y te despiertan la curiosidad, lo cual te predispone a una mayor conexión. No estás ya metida en tu mundo. Estás ahí en medio, disfrutando de la compañía de la gente, de los sitios ¡y de una buena vida!

Haz algo bueno y siéntete genial

¿Hay alguna causa que te importe tanto que estés dispuesta a regalarle tu tiempo para mejorar las cosas? Si es así, tu contador de compasión está por las nubes. *Compasión* significa «sufrir juntos». Cuando eres testigo de una necesidad que tiene un grupo desfavorecido y te preocupa tanto su bienestar que te sientes motivada a echar una mano, eso que experimentas es compasión. Está un paso más allá de la empatía. Empatía es sentir el dolor ajeno, pero la compasión dice: «Puedo hacer algo por esto». Audrey Hepburn opinaba: «A medida que te haces mayor, descubres que tienes dos manos, una para ayudarte a ti y otra para ayudar a los demás».

Hacer voluntariado puede cambiar drásticamente la perspectiva que tienes de tu situación y hacer crecer en ti la empatía hacia lo que puedan estar viviendo los demás. Dando, recibimos mucho más de lo que podríamos imaginar, y con frecuencia mucho más incluso de lo que podríamos dar. Al ayudar a otros nos ayudamos también nosotros y cultivamos la autoestima. **Hacer algo por alguien nos activa la misma parte del cerebro que si estuviéramos tratándonos bien a nosotros.** Cuando tenemos un gesto de amabilidad, el cerebro lo asocia con placer, conexión y confianza (una emoción que está al nivel del amor). Y el regalo añadido es que se liberan endorfinas en todos los que participan de ese gesto. Incluso ser testigo de las buenas obras de otra persona misteriosamente nos eleva. Cuando quiero evocar una sensación cálida y entrañable, está garantizada con solo pensar en mi mejor amiga, Dawn, y el amor de su vida, un perro llamado *Monroe*. Dawn trabaja como voluntaria para PetPromise, una organización de protección de animales. Dice de sí misma que es un fracaso como encargada de buscarles un hogar de acogida, porque acabó adoptando al primer perro al que debía alojar solo temporalmente en su casa mientras le buscaba un hogar definitivo. Al cabo de los años, ha recaudado miles de dólares y ha dedicado innumerables horas a darles a estos animales una vida mejor. Las visitas a domicilio y revisiones veterinarias de los animales adoptados, aprobar y apoyar a las familias de acogida y acoger cachorros ella misma son solo una parte mínima de la dedicación de Dawn. Dice: «Los animales no tienen voz, así que necesitan que hablemos por ellos. Los perros saben que acaban de salvar la vida, cuando me los llevo de la perrera en la que los iban a sacrificar. Están tan agradecidos, y me siento tan bien pudiendo ayudarlos...». Rescatar a *Monroe* le ha dado a Dawn una felicidad como nunca hubiera imaginado. Son amigos inseparables, trabajan juntos, salen juntos de exploración y se acurrucan en el sofá. El profundo amor que tiene por los animales la lleva a hacer lo que esté en su mano por mejorarles la vida, y ellos en respuesta la hacen sentirse valorada y querida acto seguido, a lametazos. Ese vínculo tan especial que se establece entre ellos genera en la vida de Dawn cantidad de espirales ascendentes, y sin ninguna duda la motiva en su práctica de amor al cuerpo. Pero nada de esto existiría si no fuera por su interés en formar parte de algo más trascendental. ¿Qué aspectos de tu comunidad te llaman a participar y a ayudar a cambiar las cosas?

La generosidad tiene un curioso efecto expansivo. **Un acto generoso, que se origina en una persona, tiene «tres grados de influencia» a través de cualquier red social que esa persona utilice. Se expande de una persona a otra, como una especie de «contagio de amabilidad».** Esto significa que cada usuario de una red social puede influir en decenas o incluso cientos de personas, ¡incluidas muchas a las que no conoce! La experiencia de espirales ascendentes que viví recibiendo y mandando flores es ejemplo de cómo un solo acto puede provocar incontables (y a menudo desconocidas) ondas de amabilidad.

En lo que a la naturaleza transformadora de la comunidad se refiere, nadie lo sabe mejor que la galardonada escritora Glennon Doyle Melton. A través de su popular comunidad de Internet Momastery y sus memorias despiadadamente sinceras, *Carry On, Warrior* [Adelante, guerrera] y *Love Warrior* [Guerrera del amor], Glennon da la cara y habla de cada detalle maravilloso y feo de su vida, desde su batalla con el alcoholismo y un trastorno alimentario hasta sus problemas matrimoniales. Pese a los golpes bajos que le ha asestado la vida, se ha curado y ha contribuido a la curación de mucha gente, ganándose el respeto de Elizabeth Gilbert, Brené Brown y otras escritoras reconocidas. Mensaje a mensaje, Glennon construyó una comunidad de mujeres que «han estado ahí», conectadas por sus experiencias comunes e inspiradas por las ganas de arreglar las cosas. Preguntando simplemente: «¿Cómo puedo ser de ayuda?», las seguidoras de Momastery empezaron a planear reuniones locales y se unieron para apoyar a otras mujeres en Internet y en la vida real. El movimiento Momastery se hizo oficial cuando Glennon y un grupo de miembros fundaron la organización sin ánimo de lucro Together Rising, que ofrece a mujeres de todo el mundo medios para conectar unas con otras y apoyarse mutuamente. En cuanto la página publica una necesidad, una comunidad de miembros se hace cargo de la situación y envía fondos para los bebés haitianos, mantas para los refugiados o regalos de navidad para familias estadounidenses con problemas económicos. En solo unas horas, el espíritu de la solidaridad lo domina todo, y ocurren cosas increíbles. Glennon anima a su comunidad a practicar la «fraternidad»: mujeres que colaboran para fortalecerse unas a otras con su presencia.

Como seres humanos que somos, nuestras almas están deseosas de encontrar un sentido y un propósito que nos trascienda. La oportunidad de conectar con personas de ideas afines y causas que nos inspiren responde a un profundo anhelo. Al unirnos para apoyar a otros, nos honramos a nosotras mismas y reconocemos nuestra humanidad común y la responsabilidad que tenemos como seres humanos de amar a todas las criaturas. Esto es amor al cuerpo en el más sublime sentido de la palabra.

Conectar con la naturaleza y con el planeta

Ya sea haciendo uno de esos viajes inolvidables o vagando un día por senderos desconocidos para ti en el sitio donde has nacido o donde vives, lo cierto es que no podemos resistirnos a conectar con nuestro mundo. Cuando algo nos despierta la capacidad de admiración y la curiosidad natural por las cosas, el corazón y la mente se abren al mundo inmenso que hay fuera de nosotros. Tomarnos el tiempo para saborear estos momentos nos mantiene conectados con el pasado, el presente y el futuro, con los seres humanos y con todo lo que está vivo. Tal vez sepas de qué hablo si alguna vez has contemplado allá en lo alto la majestuosidad de una secuoya centenaria o te has encontrado en la inmensidad del Cañón del Colorado. Para mí, es una lección de humildad pensar en mi vida en el contexto de una belleza tan milagrosa e histórica. ¿Cómo puedo desperdiciar un solo segundo más de los pocos años que

Asciende en espiral
REGÁLATE UN POCO DE ASOMBRO

La maravilla y el asombro son emociones muy poderosas que deberíamos experimentar más a menudo. Una forma de hacer que ocurra es planearlo. Primero, haz una lista de diez maneras sencillas en que puedes experimentar esa sensación de maravilla y asombro sin salir del sitio donde vives. Probablemente puedas buscar en Google «los mejores senderos de [inserta localidad]» o «los diez sitios de visita obligada de [localidad]».

Ponte el reto de descubrir algún lugar nuevo que esté a una hora de viaje de la puerta de tu casa. Una vez que hayas agotado las posibilidades de vivir en las proximidades aventuras que no imaginabas posibles (probablemente encuentres alguna más cuando menos lo esperes), haz una lista de deseos que incluya aventuras más lejanas, pero factibles, y que puedan despertarte la admiración. Abre el calendario y programa una.

voy a estar en este planeta infravalorando el milagro de este cuerpo que se me ha dado? Partiendo de células diminutas, nos convertimos en las criaturas pensantes y sintientes más asombrosas que respiran en este planeta. Qué regalo tan inefable se nos ha dado: ¿cómo nos atrevemos a derrocharlo y a maltratarlo?

¿Cómo puedes alejarte de todo cuando no tienes unas buenas vacaciones a la vista? Empápate de naturaleza dando un paseo por los alrededores. Deja que el sol y las olas te relajen en una playa cercana (¡si tienes esa suerte!). Siente la arena entre los dedos de los pies mientras te paseas tranquilamente y buscas piedras singulares. Deambula por los senderos de los parques escuchando los sonidos de la naturaleza mientras andas. Si hay mesas y barbacoas en el parque de tu ciudad, piensa en organizar una comida al aire libre. Siéntate bajo un árbol, lee un buen libro o échate una siesta. ¿Tienes montañas cerca? Móntate en el coche y haz una ruta disfrutando de la vista panorámica. Explora los senderos. Deléitate en los colores de las hojas en otoño. La posibilidad de intensificar la conexión con el mundo está ahí mismo. Salir de casa y hacer un entrenamiento «ecologista» ofrece dobles beneficios, incluso aunque el tiempo no sea el ideal. Deberíamos pasar todos al menos quince minutos al día al sol para obtener la dosis recomendada de vitamina D (importante en la regulación del estado de ánimo y la salud ósea). Caminar, además, es una actividad sostenible. Cada cincuenta mil pasos que das ahorras cuarenta kilómetros de coche, casi cuatro litros de gasolina. Una pequeña dosis de naturaleza te levanta el ánimo y te da salud. Mi suegra es una ávida excursionista, y uno de sus rituales es la práctica japonesa *shrinrin-yoku*, un «baño de bosque», empaparse de su energía. Se ha demostrado que caminar unas horas atentamente por un paraje natural reduce el estrés, la ira, la ansiedad y la depresión.

Las experiencias de admiración y asombro que la naturaleza pone a tu alcance pueden desencadenar un raudal de acontecimientos transformadores que contribuyan a tu salud. Por ejemplo, después de contemplar una preciosa puesta de sol, igual te sientes inspirada a cuidar más del planeta. Quizá decidas empezar por tu casa, reciclando, aprovechando bien el agua y reduciendo el desperdicio de comida. Estos objetivos te pueden despertar las ganas de comer más alimentos de origen vegetal o de informarte sobre las posibilidades de comprarlos directamente del agricultor. Tal vez pongas la creatividad en marcha y planees un menú que signifique tener que comprar menos y así desperdiciar menos. En lugar de encargar comida por teléfono, decides preparar una sopa rápida antes de que se estropee lo que tienes en casa. Quizá quieras experimentar con el compost, apuntarte a un grupo de consumo que te permita comer productos ecológicos comprados directamente a los agricultores de la zona o solicitar una parcela para cultivo en un huerto comunitario. Igual empiezas poniendo una plantita de albahaca en el alféizar de la ventana de la cocina. ¡Habrá para quien mantener con vida esa planta sea ya motivo de asombro y admiración! Tal vez tomes la determinación de comprar menos cosas que en realidad no necesitas, de reciclar las que tienes y fabricarte las que sí necesitas, o colaborar con empresas que ofrezcan este tipo de artículos. Cada vez que algo nuevo te despierta la curiosidad, es una oportunidad de llenarte de energía, interés y entusiasmo por esa nueva intensidad de conexión con el mundo.

En lo que se refiere a la perspectiva medioambiental de la alimentación, lo cierto es que somos cada vez más conscientes del impacto que causa en el planeta nuestra elección de alimentos. Oímos hablar sobre sostenibilidad, vemos nuevos productos en las baldas del supermercado, oímos cosas que no sabíamos, vemos documentales, y mucha gente tiene un auténtico problema tratando de decidir cómo vivir en la práctica eso de la sostenibilidad. Se dicen: «¿Debería dejar de comer carne?» o «Pero ¡es que no puedo permitirme comprar leche ecológica!», además de: «Pero ¿por qué hay tantas clases de huevos? ¿Cuál de todas es la mejor?». La confusión puede desencadenar rápidamente ansiedad, culpa, miedo a lo que piensen los demás e incertidumbre. Y agotados por esa apabullante confusión, los compradores entran en una espiral descendente de emociones que acaba por inmovilizarlos y llevarlos a no hacer nada.

La sostenibilidad ofrece un sinfín de oportunidades de practicar el amor a tu cuerpo personalmente y con tu familia, así como de hacer algo bueno por el planeta sin necesidad de atenerte a una lista de normas extremas y muy poco realistas. Cuando alguien me pregunta qué hacer, le digo: «Haz lo que sea mejor para tu familia». Siempre hay maneras de lograr que las cosas funcionen. Voy a contarte lo que yo hago con mi familia, con la esperanza de darte ideas que te sirvan de inspiración para trazar tu propio camino.

REDUCIR EL DESPERDICIO DE COMIDA EN CASA

Los desperdicios de alimentos son el mayor componente de la basura en Estados Unidos: llegan a ocupar el 20 % de los vertederos, donde producen gases metano que aceleran el cambio climático más aún que el tan comentado dióxido de carbono. Yo pongo mi granito de arena planeando, comprando y preparando comidas imperfectas. Compro solo lo que necesito, y así ahorro tiempo y dinero.

COMPRO PRODUCTOS «FEOS»

Muchos alimentos, con su valor nutritivo intacto, acaban en el contenedor de la basura de los supermercados. Tengo la suerte de que trabaje en mi zona la organización Hungry Harvest, un grupo comunitario de apoyo a la agricultura, que me trae a la puerta de casa una caja de productos «feos» que de otro modo hubieran ido a parar a un vertedero. Por cada caja que recibe nuestra familia, Hungry Harvest proporciona alimento a una familia sin recursos que resida en nuestra zona. Además de sentirme bien por ello, el hecho de que me traigan esos productos a casa me ahorra el tiempo de ir a comprar a la tienda y me proporciona entretenimiento del que disfrutar con mi hija. Usamos los productos para poner a prueba nuestra creatividad los fines de semana. También compramos productos «BONITOS», claro. Hasta el momento no he encontrado una organización de apoyo a la agricultura que satisfaga completamente los deseos de la familia de saborear una diversidad de productos todo el año. Pero aunque no compres productos

CULTÍVALO TÚ
CONECTA LA TIERRA CON TU PLATO

DENTRO DE CASA

Compra hierbas aromáticas en maceta, ponlas en al alféizar de la ventana o en un sitio cerca, soledado y úsalas cuando cocines.

El romero, la albahaca, el orégano, la lavanda, el perejil, la salvia, el cebollino y la menta crecen de maravilla dentro de casa.

EN EL EXTERIOR

Compra o construye un cajón de cultivo, grande o pequeño, a ras del suelo o elevado, o planta directamente en la tierra. Elige un lugar soleado y con buen drenaje, que tenga al menos seis horas de pleno sol al día y donde no queden charcos después de un buen chaparrón.

Infórmate sobre los comestibles que puedes cultivar y lo que necesitan, en términos de espacio, agua, tierra y temperatura.

Las lechugas y otras verduras no necesitan mucho espacio ni mantenimiento y crecen con rapidez.

Si lo que recolectas tiene buen sabor y te hace sentirte bien, estarás más motivada para ampliar el jardín. Puedes limitarte a plantas resistentes, como el aloe, los cactus o los geranios.

REGALO

La gente con buena mano para las plantas tiene menos ansiedad y la tensión arterial más baja.

«feos», siempre puedes donar alimentos frescos que no puedas usar. AmpleHarverst.org ayuda a los horticultores a donar sus excedentes de productos a bancos de alimentos de todo Estados Unidos. O entérate de si puedes llevar directamente productos en buen estado a una organización de tu localidad que esté en apuros.

COMPOST

Nosotros disponemos de un servicio de compost que recoge cada semana los desperdicios de comida y trozos pequeños de papel. La empresa nos proporciona todo lo necesario para almacenarlos y luego nos regala bolsas de compost, que utilizamos en nuestro huerto de hortalizas y hierbas aromáticas durante el verano.

La inversión no llega a cincuenta dólares mensuales, que sacamos del presupuesto para comida y actividades, y nos da la oportunidad de trabajar en el huerto, cocinar y comer juntos. Con estas ideas no quiero dar a entender que sea algo que debería hacer todo el mundo, sino inspirarte a que encuentres formas de sentirte bien y hacer algo bueno que tengan sentido para ti. Averigua qué puedes hacer en tu zona o prueba otras actividades que te conecten con el planeta, como recoger basura desperdigada por las zonas verdes o trabajar como voluntaria para alguna causa medioambiental. Todo el mundo puede contribuir a su manera sin caer en extremos contraproducentes.

Me viene a la mente la fábula de la estrella de mar. Un hombre va caminando por una playa en la que hay miles de estrellas de mar varadas en la arena, y empieza a intentar ayudarlas a volver al agua. Otro hombre se acerca y le dice: «Son demasiadas. Por mucho que te esfuerces, no va a servir de nada». El primer hombre se agacha, recoge una estrella y la lanza de nuevo al mar, y dice: «A esta sí le ha servido». Se trata de hacer lo que se puede, y el mundo es un sitio un poquito mejor con cada pequeña acción. Creo sinceramente que es importante ser amable con el planeta, da igual donde vivas o el dinero que tengas. Compra productos enlatados y recicla las latas. Pregúntale a una organización de apoyo a la agricultura o a un horticultor si tienen un excedente de productos que puedas comprarles. Trata de comprar menos y usar lo que tengas. Todo lo que eliges hacer importa, y cada elección tiene la posibilidad de ascender en espiral más allá de ti. A veces plantamos una semilla de amabilidad que no germinará plenamente hasta que ya no estemos aquí para verlo. Así que hoy, en este momento, elige aquello que favorece tu salud, tu felicidad y tu práctica de amor a tu cuerpo, no aquello que las mengua.

Conectar con el espíritu

La espiritualidad es un concepto muy extenso, basado en la aceptación de que todos los seres están conectados entre sí y con el planeta. A menudo, esto suele incluir la creencia en un poder superior y la búsqueda de un propósito y un sentido trascendentales en la vida. La experiencia personal de estas conexiones –contigo misma, con los demás, con la naturaleza y con lo sagrado– no se puede forzar. Tal vez encuentres consuelo y gozo en el arte o en

Asciende en espiral
DESCUBRE TU LADO ESPIRITUAL

Habrá momentos en que necesites paz, concentración, energía o amor a ti misma. Desarrollar y practicar algunos rituales ahora te preparará para poder acudir a ellos cuando los necesites. Dedica unos minutos a buscar y reunir tus escrituras, poemas o citas favoritos. Podrías hacerte un pequeño libro o guardar una pequeña colección de ellos en un espacio sagrado de tu casa —un rinconcito junto a la ventana o una esquina de tu habitación—. Graba en el móvil algunos mantras yóguicos musicados o busca *podcasts* de naturaleza espiritual. Tener preparado un plan espiritual puede ser muy reconfortante. Además de las enseñanzas religiosas tradicionales, plantéate leer sobre prácticas religiosas diferentes de las tuyas. O ten a mano un libro de poemas para los momentos en que necesites algo espiritual que te dé serenidad y te ayude a dar un giro interior. Rumi y Mary Oliver son extraordinarios para esto.

la naturaleza, a través del servicio, la oración o practicando los ancestrales rituales del yoga y la meditación.

Para mucha gente, la vida espiritual está indisolublemente ligada a una iglesia, mezquita, templo o sinagoga. Sin embargo, religión y espiritualidad universal se solapan de un modo cada vez más evidente. En Cleveland (Ohio), un grupo de monjas católicas ofrece tratamientos gratuitos de *reiki*, la ancestral técnica de sanación energética, y no es raro ver a un rabino al lado de un pastor protestante o un sacerdote celebrando un ritual interreligioso o colaborando en acciones por la justicia social.

Por muchas razones, la espiritualidad está asociada con una vida más feliz y más plena, que es la meta suprema de practicar el amor al cuerpo. Cuando se tiene un fuerte sentido de la espiritualidad, es más fácil que desaparezca la necesidad de intentar controlar los resultados de cada acción. Darte cuenta de que no puedes controlar las situaciones puede ser un descubrimiento muy impactante, y que tiene el potencial de librarte de un sufrimiento innecesario. Cultivar la espiritualidad te hará sentirte emocionalmente más tranquila y más fuerte, pues te permitirá experimentar importantes emociones positivas, como paz, admiración, dicha, aceptación, empatía y gratitud.

Leslie ha sentido la proximidad de la muerte demasiadas veces para una sola vida. Todo empezó con un embarazo complicado que la obligó a pasar más de dos meses en el hospital y que estuvo a punto de terminar con la vida de su bebé y con la suya. El trauma la dejó en un estado hipersensible; se sentía ansiosa y sola, aunque tenía a su bebé, que era un milagro, y a mucha gente que la quería. Luego murió una vecina entrañable. Después un miembro de la familia muy querido. Las dos muertes fueron un duro golpe. Y cuando a Caroline, su amiga del alma, le dieron dos meses de vida, con solo treinta y ocho años, sintió que no podía más. Una crítica interior inusualmente despiadada se apoderó de su mente y la llenó de pensamientos letales, como: «No eres nadie. Eres una mala madre y esposa». No quiso admitir que estaba deprimida y fue cayendo en espiral durante más de tres años. La desesperación era tan profunda que ni su terapeuta ni su marido ni su hija parecían poder hacer nada. Leslie no se dedicaba a dar vueltas por la casa con los ojos hinchados llenos de lágrimas, despeinada y envuelta en un pijama raído. Tenía un «uniforme» muy bien estudiado, incluso el color de la barra de labios, pero se moría por dentro. La depresión más peligrosa es la que se oculta por completo. La droga de Leslie era el perfeccionismo: «Si consiguiera lanzar este producto, me sentiría más segura y todo iría bien».

Pero las subidas emocionales por cualquier logro empresarial se desvanecían rápidamente y la dejaban vacía y sumida en un profundo sentimiento de ineptitud. Luego un día, mientras conducía aturdida camino del trabajo, oyó una canción que la despertó. Sonaba en la radio *He Knows My Name* [Él sabe mi nombre], y Leslie recordó su fe y empezó a pensar en la fe que Dios tenía en ella: «¿Quién soy yo para decir que no puedo salir de esto? ¿Quién soy yo para decir que la persona que soy no vale nada? Dios me quiere, ¿por qué no puedo quererme yo?». Dios había tenido fe en ella en todo momento, solo que ella se había olvidado de cómo conectar con esa fe. Leslie comprendió que dejar que los éxitos empresariales definieran su valor como persona nunca daría resultado. La barra de labios no iba a resolverle los problemas, pero quizá la fe sí.

Rezó por ello durante mucho tiempo, y poco a poco empezó a ascender en espiral. Daba paseos, comenzó a escribir un diario de oraciones y gratitud, y un día decidió volver a la clase de gimnasia. Encontró la fuerza para tratarse bien de nuevo gracias a las escrituras, el compañerismo, la terapia y su familia. Sabía que no iba a dejar que la dominaran la depresión o la ansiedad porque recordó el valor que tenía su vida, una vida que su joven amiga Caroline tanto hubiera querido para sí. Leslie se comprometió a poner en práctica un nuevo plan de vida en honor a la memoria de su amiga: abrazar más a su hija, reírse cada día y estar abierta a nuevas experiencias. De hecho, se atrevió a asumir un gran riesgo que no habría podido imaginar un año antes. Accedió a vender su negocio y a trasladarse con la familia a otro estado por la carrera profesional de su marido. Iban a empezar una vida nueva juntos, dejando atrás un espacio físico y llevándose buenos recuerdos en el corazón. **La conexión espiritual de Leslie le salvó la vida.** Sin esa fe en Dios, está segura de que seguiría perdida y deprimida; estando, pero sin vivir realmente. Sin embargo, cuando se permitió tratarse bien, volvió a estar viva. ¡Y se trataba de una mujer bastante aceptable! Tenía salud, familia, fe y amigos. ¿Qué más necesitaba en realidad?

Además, sea lo que sea lo que el futuro le depare, Dios siempre la querrá, y a Leslie con eso le basta.

¿A quién y qué consideras que forma parte de tu tribu espiritual? Dedica unos minutos a escribir en tu diario sobre tu conexión con un poder superior, la energía del universo o la naturaleza que pueda ayudarte a construirte una vida mejor. ¿Te ayuda la conexión espiritual a ser más amable contigo? ¿Qué rituales, meditaciones o ejercicios espirituales potencian tu práctica de amor a tu cuerpo?

Conectar con la energía y la amabilidad de tu comunidad y del mundo siempre vale sobradamente el tiempo que le dediques. A mi amiga Pam le gusta decir:

«Si piensas que el mundo es un sitio horroroso, es porque no estás pasando suficiente tiempo con la gente adecuada». Cualquier cosa que puedas hacer para beneficiar a otras personas o inspirarte aumentará, en última instancia, el sentido y el propósito de tu vida. Toma la determinación de percibir y alimentar tu red de conexiones. La misma luz que se oculta en ti está dentro de cada persona con la que te encuentras, esperando a brillar. Ya es hora de que empecemos a percibirla en nosotras, en nuestras familias y en el mundo que nos rodea. Una elección, un momento y un acto de amabilidad en cada instante. De uno en uno.

· ·

REFLEXIÓN DE AMOR AL CUERPO: dedica unos minutos a escribir en el diario sobre una comunidad sobre la que te gustaría saber más o en la que te gustaría participar. Reflexiona sobre cómo podría ser tu tribu ideal de amor al cuerpo, una tribu que te afiance en tus objetivos y te ayude a crear una vida mejor.

· ·

Lokah samastah

Sukhino Bhavantu

«Que todos los seres puedan ser felices y libres, y que puedan mis pensamientos, palabras y acciones contribuir de algún modo a esa felicidad y libertad».

-Shanti mantra

Lo que he aprendido

Amar mi cuerpo
mientras viva

Volvamos a la esencia del amor a tu cuerpo

Puede que hayas llegado al final del libro, pero este no es el final de tu viaje. En los próximos días y semanas, te animo a que sigas escribiendo en tu diario de amor al cuerpo y que vuelvas atrás para recordarte las percepciones, sueños e ideas que has tenido. Confío en que tu amable y amorosa cuidadora interior hable más alto de lo que solía y en que tú estés atenta y a la escucha. Si aquello en lo que pones la intención y la energía acaba siendo tu vida, quiero que puedas decir «la vida es bella».

Tal vez llegue un momento en que te parezca que todo el emocionante trabajo de amor al cuerpo es un recuerdo lejano y empieces a oír una vez más al acosador mental molestándote. Prométeme una cosa: que nunca sentirás que has fracasado en expresarle amor a tu cuerpo. La perfección nunca ha sido tu meta. Cuando inevitablemente surjan contratiempos, es el momento de reconectarte con tus valores y consolidarlos. Si las cosas se ponen difíciles, o empiezas a dudar de si vas en la dirección correcta, hazte la pregunta universal de amor al cuerpo: «¿Estoy creándome una vida mejor?». Y si ves que no estás eligiendo amar tu cuerpo, ¿qué puedes hacer en ese mismo instante, por insignificante que parezca, para cambiar el rumbo y crear una espiral ascendente?

Tómate todo el tiempo que necesites para hacer esto bien. Párate. Date un descanso. Vuelve a ello. Date permiso para detenerte y volver a probar. Pulsa el «botón de reinicio» preguntándote qué te importa y por qué. Es posible que tus «porqués» cambien con el tiempo. Tienes el resto de tu vida para aprender a sentirte cómoda con la persona que empiezas a ser. Piensa en todas las formas en que te has ido desprendiendo de lo innecesario en el proceso de aprender a ser amable con tu cuerpo –viejos hábitos que no llevaban a ninguna parte, sentimientos dañinos a los que estabas aferrada–, piensa en los cambios de relaciones y en pertenecer a una comunidad hecha a tu medida.

Pero soltarse no es fácil. En una cultura que nos dice que debemos vivir con privaciones, tiene mucho de radical y de rebelde elegir lo que de verdad nos satisface y disfrutar de una vida bien vivida. Incluso ahora, a punto de enviar estas páginas a la imprenta, acaban de publicarse nuevos datos científicos que corroboran los efectos dañinos de las tácticas extremas para adelgazar. Tengo pocas dudas de que, a pesar de los titulares sensacionalistas allá donde mires y donde cliques, la ciencia seguirá demostrando la equivocación que es relacionar el peso con la salud, y que el valor de la verdadera salud está en desarrollar un estado de bienestar saludable, un bienestar total de cuerpo y de mente que no es posible definir con un número. Mi mayor deseo es que un día este libro resulte obsoleto porque nuestra cultura finalmente haya aceptado una noción más completa de lo que significa estar sano, y en que tratarnos bien sea la respuesta natural.

Tengo la confianza de que se avecina un gran cambio. Lo vi cuando la modelo

Asciende en espiral

Si pudieras contarle a alguien brevemente lo que piensas sobre la salud y el bienestar, ¿qué le dirías? Escribe tu vivencia de amor al cuerpo en tu diario. No hace falta que ocupe más de un párrafo. Si tuvieras que resumir esa vivencia en solo seis palabras, ¿cuáles serían? ¿Cómo te sientes cuando la lees en voz alta?

de talla XL y activista Ashley Graham apareció en la portada de la edición de bañadores de la revista *Sports Illustrated* y cuando las «nuevas» Barbie empezaron a parecerse más a las formas, colores y tamaños de las mujeres de carne y hueso que conozco. Lo veo cuando los productos dietéticos y los programas para adelgazar continúan perdiendo dinero a raudales. Pero, en esta sociedad, nos queda un largo camino por andar. Creo que el mayor impacto puedes causarlo tú mirándote al espejo y diciendo: «Puedo cambiar las cosas». Si miles de nosotras nos comprometemos de verdad, el resultado será espectacular. Maya Angelou dijo las famosas palabras: «Hice entonces lo que sabía hacer. Ahora que sé más, lo hago mejor». Dejemos que esta verdad sea una guía para las demás. Podemos hacerlo mejor. *Debemos* hacerlo mejor, por nuestras hermanas, nuestras amigas, nuestras hijas, y por nosotras.

«Ningún acto de bondad, por pequeño que sea, se desperdicia jamás».

-Esopo

Cinco cosas que puedes hacer para difundir el amor al cuerpo

1 Eleva tus conversaciones a temas más importantes que el de la apariencia física. Cuando se dé la ocasión, enséñales a tus amigos y a tu familia a elegir aquello que los ayude a crearse una vida mejor.

2 Impórtate lo suficiente como para no importarte en exceso. Haz caso omiso de los juicios de los demás y de los tuyos propios. Cuando dudes, vuelve a los pilares del amor al cuerpo: *ama, conecta, mímate*.

3 Sé valiente. Comparte la filosofía del amor al cuerpo con aquellos a los que quieres. Defiende lo que te importa y usa para bien tu voz potente y educada.

4 Vota con tu dinero. Apoya a las comunidades y empresas que dan cabida a todo el mundo en su definición de salud y belleza.

5 Forma una tribu fuerte y extiende tu amabilidad, gratitud y pasión por la vida a tanta gente como te sea posible.

Agradecimientos

En un mundo lleno de noes, ha habido tres mujeres esenciales que con su «sí» han hecho posible este libro:

Carol Blymire, mi publicista: gracias por creer que había un libro en mí y por confiar tanto cuando yo estaba llena de incertidumbre.

Anna Sproul-Latimer, mi agente literaria: gracias por creer que mi libro podría cambiar vidas y por tu incomparable compromiso durante todo el proceso para que llegara a buen puerto.

Mary Ellen O'Neill, mi editora: gracias por creer que era el momento oportuno para que nuestra cultura acogiera un camino compasivo hacia la salud. Has sido una verdadera compañera en todos los sentidos de la palabra.

A mi familia Workman: ¡sois increíbles! Gracias por todos vuestros esfuerzos, visibles e invisibles, por hacer llegar este libro a las manos de la gente que más lo necesita. Le doy las gracias especialmente a Suzie Bolotin, publicista, que ha sido una entusiasta y defensora del proyecto desde el principio. Gracias a Jean-Marc Troadec por el precioso diseño interior y a Jean-Marc, Vaughn Andrews y James Williamson por los vivaces infogramas. A Janet Vicario ¡por dar finalmente en el clavo con la cubierta!* A Kate Karol, Jessica Rozler, Claire McKean y Evan Griffith por vuestra esmerada atención hasta al más mínimo detalle a la hora de darles a las páginas del manuscrito forma de libro. Muchas gracias a Selina Meere, Jessica Wiener, Chloe Puton y Lauren Southard por vuestro incansable trabajo de *marketing* y publicidad.

Quiero haceros llegar mi sincera gratitud a quienes tuvisteis la valentía de permitirme contar vuestras experiencias con la esperanza de que puedan ayudar a otros. Gracias especialmente a Dawn Marsh, Pam Turos, Maggie Bright, Emily Halle, Vonda Smith, Kate Volzer, Bernie Salazar, Robby Lamb, Paola Neme, Rolando Murillo, Danielle West y la narradora y directora de cine Kerith Lemon.

Mis amigos y mi familia habéis desempeñado un papel inestimable escuchando y opinando sobre mis ideas. Os he necesitado a cada uno, y en especial a Alison Sacks, Loren Bockweg y Susan Scritchfield. Gracias por vuestra colaboración en la labor de investigación y por ayudarme a mantener en orden mi trabajo y mi vida.

Muchos colegas de profesión me servisteis de inspiración cuando me esforzaba por definir el tipo de profesional que quería ser, y os estaré siempre agradecida. Gracias especialmente a Marsha Hudnall, Evelyn Tribole, Ellie Krieger y, por supuesto, a mis amigas Wendy Jo Paterson y Leslie Schilling.

A mi tribu de HAES: gracias por ocuparos del trabajo difícil, día tras día. Sabemos que vale la pena. Tengo fe en que la sociedad se pondrá al día con la ciencia y la humanidad.

Gracias a mi madre, Linda, por animarme a buscar la felicidad en mi profesión y en la vida. No me habría permitido descubrir mi verdadera vocación, de no haber sido por ti. Siempre seré tu animadora.

---

* Se refiere a la cubierta de la edición en inglés.

A mi marido, Andy: «¡Guau, míranos! Hay flores en las ventanas». Estás a mi disposición a cada paso, grande o pequeño, y no puedo imaginar mayor privilegio que ver crecer juntos nuestras flores.

Finalmente, me gustaría dar las gracias a los profesores fabulosos que han sido mis errores por recordarme que soy humana y que merezco recibir amor, compasión y comprensión, ¡haga lo que haga!

Sobre la autora

Rebecca Scritchfield, dietista registrada y nutricionista, además de especialista en *fitness* graduada por la Universidad Norteamericana de Medicina Deportiva, cree que la *verdadera* salud no depende del peso ni de la talla de pantalones. A través de su trabajo de asesoramiento basado en el *mindfulness*, o atención plena, Rebecca ayuda a la gente a lograr una vida mejor sin necesidad de dietas, enseñándoles a elegir cuidarse de una manera que concuerde con sus valores, intereses y objetivos. Además de dar charlas, escribir y publicar continuos *podcasts* sobre el amor al cuerpo, ha aparecido en más de cien entrevistas de radio, televisión, prensa e Internet, destacando entre ellas las de *NBC Nightly News*, CNN, Fox News, el programa *Today* y el *Washington Post*, así como las revistas *O, The Oprah Magazine, Health, Shape, Fit Pregnancy, Woman's Health*, y muchas otras.

Rebecca es una ardiente luchadora por cambiar las nociones de salud vigentes en nuestra cultura y por que la palabra *salud* hable no de la imagen física, sino del bienestar de individuos, familias y comunidades. Su convicción de que la clave está en tratarnos con amor es resultado de un viaje personal que la llevó del aborrecimiento que le inspiraba su cuerpo a aceptarse a sí misma y de innumerables experiencias frustrantes vividas con clientes que rechazan las tácticas de adelgazamiento habituales por encontrarlas faltas de alegría e impracticables.

Como cofundadora de *Dietitians for Body Confidence*, ha abierto camino a otros muchos dietistas y nutricionistas que hoy tienen la valentía de decir: «Te voy a ayudar a cuidar como es debido del cuerpo que tienes ahora».

Rebecca es diplomada en Ciencias de la Comunicación por la Universidad Johns Hopkins y licenciada en Química y Nutrición. Vive en Washington D. C., con su marido y sus dos hijas. Sus páginas web son: bodykindnessbook.com y RebeccaScritchfield.com.